JÉRÉMY GORSKIE

De la tête à l'assiette

CHRONIQUES ET CONSEILS D'UN MANGEUR LIBÉRÉ

F1RST
ÉDITIONS

ISBN : 978-2-412-06859-5
Dépôt légal : mai 2022
Imprimé en France par Pollina Fastline - 2631

Direction : Marie-Anne Jost-Kotik
Responsable éditoriale : Aline Sibony
Édition : Lisa Marie
Correction : Anne-Lise Martin et La Machine à mots
Mise en pages : Fabrice Del Rio Ruiz
Illustrations : Angélique Agasse
Photographies culinaires : Sandra Mahut

Éditions First, un département d'Édi8
92, avenue de France
75013 Paris – France
Tél. : 01 44 16 09 00
Fax : 01 44 16 09 01
Email : firstinfo@efirst.com
Site Internet : www.editionsfirst.fr

Sommaire

Introduction

C'est drôle. Ces premières lignes, je les écris dans un coffee shop, accompagné d'un *chai latte* et d'une part de cheesecake au caramel. Et pour la première fois depuis de nombreuses années, je réussis à sentir l'arôme vanillé, la saveur acidulée, l'air climatisé qui caresse ma peau, et à voir les lumières qui baignent les lieux. Je suis là. Vraiment.

Vous devez vous dire : « Ça commence bien ! J'achète un livre dans l'espoir de maigrir, et il me parle de pâtisseries... »

Je ne dirais pas que ça commence bien, mais plutôt que ça se termine bien. Il y a quelques années, je n'aurais vu que des calories ou un moyen de me remplir, j'aurais élaboré des plans, plus ou moins extrêmes pour compenser, ou bien ce café, je n'y aurais simplement pas mis les pieds.

Il y a eu du chemin. Un marathon de plusieurs années.

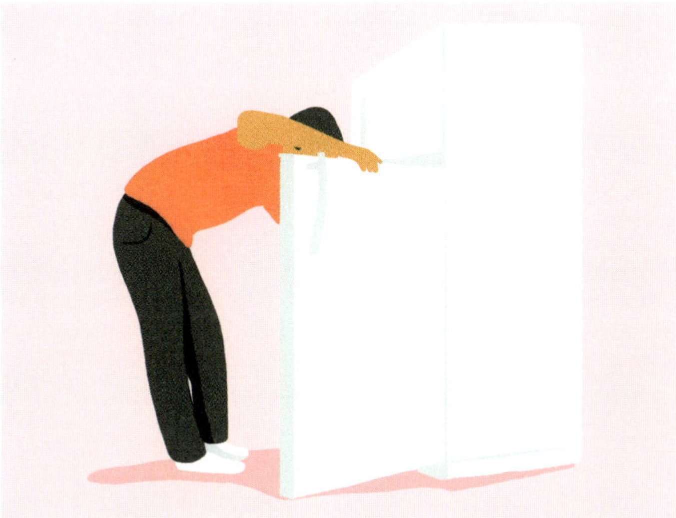

Avant, j'avais des kilos en trop, un poids immense sur les épaules. La quête de la perfection, et ce gâteau, une heure après le repas. La culpabilité, la honte. Un besoin comme vital de se remplir pour oublier, mettre en sourdine ce que je ressens. Je mange toujours plus. Ça fait du bien. Du mieux. Puis du pire.

Je m'appelle Jérémy Gorskie et j'étais ce garçon. Mal dans sa peau, à se cacher, à s'excuser de vivre. À cette époque, je n'ai pas confiance en moi. Je subis. Les autres, ma vie, moi-même aussi.

J'ai commencé les régimes très tôt. « Ce n'est pas normal d'être aussi gros à ton âge ! » Merci docteur Delmaire ! Résultat ? À 10 ans, j'entre dans un cercle vicieux qui durera de nombreuses années. Une danse infernale entre restrictions et lâcher-prise total. Une danse rythmée par des injonctions, des remarques et cette société qui nous pousse à être toujours plus. Une danse menée par mes pensées, l'obsession urgente d'avoir un corps musclé ou un poids « normal » selon les périodes. Quand je regarde en arrière, je m'aperçois à quel point tout était hors de mon contrôle finalement.

NOUS SERONS AMENÉS À PARLER DE NOS CINQ SENS ET DE L'INSTANT PRÉSENT. JE VOUS INVITE À ÉCOUTER LA *DANSE INFERNALE DU ROI KASTCHEI* DE STRAVINSKY. FERMEZ LES YEUX. ET NE LAISSEZ ÉCHAPPER AUCUN SON, MÊME CELUI DU SILENCE. VOUS AUREZ L'ILLUSTRATION PARFAITE DE CETTE DANSE QUI A DURÉ JUSQU'À LA LIBÉRATION.

À 12 ans, j'imite certaines de mes tantes et ma maman. Soupe au chou, régime hyperprotéiné, chasse aux féculents. En pleine croissance, je ne vous raconte pas les dégâts.

À 16 ans, j'arrête quasiment de m'alimenter, je mens aux copains et à mes parents. Je fonds et j'atteins enfin ce fameux « IMC normal », mais le problème n'est pas réglé pour autant.

Entre 19 à 26 ans, je me tue à la salle de sport et j'enchaîne les shakers de protéines. Enfin ça, c'est quand je ne suis pas en train de me remplir ou de trouver des excuses pour ne pas sortir. La lutte contre ce corps que je vois comme un ennemi continue.

Ça en fait des essais. Il y a quelques années, j'aurais parlé d'échecs. Aujourd'hui, je sais que toutes ces étapes faisaient partie d'un apprentissage. J'ai appris à vivre avec mon corps et mes pensées. Il aura fallu tout de même vingt-sept ans et un déclic provoqué. Oui, je ne crois pas à cette notion de déclic sorti de nulle part. Il peut se passer des années avant qu'il ne se produise. Beaucoup d'années perdues. Et encore plus s'il ne se présente jamais à nous.

Je crois que, dans mon cas, j'étais fatigué de ce combat. J'ai rendu les armes et j'ai observé le champ de bataille. Littéralement. J'ai accepté mon état. Cette insatisfaction corporelle, ma situation professionnelle, mon rapport aux autres et à moi-même. J'ai appuyé sur pause et j'ai observé. Je me suis rendu compte que cela ne tenait pas à mon alimentation et à mon activité physique mais que c'était mon environnement et ma façon de percevoir les choses qui influençaient mes actions.

Vous l'avez peut-être observé vous aussi, une pléthore de facteurs influence notre façon de manger et de bouger : le stress, la gestion des émotions, la fatigue, le temps qui nous manque parfois ou qui n'est simplement pas pris. Il y a aussi le passé et le futur qui nous déconnectent totalement du présent. Les kilos s'accumulent, et une fois revenu une fraction de seconde dans la réalité, on doit encaisser. Un simple régime ou plus de sport ne change rien à tout cela. C'est pour cette raison que l'on est toujours obligé d'y revenir.

J'ai énormément travaillé sur moi-même, en écrivant, en m'affirmant, en apprenant à cohabiter avec mon corps. En vivant au lieu de me contenter d'exister. Mon alimentation a changé naturellement. Et j'ai fini par atteindre mon poids d'équilibre. Certes, je ne suis pas musclé, ni mince, comme je le fantasmais à une époque, mais je suis heureux et libéré.

Vous trouverez dans ce livre des bribes de mon passé et de mon présent pour illustrer mes propos. Ce livre, je l'écris comme j'aurais aimé le lire il y a vingt ans. Un coup de pouce, qui m'aurait permis d'apprendre à m'écouter, à m'apprécier et à me traiter avec bienveillance. Une main tendue vers la liberté d'être soi et de manger tout en faisant les meilleurs choix pour ma santé physique comme mentale.

Le petit truc en plus, c'est qu'aujourd'hui je suis diététicien spécialisé en comportement alimentaire. Il n'y a pas de hasard.

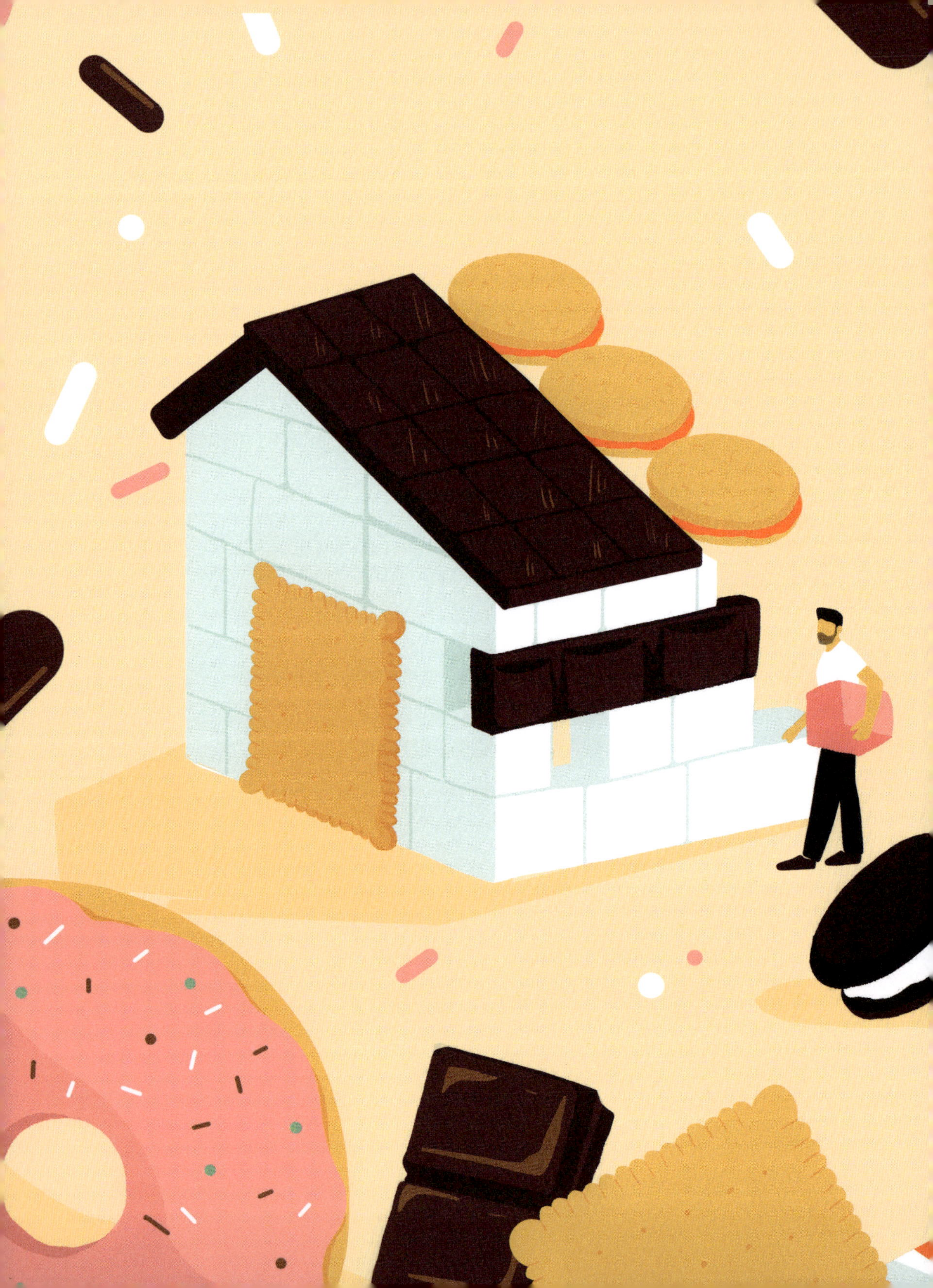

PARTIE 1

Construire des fondations solides

Durant mes consultations, on explore. Je cherche ce qui a pu causer la prise de poids et/ou le mal-être. Ce qui fait que vous êtes vous aujourd'hui. Tyrannique. Vous me bouleversez souvent par votre histoire mais je vous admire à chaque fois d'être là. Retenez une chose, vous n'êtes pas responsable. Vous mettez toute la faute sur vous mais cette prise de poids, ce trouble, jamais vous ne les avez réclamés ni mérités.

Mais bon sang, que vous êtes résilient·e ! Non seulement vous vous êtes battu·e pour surmonter ces épreuves, mais vous faites encore un pas de plus vers vous aujourd'hui et vous vous assurez un avenir encore plus beau ! Malgré ce que vous pensez, vous êtes des guerriers et des guerrières ! Et ça veut dire que vous pouvez tout surmonter. On ne peut rien contre la nature, contre la vie, on ne décide pas toujours des épreuves que l'on doit traverser. Mais on peut choisir de prendre soin de soi, de se féliciter, de s'aimer et d'honorer ce corps qui ne nous a jamais lâché. Construisons ensemble ces bases solides !

Chapitre 1

L'échec des régimes

L'industrie de la minceur génère chaque année 2,5 milliards d'euros de chiffre d'affaires. Si vous entrez dans une grande pharmacie, vous y trouverez plus de 50 références de produits « minceur ». Dans chaque ville, vous croiserez des centres d'amincissement employant des « coachs » non diplômés, mais formés par un professionnel diplômé pour contourner les lois. Malin, mais frustrant quand on sait que seuls les médecins nutritionnistes et les diététiciens sont censés être autorisés à exercer.

Cette industrie voit ses bénéfices croître d'année en année pour une simple raison : elle entretient, tout comme la société, la peur de grossir et paradoxalement la prise de poids. Pour preuve, en France, d'après un sondage IPSOS de 2015, 63 % des Français disent « faire attention » à leur poids et 44 % avoir déjà suivi un régime.

Faisons un petit tour d'horizon des régimes à la mode, notamment sur les réseaux sociaux et dans les médias plus courants, avant de vous expliquer leur point commun.

Les régimes en vogue

Le jeûne intermittent 16/8 ou *fasting*

C'est le « régime » tendance de ces dernières années. Et pourtant à l'origine, il ne s'agit pas d'un régime amaigrissant mais d'un vrai mode de vie qui vise à gagner en vitalité, en clarté mentale, en mettant en repos les organes du tube digestif notamment. Peut-être le faites-vous sans le savoir en ne mangeant qu'à partir de midi.

Son principe consiste à alterner une phase de 16 heures de jeûne avec une fenêtre de 8 heures autorisant la prise alimentaire. Bien souvent, il est mal réalisé. Les adeptes mangent parfois bien moins que leurs besoins, ou alors à l'inverse, mangent de tout sans se soucier de la qualité et de la quantité des aliments.

Il s'agit, comme pour tout régime, d'une forme de contrôle et il est donc à éviter chez les personnes souffrant de troubles du comportement alimentaire (TCA). Des études montrent qu'il présente cependant des bénéfices pour les personnes résistantes à l'insuline s'il est bien mené[1].

En tant que mode de vie, c'est un oui ; en tant que régime amaigrissant transitoire, c'est un non pour moi !

Le régime cétogène

Vous avez certainement dû apercevoir des dizaines de livres sur la #Ketodiet avant de trouver le mien. Ce régime existe depuis longtemps, mais, encore une fois, pas dans le but de perdre du poids. On s'en servait initialement dans la prise en charge de l'épilepsie réfractaire aux anticonvulsivants chez les enfants. Le mécanisme est encore un peu flou, mais il semblerait que l'abondance de corps cétoniques, que le corps produit grâce aux lipides pour contrebalancer le jeûne glucidique, aurait un effet anticonvulsivant[2].

Ce régime consiste effectivement à supprimer la quasi-totalité des glucides pour laisser place en général à 70 % de lipides et 25 % de protéines. On abandonne donc les céréales et leurs dérivés (pâte, farine, etc.), les légumineuses, et bien souvent le plaisir !

À long terme, ce régime a des conséquences sur la santé générale. On sait aujourd'hui qu'une flore intestinale en bonne santé est indispensable au bon fonctionnement de notre corps. Mais avec 5 % de glucides, la consommation de fruits et légumes et donc de fibres, substrats de notre flore, est très limitée !

De plus, le glucose est le carburant numéro 1 du cerveau et cela nécessite beaucoup plus de travail de la part de l'organisme pour le recréer : un tapis rouge pour la fatigue chronique à long terme.

1. M. P. Mattson, V. D. Longo, M. Harvie, « Impact of intermittent fasting on health and disease processes », *Ageing Research Reviews*, vol. 39, 2017, p. 46-58.

2. M. Ułamek-Kozioł, S. J. Czuczwar, S. Januszewski, R. Pluta, « Ketogenic diet and epilepsy », *Nutrients*, vol. 11, n° 10, 2019, p. 2510. DOI : 10.3390/nu11102510

Le régime Thonon

C'est un très vieux régime hypocalorique et hyperprotéiné pour perdre jusqu'à 14 kg en 10 jours qui revient en force depuis quelques mois. Le plus dramatique est qu'il est en vogue sur TikTok, la plateforme préférée des ados en pleine construction physique et émotionnelle. Il s'agit d'ailleurs de la population la plus à risque de développer des TCA. Faites attention aux contenus dévorés par vos enfants !

C'est un peu le régime cliché des années 90 avec des œufs, du steak grillé et de la salade à volonté, le but étant de ne pas dépasser 600 calories par jour pendant 14 jours. La promesse est une perte de poids extra-rapide, pour des conséquences tout aussi spectaculaires.

Nous le verrons précisément plus loin, mais après une perte de poids importante et rapide, le corps lutte pour revenir à son poids d'équilibre. Nous vivons des adaptations métaboliques : une réduction de nos dépenses énergétiques et une augmentation des sensations de faim résultent respectivement d'une fonte musculaire et de la diminution du tissu adipeux, notre graisse. La reprise de poids, avec des intérêts, est souvent inévitable.

Le régime paléo

Le principe est simple : imiter le mode de vie des chasseurs-cueilleurs du Paléolithique. On supprime donc les produits laitiers, les pâtes, le pain et les céréales pour laisser place aux fruits et aux légumes, racines, noix, tubercules et diverses graines ainsi qu'à une grande quantité de protéines animales. Si l'on cherche la qualité des aliments, l'addition peut vite être salée !

Par ailleurs, on sait aujourd'hui qu'une quantité importante de viande peut être néfaste pour l'intestin du fait de son caractère pro-inflammatoire, et pourrait même favoriser certains cancers. De plus, des chercheurs de la clinique Cleveland ont montré que la consommation de viande rouge modifierait la composition de la flore intestinale en augmentant le nombre de bactéries responsables de la synthèse de TMAO (oxyde de triméthylamine), molécule favorisant les maladies cardiovasculaires[3].

D'autres acides aminés issus des protéines pourraient également être délétères pour la sensibilité des cellules à l'insuline et favoriser le diabète de type 2[4]. Il existe également, comme pour ses collègues, un risque de carences important, notamment en calcium et en vitamines du groupe B, dont on reparlera un peu plus tard.

---

3. R. Koeth, Z. Wang, B. Levison *et al.*, « Intestinal microbiota metabolism of L-carnitine, a nutrient in red meat, promotes atherosclerosis », *Nature Medicine*, vol. 19, 2013, p. 576-585.

4. A. Rietman, J. Schwarz, D. Tomé, F. J. Kok, M. Mensink, « High dietary protein intake, reducing or eliciting insulin resistance? », *European Journal of Clinical Nutrition*, vol. 68, n° 9, 2014, p. 973-979. DOI : 10.1038/ejcn.2014.123

Weight Watchers

Allez, on va dire – bon, c'est surtout l'ANSES (Agence nationale de sécurité sanitaire de l'alimentation, de l'environnement et du travail) qui le dit – que c'est le moins pire. Vous le connaissez sans doute, il s'agit de compter des points sur la journée.

Chaque aliment vaut tant de points, avec de grosses incohérences et surtout des raccourcis qui ne devraient plus exister en 2022. Effectivement, avec les travaux menés ces dernières années, on ne peut plus incriminer un groupe d'aliments. Rien ne fait maigrir ou grossir. C'est le total calorique qui compte, surtout lorsque l'alimentation est équilibrée et variée.

Cependant, c'est celui qui exclut le moins d'aliments et qui est le plus équilibré en restant dans le principe du déficit calorique. Toutefois, il maintient à mon sens la dichotomie « bons/mauvais aliments » et ne permet pas d'écouter ses sensations puisque l'on se concentre plus sur une application mobile que sur son corps !

Enfin, contrairement à ses concurrents (bah oui, il s'agit tout de même d'un business), c'est celui qui isole le moins socialement puisque l'on peut manger de tout. Il suffit d'adapter les repas avant ou après pour atteindre le nombre de points autorisés. Il est donc tout à fait possible de s'autoriser une soirée pizza, contrairement au régime cétogène, qui ne permettrait pas de consommer autant de glucides par exemple.

Et il y a « Comme j'aime » et les autres : mais à 80 balles le kilo perdu et des plats industriels, je pense qu'il n'est pas nécessaire de tergiverser bien longtemps.

Le point commun de tous ces régimes

Le fait de supprimer les glucides dans la kétodiet, les produits laitiers et les céréales dans le paléo, de réduire la fenêtre de prise alimentaire dans le jeûne intermittent, diminue le nombre de calories. **C'est le déficit calorique qui permet la perte de poids.** Vous pourriez enlever des calories de protéines ou de lipides et ne consommer que des glucides, vous perdriez tout de même du poids tant que le déficit est là. Mais attention aux conséquences ! Vous le verrez plus tard, tous les nutriments ont leur importance !

ALORS OUI, TOUS LES RÉGIMES FONCTIONNENT. MAIS JUSTE AU DÉBUT. (C'EST POURQUOI ON Y RETOURNE CONSTAMMENT.)

On entend souvent dire que 95 % des régimes échouent entre trois et cinq ans, 80 % des personnes ayant repris du poids un an après la fin de leur calvaire. Après quelques recherches, il semblerait que cette statistique très précise, que j'ai moi-même longtemps avancée pour lutter contre la culture des régimes, n'ait que peu de fondements fiables tant les durées d'études sont courtes. Néanmoins, si on croise quelques études qui suivent les patients sur une durée minimum de trois ans, même sans avancer de statistiques précises, il est indéniable que le régime fonctionne au début, mais que la quasi-totalité des personnes reprennent quelques kilos voire la totalité du poids perdu[5]. Si je me concentre uniquement sur mes statistiques de diététicien libéral, 90 % de mes patients ont déjà suivi plus de deux régimes qui se sont soldés par une reprise partielle voire totale de poids.

On ne va pas se mentir, toutes ces privations sont difficiles physiquement, socialement et psychologiquement, et laissent des traces plus ou moins indélébiles malheureusement. Différentes études et rapports recensent entre autres :

- **Des effets délétères sur la physiologie de l'organisme,** avec des adaptations du métabolisme pour, ni plus ni moins, survivre à un apport calorique parfois trop faible ; ainsi que des carences entraînant des troubles hormonaux, par exemple une diminution de l'activité thyroïdienne, berceau du métabolisme.
- **Une altération du microbiote intestinal,** mais aussi des conséquences sur les hormones de la faim et de la satiété, favorisant la reprise de poids.
- **Des retards de croissance chez les enfants et les adolescents** ainsi que des risques pour l'enfant à naître et la maman lors d'une grossesse.
- **Des conséquences sur l'estime de soi,** qui diminue d'échec en échec, ainsi que des risques importants de développer des troubles du comportement alimentaire ou du moins une alimentation troublée avec de la restriction cognitive, de la culpabilité ou encore la peur de reprendre du poids.

L'importance du métabolisme

Le métabolisme est l'ensemble des réactions qui se produisent dans nos cellules et nous permettent tout simplement de vivre. Il concerne non seulement la régulation du poids mais toutes les réactions permettant la régulation de l'humeur, la reproduction, la détoxification...

Il se divise en deux : le catabolisme comprenant des réactions biochimiques qui permettent notamment d'extraire l'énergie de ce que nous mangeons, et l'anabolisme qui permet la synthèse de molécules indispensables au fonctionnement du corps humain.

On parle souvent de métabolisme énergétique : il nous permet tout simplement de produire puis de dépenser de l'énergie à partir de ce que nous consommons. C'est sur cette

5. M. Langeveld, J. H. DeVries, « The long-term effect of energy restricted diets for treating obesity », *Obesity*, vol. 23, n° 8, 2015, p. 1529-1538.

base que les diététiciens et les coachs sportifs diplômés calculent la dépense énergétique journalière pour réaliser des programmes alimentaires en cas d'objectifs spécifiques.

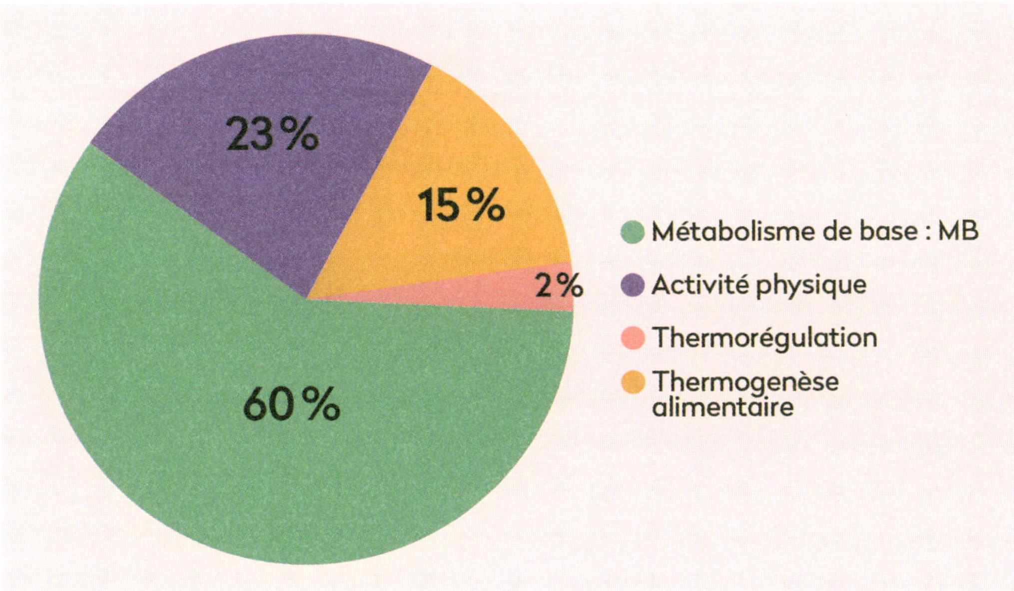

Le métabolisme englobe plusieurs variables :

- **Le taux métabolique de base,** qui correspond à la dépense d'énergie lorsque nous sommes allongés à ne rien faire. Seuls les organes vitaux fonctionnent (cerveau, cœur, poumons...). Il dépend de l'âge (qui nuit à la masse musculaire et à l'activité physique, plus il avance), de la corpulence (taille, poids) mais également du sexe.
- **La dépense énergétique induite par le mouvement,** qui comprend les calories dépensées au cours d'une activité physique comme le sport, mais également celle issue du NEAT (*Non-exercise Activity Thermogenesis*), comme se mouvoir pendant une réunion, monter les escaliers ou faire du shopping.
- **L'effet thermique des aliments (TEF).** On en parle très rarement et pourtant c'est un argument de choc pour s'autoriser à manger malgré la peur de grossir, puisque oui, nous dépensons des calories lorsque nous mangeons ! Je pense notamment aux collations qui sont souvent vues d'un mauvais œil alors qu'elles participent, pour bien des raisons, que nous développerons plus tard, à la régulation du poids voire à la perte de poids. En effet, le corps brûle des calories lors de la digestion. On peut ainsi classer les aliments selon leur TEF. Par exemple, les sources de protéines ont un effet thermique assez élevé et sont donc tout indiquées dans la régulation du poids.

- Même s'il est moindre, le dernier constituant est **la thermorégulation**. C'est l'énergie utilisée par le corps pour rester à 37 °C. Un exemple qui vous parlera sans doute : « La piscine ça creuse ! » Effectivement, non seulement vous dépensez de l'énergie en nageant, mais votre corps en dépense pour rester à 37 °C alors que vous êtes dans une eau à 25 °C. Qui dit plus de dépenses dit besoins augmentés pour recharger les batteries et donc plus grandes sensations de faim ensuite.

Lorsque l'on fait un régime, ces éléments sont affectés et donc le métabolisme change également :

- Lors d'une restriction calorique, on perd du poids : la corpulence et la composition corporelle changent. Bien souvent, on perd du gras mais également du muscle. Le métabolisme de base diminue donc, et il y a moins de dépenses au repos.
- Qui dit moins de calories dit moins d'énergie et plus de fatigue. La dépense énergétique liée à l'activité physique peut s'en voir diminuée. Le NEAT également.
- Des carences en cas de déficit calorique trop important peuvent induire une baisse de motivation et une fatigue nerveuse. Le corps, de façon tout à fait normale, va se défendre en vous invitant à rester dans le canapé.
- Si on mange beaucoup moins, on perd l'intérêt du TEF, et on brûle ainsi beaucoup moins de calories.

Tout cela vous montre à quel point le métabolisme est perturbé par les régimes. Le piège étant de diminuer toujours plus : plus on avance dans le régime, et plus le métabolisme diminue. La conséquence est bien connue : le poids ne descend plus (et on se décourage...).

La bonne nouvelle est que votre métabolisme n'est pas cassé ! Il s'agit d'un mythe ! Le dommage métabolique n'existe pas ! Certes le métabolisme s'adapte, mais il n'y a pas de dommage irréversible comme on l'entend souvent. Lorsque les variables (masse musculaire, masse grasse, apports caloriques...) diminuent, le métabolisme diminue. Tant que ces variables restent basses, le métabolisme reste bas. Il faut donc les remonter en remangeant suffisamment et progressivement, et en stimulant la masse musculaire avec du renforcement musculaire pour raugmenter le métabolisme !

Là, j'imagine que vous vous inquiétez ! « Il va falloir que je reprenne du poids ! » Oui c'est possible, mais, nous le verrons plus tard, le poids ne vous définit pas. Mais surtout, ce qu'il faut retenir, c'est qu'un nombre de kilos ne veut rien dire. D'une part, parce que la réalimentation va sans doute vous faire prendre, de façon transitoire et physiologique, de l'eau, et d'autre part parce que le poids comprend la masse grasse, le muscle, les organes, la peau, etc.

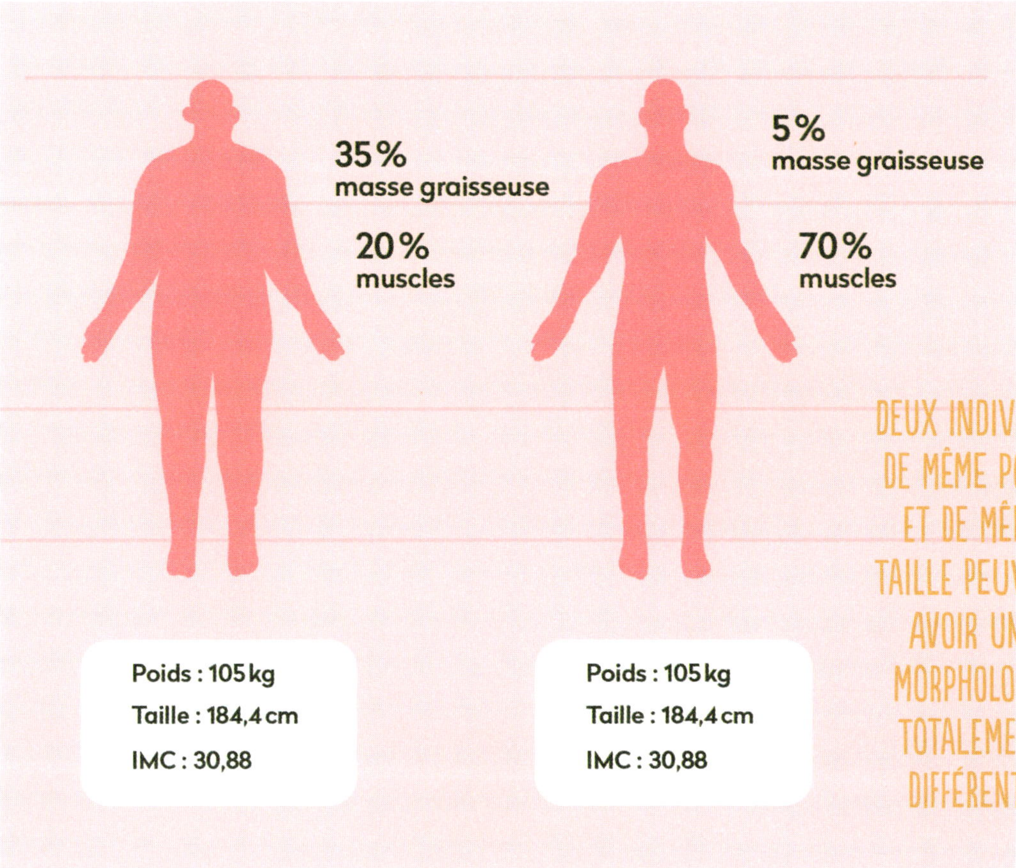

DEUX INDIVIDUS DE MÊME POIDS ET DE MÊME TAILLE PEUVENT AVOIR UNE MORPHOLOGIE TOTALEMENT DIFFÉRENTE

Le but n'est pas de reprendre du gras mais de reprendre du muscle. Ainsi, quand on consomme suffisamment de protéines et adopte une alimentation variée et équilibrée tout en reprenant une activité physique pour augmenter la masse musculaire, certes le poids va varier de façon transitoire, mais le poids pris sera majoritairement du muscle et non de la graisse.

Et il se peut que le poids ne bouge pas : parfois le poids du muscle pris, celui de la graisse perdue et les mouvements d'eau s'annulent. C'est pourquoi on peut constater des changements de composition corporelle sans voir de changement sur la balance.

L'inutilité des régimes amaigrissants

Vous l'aurez compris, la baisse du métabolisme participe à l'effet yoyo, mais il y a également d'autres facteurs.

LE CERCLE VICIEUX DES RÉGIMES

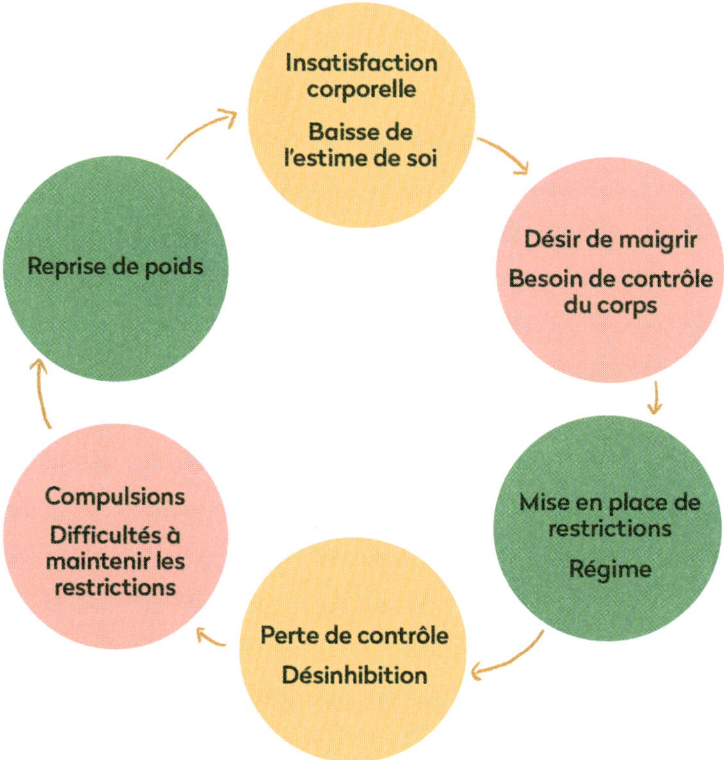

Si je devais additionner toutes mes tentatives, je crois que j'en serais à plus de 150 kg perdus. Pour la reprise de poids, je n'ose compter ! Un comble quand on sait que l'on ne choisit pas son poids d'équilibre...

Je me dois de revenir sur ce poids, qui échappe à notre contrôle... Bon nombre de mes patients tombent des nues quand je le leur apprends. Moi-même, j'ai eu du mal à l'accepter. Alors oui, les régimes fonctionnent sur du court terme, mais nous sommes programmés à avoir un certain poids. On parle de poids d'équilibre, qui n'a rien à voir avec le poids défini par l'IMC et par les diktats de la société. Ce poids d'équilibre est défini génétiquement. Il y a effectivement des personnes qui ne seront jamais minces et d'autres qui seront très maigres sans avoir de problèmes de santé : on parle de maigreur constitutionnelle.

Bien sûr, on peut décider de le changer et de le choisir. La question à se poser c'est : est-ce que je suis prêt à y laisser ma santé physique et mentale ?

Ce poids d'équilibre est celui que nous gardons le plus longtemps, avec des variations physiologiques normales, sans contrôle de notre alimentation et sans manifestations d'une alimentation troublée (compulsions alimentaires, etc.). C'est le poids d'une vie sereine finalement. Il dépend de processus physiologiques que l'on ne peut contrôler malgré tout ce que l'industrie de la minceur peut nous raconter. Il évolue également avec l'âge. C'est pourquoi il faut parfois faire le deuil du poids de ses 20 ans à la cinquantaine.

OUI, VOUS NE RÊVEZ PAS, C'EST UN DIÉTÉTICIEN QUI VOUS LE DIT : LES RÉGIMES NE SONT PAS LA SOLUTION, TOUT COMME LES MÉDICAMENTS NE SONT PAS LA SOLUTION MIRACLE À UNE DOULEUR.

On peut rarement le faire diminuer , cependant il peut être revu à la hausse selon le terrain métabolique et/ou génétique (certaines personnes fabriquent naturellement plus de cellules adipeuses). Mais son augmentation est très souvent consécutive à des régimes répétitifs. En cause : l'hyperplasie adipocytaire.

Les adipocytes sont nos cellules graisseuses. Il faut les imaginer comme des petits ballons que l'on peut remplir. Lorsque l'on consomme plus de calories que l'on n'en dépense, l'excès est emmagasiné dans ces réserves : le ballon se remplit. Lors d'un régime ou lorsque l'on apporte moins de calories que nécessaire, ces réserves se vident pour fournir de l'énergie, mais elles ne disparaissent jamais (sauf avec une liposuccion). Et cela fait toute la différence.

Nous avons vu un peu plus haut que les régimes favorisent une reprise de poids souvent plus importante. Après de nombreuses semaines de restrictions, nous sommes nombreux à être victimes d'un effet rebond. Nos apports augmentent. Les cellules sont de nouveau remplies. Mais bien souvent, cette période perdure et les petits ballons sont vite saturés. Le corps est alors obligé de créer de nouveaux réservoirs, de façon irréversible, ce qui augmente donc le poids d'équilibre.

On pourrait alors se dire : facile, je n'ai qu'à vider mes adipocytes en arrêtant de manger, ou en dépensant plus d'énergie. Malheureusement la régulation du poids n'est pas aussi simple, et un énième régime n'améliorera pas les choses.

Avez-vous déjà eu mal au dos ? On vous a sûrement déjà prescrit du paracétamol ou un anti-inflammatoire pour la douleur, le symptôme. La molécule agit quatre heures puis les douleurs reviennent, n'est-ce pas ? Ce n'est pas différent avec un régime. Vous perdez quelques kilos, puis ils reviennent. Parce que l'on a traité le symptôme et non la cause.

Que se passe-t-il, en revanche, si vous mettez en place un suivi chez l'ostéopathe ou le kiné et que vous portez des semelles adaptées, car le mal de dos vient de la voûte plantaire ? La douleur finit par disparaître parce que vous vous êtes attaqué-e directement à la racine de la douleur. Il en va de même pour le poids : un régime n'y fera rien, cependant apprendre à gérer ses émotions ou régler un problème hormonal, si ce sont les causes, changera tout.

Comme disait notre cher Einstein : **« La folie, c'est de refaire toujours la même chose et de s'attendre à un résultat différent. »** Alors si on passait à autre chose ?

Mais avant cela, un petit exercice pour voir, vraiment, ce que les régimes vous ont apporté finalement :

Régimes	Résultats à court terme	Conséquences sur la sphère psychologique et sociale	Et finalement, à moyen ou long terme ?
....	....	....	....
....	....	....	....
....	....	....	....
....	....	....	....
....	....	....	....
....	....	....	....
....	....	....	....
....	....	....	....
....	....	....	....
....	....	....	....
....	....	....	....
....	....	....	....
....	....	....	....
....	....	....	....
....	....	....	....

Chapitre 2

Traiter le poids comme un symptôme

> *Apparemment c'est toi qui me voulais. Je débarque donc sous une pétarade le 13 juillet 1989. Ta vie a changé. Tu as perdu la place centrale. Tu es mis à l'écart. Je deviens "tout" pour maman. Tu le vis mal. Jalousie. Encore aujourd'hui. Ça se sent. Trente ans après. Je ne te parle pas de mon initiative. Je te réponds seulement. Ça, depuis mes 23 ans. Ce moment où tu m'as mis à terre physiquement pour la première fois alors que je disais enfin stop à toute cette violence verbale qui durait depuis mes 5 ou 6 ans : "Bon à rien", "tête de nœud", "merdeux". L'âge où tu peux être touché par ces mots (maux plutôt). Ces mots m'ont construit. À 8 ans, je ne suis pas capable de demander une baguette de pain à la boulangerie. Je suis un timide maladif. C'est à peine si je parle à mes oncles et tantes. Je joue. Seul. Je n'ose aller vers personne. Je suis cet enfant mal dans sa peau qui mange encore et encore, chez lui, couvé par sa maman. 8 ans, 55 kg, 1,45 m (...).*

Les lignes qui précèdent, je les ai écrites il y a un bout de temps à la suite d'une rupture très difficile qui m'a coûté beaucoup. L'écriture a été mon salut. J'ai commencé à tenir un journal, pour revenir en arrière, être le spectateur de ma vie. **Oui, c'est un conseil dissimulé : écrivez ! Couchez votre histoire, vos ressentis, vos émotions sur le papier.**

La tenue d'un journal a prouvé son efficacité comme soin complémentaire pour atténuer le stress et l'anxiété. L'écriture a également un effet cathartique et permet de prendre conscience de ses émotions et sentiments, d'analyser une situation et de la comprendre parfois. Elle a également un impact sur le sommeil, les douleurs, la respiration... Un bel outil de bien-être. **Alors faites-vous un premier cadeau : achetez-vous un petit carnet.** Vous en aurez certainement besoin en parcourant les prochaines pages !

Mon poids, c'était cela. L'absence, la violence du père. Une protection peut-être. Une souffrance sans doute qui n'a fait que s'attiser avec les moqueries, la solitude puis le manque de confiance et d'estime de soi de l'école à l'âge adulte. J'ai également eu un dérèglement hormonal qui n'a rien arrangé et qui m'a de surcroît créé une gynécomastie, un développement exagéré de la glande mammaire, souvent associé à un excès graisseux de la poitrine. Une source de nombreux complexes jusqu'à la délivrance grâce à la chirurgie réparatrice l'année dernière.

Faisons le tour des causes de la prise de poids. Parce que oui, le poids est un symptôme ! TOUJOURS ! Et il est très souvent multifactoriel !

TOUS LES JOURS, JE REÇOIS DES PATIENTS MAL DANS LEUR PEAU. ON FOUILLE ET ON TRAVAILLE ENSEMBLE. PARFOIS, LE PASSÉ EST LA SOURCE DE TOUS CES CONFLITS INTÉRIEURS. UNE MÈRE TYRANNIQUE, UN PÈRE ABSENT, PARFOIS PIRE. TOUT CELA POUR VOUS DIRE QUE, DEPUIS LE DÉBUT DE MA CARRIÈRE, J'AI VU DES CENTAI.NES DE FEMMES ET D'HOMMES PLEURER. VOUS N'ÊTES PAS SEUL·E.

Les facteurs physiques du surpoids

La génétique

Notre corps et chaque cellule qui le composent sont gouvernés par un patrimoine génétique de base sur lequel nous n'avons aucun contrôle. Comme je le disais plus haut, des personnes sont programmées pour être maigres, tandis que d'autres seront en surpoids, voire en obésité. On peut cependant influencer nos gènes.

Il est alors intéressant de parler d'épigénétique. C'est la façon dont vont s'exprimer nos gènes. Leur expression peut être activée ou inactivée selon nos comportements et l'environnement dans lequel nous évoluons. Pour comprendre plus facilement, prenons le cas des abeilles. Toutes ont le même patrimoine génétique. Mais la reine se différencie des ouvrières grâce au facteur épigénétique qu'est l'alimentation. C'est la seule qui est nourrie de gelée royale !

Alors oui, il est impossible de modifier notre génome. Mais nous pouvons veiller à nos comportements pour favoriser l'expression de nos meilleurs gènes, surtout pour les futures générations. Je pense notamment aux futurs parents. En effet, la façon de s'alimenter, de bouger, de gérer le stress ainsi que son environnement social et professionnel influent sur l'expression des gènes et ceux des futures générations.

Les hormones

Notre corps est une machine aux mécanismes bien rodés, parfois encore un peu flous malgré les progrès scientifiques.

Sans faire le tour de toutes les hormones, disons que certaines sont souvent impliquées dans la régulation du poids, comme l'insuline, les hormones thyroïdiennes et le cortisol, que nous aborderons plus tard. Ainsi, une personne en hypothyroïdie aura beau faire un déficit calorique, si un travail de fond n'est pas fait sur la thyroïde grâce à la micronutrition et à l'activité physique par exemple, elle ne perdra pas de poids voire pourra en prendre, et il ne s'agira pas d'un manque de volonté comme certains con-frères pourraient l'en accuser.

L'âge

« J'aimerais retrouver le corps de mes 20 ans », me confiait Monique, 55 ans, lors de notre premier rendez-vous. Je pourrais lui vendre du rêve mais l'éthique est importante à mes yeux. Il faut souvent faire le deuil de ses 20 ans.

J'aime bien comparer cette question à un ex que l'on a perdu. Souvent, dans les premiers mois de la rupture, on se demande comment l'on va faire pour retrouver quelqu'un comme lui. Et puis on se rend compte ensuite qu'il y a mieux. C'est différent. Nouveau.

Avec nous, c'est pareil, il y a la version vingtaine puis les autres. Et si on regarde bien, avec bienveillance, sans jugement, il y a tous les heureux événements, les réussites mais aussi les échecs (ou plutôt les leçons) qui font ce que l'on est aujourd'hui. Soyez curieux ou curieuse de tout ce que vous avez gagné. La meilleure version de vous-même n'est pas dans le passé, elle est dans l'instant présent !

Certes l'âge peut s'accompagner de quelques inconvénients, mais concernant le poids, malheureusement le temps qui passe agit sur nos cellules. Une étude franco-suédoise[6] montre d'ailleurs qu'avec l'âge le renouvellement lipidique est altéré – paradoxalement les lipides permettent d'éliminer le gras –, ce qui favorise le stockage des graisses, et ce, indépendamment de la ménopause puisque les hommes sont aussi touchés. Avec l'âge, la masse musculaire diminue également. Or, le muscle est un grand consommateur d'énergie et qui dit perte musculaire dit baisse du métabolisme et prise de poids facilitée. Et effectivement la ménopause peut entraîner une prise de poids à cause d'une carence en œstrogènes.

Les autres facteurs de risque

Les freins psychologiques

J'ai perdu 190 kg si on compte tous les régimes que j'ai faits. La reprise est toujours plus importante d'ailleurs. Je n'ai jamais réussi à tenir dans le temps. Ce n'est pas une question de volonté, de motivation. J'aimerais être comme je le désire. Mais j'ai peur.

Quand je commence à me trouver jolie, à me rapprocher de la "norme", celle qui plaît, je fuis. Je mange. J'arrête de prendre soin de moi.

Je crains le regard des autres mais pas celui que vous imaginez. Le regard, le jugement des autres ne me touche plus. C'est dramatique, mais j'ai pris l'habitude de cette grossophobie ordinaire, des jugements constants, des regards et des questions parfois intrusives. "Tu n'aimerais pas être plus mince ?!" Oh oui, j'aimerais, je pourrais marcher plus de 15 minutes, m'habiller comme je veux... La vérité, c'est que je crains le regard des hommes. Les gros dégoûtent. La femme mince attire... C'est ce que la société me montre depuis l'enfance.

6. P. Arner, S. Bernard, L. Appelsved *et al.*, « Adipose lipid turnover and long-term changes in body weight », *Nature Medicine*, vol. 25, 2019, p. 1385-1389. DOI : 10.1038/s41591-019-0565-5

À 17 ans, j'ai entrepris un régime draconien associé à du sport intensif. J'ai perdu beaucoup de poids. J'en ai perdu mon cycle, ma libido à cause des carences et de l'excès d'activité physique. J'ai perdu un fragment de moi-même aussi.

J'étais "grave bonne" d'après mon ex. Tellement bonne qu'un jour, il m'a violée. Le viol n'est pas seulement un acte sexuel imposé par un inconnu. Quand ton mec te force et te menace, c'est pareil. J'ai mis longtemps avant de porter plainte, car je ne l'avais pas perçu ainsi. Du moins, je ne voulais pas mettre de mots sur cet acte.

Depuis ce jour, je crains d'être désirable, désirée. Cette graisse "dégueulasse" comme on l'entend parfois, c'est ma protection. Je sais que je pourrais être agressée dans ce corps aussi, mais c'est encore ancré. J'y travaille depuis deux ans avec une psychologue qui m'aide à avancer mais quand je vois ou entends parler de toutes ces violences sexuelles, ce harcèlement, je fais souvent trois pas en arrière. Mais l'essentiel est de ne pas m'arrêter en chemin.

Eléa, 31 ans

Sur le terrain, je vois beaucoup de personnes en souffrance. Une histoire, un trauma, le stress, certaines pensées, et les émotions peuvent induire des comportements qui peuvent favoriser la prise de poids.

Il ne s'agit pas de dire que les personnes grosses ont forcément une mauvaise santé mentale. Je pense que l'on accable déjà bien trop ces personnes qui font pleinement partie de la diversité corporelle. Oui, il y aura toujours des gros, des minces, des maigres. Mais parfois, travailler sur la sphère psychologique avec des professionnels compétents peut enlever un poids. Littéralement.

La prise de médicaments

Loin de moi l'idée de vous dire d'arrêter vos traitements dans cette section ! Les médicaments sont indispensables dans le traitement des pathologies et leur arrêt nécessite l'avis du médecin.

Mais il faut savoir qu'il existe des familles de médicaments qui favorisent la prise de poids. Les plus connus sont les antidépresseurs, antipsychotiques, et aussi paradoxal qu'il puisse paraître, certains antidiabétiques, qui pourtant agissent sur la glycémie... On retrouve aussi les corticoïdes sur de longues périodes, sous forme de rétention d'eau mais également de prise de masse grasse.

Il est nécessaire de vous rapprocher de votre médecin pour trouver des alternatives si vous le souhaitez et/ou d'adapter votre alimentation avec un diététicien.

Les polluants et l'environnement

On entend beaucoup parler de perturbateurs endocriniens, de polluants... Présents un peu partout, depuis l'atmosphère jusqu'à nos emballages et Tupperwares parfois, ces polluants peuvent perturber le système hormonal. On retrouve d'ailleurs beaucoup de ces molécules dans les biologies de personnes souffrant du syndrome des ovaires polykystiques (SOPK) par exemple. S'ensuivent alors une modification du métabolisme des glucides par perturbation de l'insuline et une prise de poids ainsi qu'un risque de diabète de type 2 à long terme.

Ils perturbent également la fonction thyroïdienne. La thyroïde étant le chef d'orchestre du métabolisme, la diminution de son activité peut entraîner une prise de poids, ou limiter sa perte. Ces molécules sont également pro-inflammatoires ! Ces deux éléments sont des facteurs aggravants du SOPK.

L'idée est alors de consommer brut et fait maison, de faire attention à sa consommation : on choisira des Tupperwares en verre plutôt qu'en plastique, on évitera les emballages, et on fera également attention aux produits d'entretien, d'hygiène ainsi qu'aux cosmétiques utilisés. L'application INCI Beauty ou encore Mireille App (payante mais indépendante) pourront vous y aider.

L'inflammation de bas grade

Vous avez sans doute déjà eu une réaction inflammatoire aiguë à la suite d'une coupure par exemple. Elle se reconnaît à ces quatre signes : rougeur, chaleur, douleur et œdème (gonflement). C'est tout à fait normal, il s'agit d'un mécanisme de défense contre les agents pathogènes.

Mais il arrive parfois que l'agression soit chronique, avec des symptômes plutôt silencieux. On parle alors d'inflammation de bas grade. Celle-ci fragilise l'organisme et fait le lit de maladies chroniques comme l'obésité et le diabète ; l'état inflammatoire modifiant la structure de l'insuline. La prise de poids est alors favorisée, puis la prise de masse grasse entretient à son tour l'inflammation en sécrétant des molécules pro-inflammatoires.

L'obésité a donc un caractère inflammatoire. Ces dernières années de recherches ont permis de mettre en évidence la présence de macrophages, cellules clés de la défense immunitaire, dans le tissu adipeux. Tout se passe comme si cette graisse était un corps étranger à combattre. En réponse à cette « agression », ces macrophages libèrent des molécules pro-inflammatoires et les adipocytes peuvent également produire des adipokines. Ces dernières n'agissent pas seulement localement mais migrent dans tout le corps en induisant cette inflammation de bas grade généralisée. D'autres molécules pro-inflammatoires ont également été mises en évidence comme les interleukines 6, la TNF-α. Ces dernières non seulement augmentent l'inflammation, mais diminuent la sensibilité à l'insuline, au point de provoquer à plus ou moins long terme une résistance à l'insuline et d'autres complications cardiovasculaires, en plus d'entretenir la prise de poids. Il est donc important de mettre le doigt sur cette inflammation de bas grade, en dosant la protéine C réactive (CRP) ultrasensible avec votre médecin.

Attention néanmoins à ne pas confondre le tissu adipeux, qui est un organe à part entière puisqu'il permet de réguler notre température, de sécréter des hormones, etc., et l'excès de tissus adipeux consécutifs à une pathologie.

Nous reviendrons sur tous ces points dans la partie nutrition !

Et puis il y a le mode d'alimentation, la sédentarité... et la fainéantise... et le manque de volonté : « Il va peut-être falloir remplacer les gâteaux par des pommes et faire du sport ma petite dame ! » Vous connaissez cette phrase que certains médecins vous sortent alors que vous venez pour un rhume...

Vous l'avez déjà sûrement entendu : pour perdre du poids, il suffit de manger moins et de bouger plus. Pourquoi je m'emmerde à écrire ces lignes à 2 h 47 du matin, si c'est tellement simple !? Prenons du recul, gardons notre calme face à ces professionnels sans empathie, et parlons du comportement alimentaire !

ET SI JE SOUFFRE D'INFLAMMATION CHRONIQUE ?

On réduit les sources d'inflammation : manque de sommeil, stress, polluants, les graisses de mauvaises qualité (huile de palme, graisses trans, frites...), les produits sucrés industriels (bonbons, biscuits...), les cuissons à haute température (BBQ), la viande en excès...

On augmente la consommation d'aliments riches en oméga-3, antioxydants, pré- et probiotiques.

Les sources de glucides à IG bas, les protéines végétales sont privilégiées.

On apporte suffisamment de vitamine D, de magnésium et de zinc.

On augmente l'activité physique.

Une mise au point sur la stigmatisation des personnes grosses

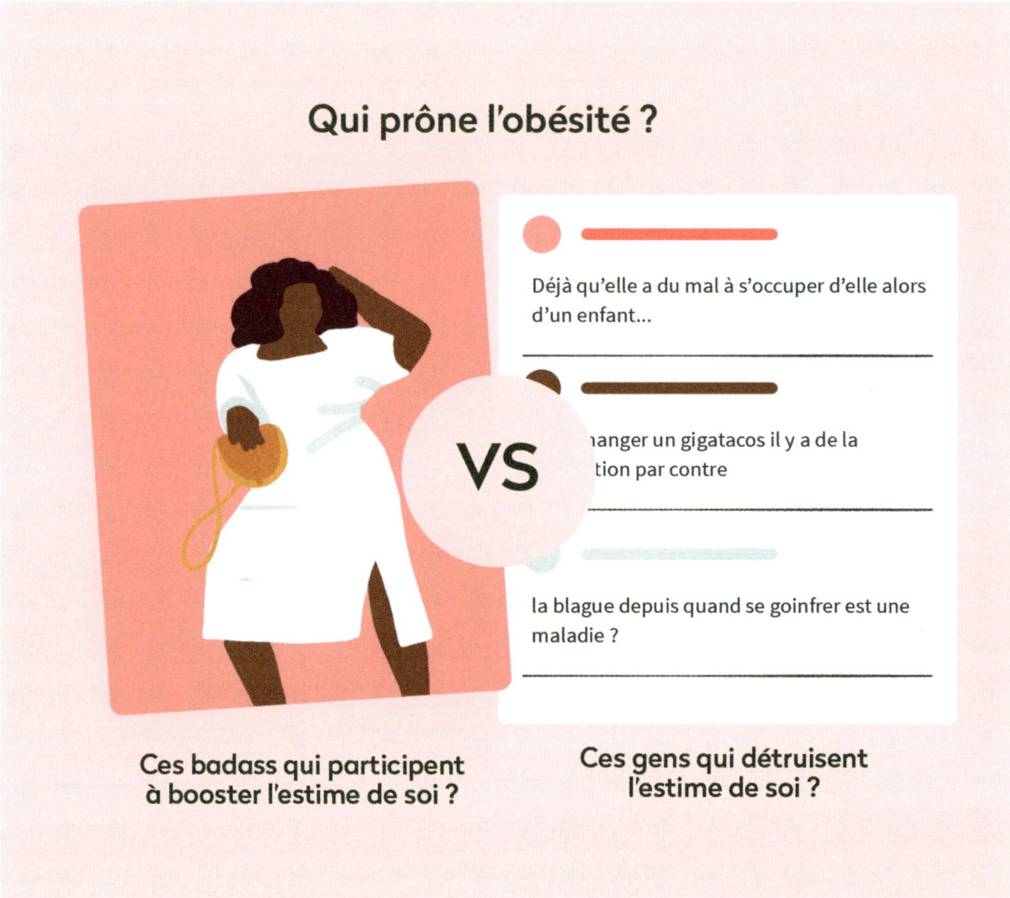
Qui prône l'obésité ?
Déjà qu'elle a du mal à s'occuper d'elle alors d'un enfant...
VS
anger un gigatacos il y a de la
tion par contre
la blague depuis quand se goinfrer est une maladie ?
Ces badass qui participent à booster l'estime de soi ?
Ces gens qui détruisent l'estime de soi ?

À chaque fois que je traîne sur les réseaux, je lis des horreurs comme celle-ci : « Arrête de te montrer, tu prônes l'obésité », lorsque des personnes en surpoids ou obèses osent poster une photo. Mais ces dernières ne disent pas « il faut devenir obèse ». Ces personnes brillent, existent et vivent ! Comme tout être humain. C'est tout ! Ces personnes grosses ne vendent pas de produits ou de méthodes pour prendre un max de poids, contrairement aux influenceuses et à l'industrie de la minceur, qui vendent du rêve pour perdre du poids avant l'été. Personnellement, je n'ai jamais lu ou entendu ces personnes donner des astuces pour devenir obèse. Et vous ?

Surtout, une étude a été menée et a montré que la confiance en soi permet d'adopter des comportements positifs. En effet, les pensées tyranniques comme « je suis une merde qui n'a aucune volonté » peuvent induire des envies de manger émotionnelles voire des crises d'hyperphagie par exemple. Le « foutu pour foutu » peut aussi faire manger plus. En revanche, faire la paix avec son corps, apprendre à l'apprécier (sans forcément l'aimer à 100 %), se dire que l'on est canon, ne provoque pas d'émotions désagréables qui pourraient induire ces pulsions.

Il est aussi démontré que la grossophobie peut favoriser la prise de poids et accroître le risque de développer une pathologie cardiaque ou un diabète de type 2[7]. Oui, on peut ajouter la stigmatisation aux nombreuses causes de la prise de poids.

Bien sûr, le surpoids peut accentuer l'inflammation de bas grade et provoquer d'autres troubles comme ceux que nous avons évoqués précédemment. Ce serait du déni et une faute professionnelle de ma part de dire le contraire. Mais au-delà de la santé physique, la santé mentale est à prendre en compte !

J'ai retrouvé ce vieux bilan de 2020 :

> *Je suis en train de faire le point sur ma première année d'exercice. Et je peux vous dire que ce ne sont pas que les aliments ingérés et l'alimentation ultra-transformée qui font grossir. Le problème, la majorité du temps c'est le comportement alimentaire. Souvent les patients insistent sur les calories, la composition de leur assiette et sur les aliments qu'ils classent en bon/mauvais.*
>
> *Le problème, bien souvent, c'est l'excédent calorique causé par le dessert mangé sans faim mais sacralisé car il rappelle les repas d'enfance, le chocolat de la colère, le triple cheese de la tristesse, le sandwich dévoré en marchant ou devant les e-mails, les bouchées qui font mal au ventre et qui pansent le cœur, mais qui, surtout, entachent l'estime de soi.*

Bien souvent, lors des consultations de suivi, on parle cinq minutes de nutrition pour réajuster des notions importantes selon le terrain du patient, mais on parle surtout d'écoute, d'émotions, d'estime de soi... Évidemment, ce n'est pas toujours efficace. Le patient reste parfois bloqué, sans oser s'aventurer en lui et travailler sur ses automatismes, ses pensées... Dans ce cas, il ne s'agit pas d'un échec pour autant, je reste persuadé que des petites graines sont plantées et germeront tôt ou tard !

7. R. L. Pearl *et al.*, « Association between weight bias internalization and metabolic syndrome among treatment-seeking individuals with obesity », *Obesity*, vol. 25, n° 2, 2017, p. 317-322.

Pour conclure ou plutôt commencer...

Nous avons fait le tour des causes principales. Bien sûr, il ne suffit pas de se dire « Je me reconnais ! C'était ça en fait, ça va aller maintenant ! » Ce n'est que le point de départ. Maintenant, il va falloir confirmer ces causes, pour pouvoir travailler dessus si c'est important pour vous. En n'oubliant pas, et je suis désolé de le rappeler, que son poids, on ne le choisit pas.

Quand j'ai compris tout cela, il y a quelques années maintenant, j'ai écrit ceci :

> *Ce soir, j'ai beaucoup de choses à te dire. Je dois te demander pardon. Te donner des explications.*
>
> *Pendant très longtemps, quand j'étais enfant, je t'ai maltraité. J'ai mangé et mangé ! Toujours plus. Je sais pourquoi maintenant, mais c'est un autre problème, une autre lettre, à quelqu'un d'autre.*
>
> *Je n'ai pas su te protéger, on s'est moqué de toi. Ils t'ont maltraité aussi, comme moi.*
>
> *Puis un peu plus grand, plus mature, j'ai réagi. J'ai dit stop. Mais de la mauvaise manière. Encore une fois, je t'ai affamé. Je t'ai abîmé. Je n'écoutais que moi. Que la honte.*
>
> *J'avais honte de toi. Toi, qui es mon compagnon depuis la naissance. Honte à moi !*
>
> *J'ai perdu tout ce poids. Mais je ne t'aimais toujours pas, je crois.*
>
> *Un été. Tous les étés en fait, sur la plage, je te cachais. Je n'assumais pas d'être avec toi. Pourquoi ? À cause des autres. À cause de ces diktats. Cette société qui encourage à être parfait pour l'été. Mais pour qui ? Même pas pour moi. (...)*
>
> *Il aura fallu attendre vingt-sept ans.*
>
> *J'ai bien grandi maintenant. Je te chéris, chaque jour. Je prends soin de toi. Je n'ai plus honte. Après toutes ces années, je te connais enfin par cœur et par corps. Je suis fier de toi. Alors pardonne-moi. Pardonne-moi de t'avoir abîmé pour les autres. D'autres qui ne sont même plus là.*

Un petit exercice pour la route[8] ?

Exercice • Mon corps ce héros

Notez sur une feuille de papier tout ce que votre corps vous a permis de faire depuis votre naissance. Des choses les plus banales, comme respirer, aux apprentissages les plus compliqués. Ce qu'il vous a permis de bâtir et de réaliser. Ce qu'il vous a permis de vaincre peut-être.

Vous pouvez également faire l'exercice quotidiennement dans votre petit carnet :

Aujourd'hui mon corps m'a permis de...

Moi par exemple, aujourd'hui il m'a permis d'aller courir, de rire et de passer un bon moment en amoureux à la vogue des marrons tout en dégustant des churros croustillants. Il m'a permis de ressentir de la joie.

Vous verrez qu'il est plutôt chouette ce corps (même si on lui en fait voir des vertes et des pas mûres...) ! Ces exercices sont un premier pas vers la bienveillance. Aborder son corps avec tyrannie ne permet pas de prendre soin de lui. Vu sous cet angle, le corps est le fautif et on ne cherche pas plus loin. Pourtant, il y a bien une voire des causes à vos maux. Votre corps n'est pas le responsable.

Exercice • Cher corps...

À votre tour, si vous vous sentez prêt-e, écrivez une lettre à votre corps pour faire le point, expliquer, demander pardon pour la tyrannie, parfois la violence, exercée contre lui. Un premier pas vers la paix.

N'oubliez jamais que le corps est le vaisseau de l'âme. On n'en a qu'un, jusqu'à la fin. Alors autant le chérir. Il nous le rend bien !

8. Une grande partie des exercices que je vous propose sont inspirés ou directement issus des formations citées en fin d'ouvrage dans « Ressources utiles ».

Chapitre 3

Bien s'entourer pour trouver la cause

“

J'ai 37 ans et je vis avec le syndrome des ovaires polykystiques depuis l'âge de 14 ans mais diagnostiqué treize ans trop tard.

À 11 ans, mes premières règles débarquent. Tout roule pendant trois ans. À 14 ans, plus rien. J'ai eu peur et n'ai rien dit. À l'époque, je vivais dans une famille d'accueil qui me maltraitait depuis mes 5 ans et j'avais peur. J'ai attendu six mois. Ma "mère" d'accueil m'a tout de suite insultée en me demandant où j'étais allée "mettre mon cul". Hop, rendez-vous chez une gynécologue. En me voyant terrorisée, elle a fait une échographie. Rien. Elle m'a juste prescrit la pilule. Tous les six mois ma "mère" d'accueil renouvelait l'ordonnance, sans aucun examen. La pilule était devenue une normalité. Ainsi, même après l'âge de 18 ans, j'ai continué. À 24 ans : sécheresse oculaire, violentes migraines, tachycardie...

J'ai arrêté la pilule sur avis d'un généraliste. Et là, plus de règles. Au bout de trois mois, des hémorragies. Ce médecin m'a donné divers traitements, sans jamais investiguer. Je prenais du poids.

J'ai vu nutritionniste, phlébologue, endocrinologue... Toutes odieuses. L'une d'elles m'a dit que je ne pouvais pas grossir sans me goinfrer et qu'une prise de sang permettrait de connaître la vérité car "les chiffres, eux, ne mentent pas". À l'âge de 27 ans, des violentes douleurs surgissent. Un nouveau généraliste me prescrit enfin une échographie pelvienne. Et là, on découvre mes ovaires énormes et jonchés de petits kystes. Je suis rapidement prise en charge par un chirurgien. À mon réveil, il m'a confié n'avoir jamais vu ça, que mes ovaires étaient "fossilisés". Le résultat de treize ans d'errance médicale. On a laissé mes ovaires mourir.

Aujourd'hui, j'ai moins de 6 % de chances de concevoir, même en PMA. Je lutte contre mon corps, mes kilos, mon cœur, la douleur...

Identifier mon syndrome, même tardivement, m'a permis de me construire autour de lui sans jamais le laisser me définir. »

Aziza

Je vous l'accorde, il existe un gros problème en France. Entre grossophobie médicale et errance thérapeutique, je comprends la réticence à consulter, mais poser un diagnostic est la première chose à faire pour avancer. Vous avez peut-être acheté ce livre en espérant avoir la baguette magique pour vous sentir mieux. J'espère qu'il vous aidera, mais je le répète il n'est pas *la* solution. L'essentiel, c'est vous qui le ferez. Et la façon la plus saine de le faire est de s'entourer.

Les professionnels à consulter en cas de surpoids

Vous pourrez trouver des médecins et divers spécialistes *safe* sur l'annuaire Gras Politique, une association féministe et queer qui lutte contre la grossophobie, et peut-être pourrez-vous participer à cet annuaire en déposant le nom de votre praticien bienveillant et compétent à votre tour :

https://graspolitique.wordpress.com/liste-safe/

Après avoir fait divers examens et posé un diagnostic, le médecin pourra vous diriger vers un diététicien ou un médecin nutritionniste.

LE CHEF D'ORCHESTRE EST LE MÉDECIN. C'EST LUI ET LUI SEUL QUI PEUT POSER UN DIAGNOSTIC SUR VOS MAUX.

Quelle est la différence ? Le médecin nutritionniste peut poser des diagnostics et évaluer l'état nutritionnel du patient grâce à divers examens puis instaurer une stratégie thérapeutique. Il peut également prescrire des médicaments et est remboursé par la Sécurité sociale. **Le diététicien** dépend plutôt du diagnostic posé par le médecin pour pouvoir proposer la stratégie thérapeutique et accompagner le patient. Il ne peut pas prescrire de médicaments, ni de biologies, et il est remboursé par certaines mutuelles.

Cependant ils ont des points communs : sans remettre à jour leurs compétences et leurs connaissances régulièrement, ils sont inefficaces, tant la nutrition évolue rapidement. N'hésitez donc pas à prendre connaissance des diplômes et les formations supplémentaires qui apparaissent souvent sur les sites Internet et les plateformes de prise de rendez-vous en ligne. Vous pouvez également regarder les avis déposés par les patients, le site Internet du praticien pour voir si l'approche vous correspond, et même lui téléphoner ou lui écrire pour poser vos questions.

Le deuxième point commun est partagé par tous les êtres humains : personne n'a la toute-puissance sur son corps ou le corps d'autrui. Un professionnel de santé qui calculera le poids qu'il peut vous faire perdre avec de belles promesses a certainement oublié son éthique quelque part. Les formules de calcul moyenâgeuses du poids idéal ne valent rien !

L'INFO EN + Vous pouvez consulter un diététicien sans voir de médecin avant, mais le diététicien aura besoin du médecin pour explorer les biologies et autres examens !

Une bonne prise en charge en 2022, c'est quoi ?

Bien souvent la consultation avec un diététicien est imaginée ainsi par le patient : RDV – Plan alimentaire – Manger/bouger – Pesée, on saute et on recommence. Bien sûr, le poids diminuera. Mais rappelez-vous, si la cause n'est pas identifiée et traitée, il reviendra tôt ou tard. Le célèbre pansement sur une jambe de bois !

Voici ce qu'il faut selon moi :

- Un vrai dialogue et une écoute attentive du praticien.
- Une exploration poussée pour identifier les causes de la prise de poids, en collaboration avec le médecin.
- Du temps et des retours en arrière pour ne rater aucun détail.
- L'observation de ce qu'il se passe en vous pour identifier des comportements alimentaires ou extra-alimentaires qui favoriseraient la prise de poids ou vous empêcheraient d'en perdre.
- Un travail avec votre thérapeute pour trouver d'autres « modes » plus fonctionnels.
- Un travail acharné de votre part. Car bon sang que c'est dur de se mettre en face

de réalités parfois difficiles, de gérer des situations compliquées et de sortir de sa zone de sécurité. Mais vous pouvez le faire avec toutes les ressources que vous avez en vous.
- Du temps. Encore et toujours pour ancrer et renforcer les nouvelles habitudes.
- On aborde aussi la nutrition et l'alimentation, hein !
- Un apprentissage de l'autocongratulation, car vous avez souvent du mal à voir tous les pas que vous faites, qu'ils soient petits ou géants !
- Encore du temps...

⚠ **Attention aux charlatans en tout genre (coachs en nutrition et autres VDI) !** Il y en a déjà bien assez dans la profession. On vous voit les collègues qui donnez des plans alimentaires à 800 kcal après une consultation de 15 minutes à 70 € !

C'EST VOTRE SANTÉ QUI EST EN JEU.

Les seuls professionnels reconnus sont le diététicien-nutritionniste qui a suivi un BTS diététique ou un DUT et le médecin nutritionniste qui s'est spécialisé en nutrition. N'hésitez pas à leur demander, respectivement, leur numéro ADELI ou leur numéro d'inscription à l'ordre des médecins pour vérifier qu'ils sont bien inscrits à leur répertoire respectif.

N'importe qui peut malheureusement s'autoproclamer « coach en nutrition » voire « nutritionniste » avec une formation d'une semaine ou la lecture de trois livres.

L'INFO EN + La pérennité est assurée avec du temps et des fondations solides. Perdre du poids rapidement sans travailler sur le fond, c'est comme construire une tour avec des allumettes. Au moindre coup de vent : BOOM !

Ne parlons même pas des coachs de plus en plus nombreux sur les réseaux sociaux du type : « J'ai vaincu l'anorexie. J'aide les femmes à faire de même. » Le fait de s'être sortie des TCA n'accorde pas en bonus un master en psychologie ou en nutrition ni l'expérience de terrain nécessaire pour accompagner des personnes.

D'ailleurs, si vous sentez que la cause peut être psycho-comportementale ou encore émotionnelle (gestion des émotions par la nourriture, anxiété, trauma...), je vous invite à vous rapprocher d'un psychologue ou d'un psychiatre.

Quelle est la différence ? Comme pour la diététique, **le psychiatre** est un médecin spécialisé en psychiatrie et peut donc poser un diagnostic, délivrer des ordonnances et ses consultations sont prises en charge par l'assurance-maladie. **Le psychologue** a un diplôme universitaire. Même s'il ne peut prescrire et poser de diagnostic, il s'agit tout de même d'une profession réglementée qui contribue au diagnostic du patient.

Les deux peuvent se former à des outils et approches complémentaires comme les TCC (thérapies comportementales et cognitives). Dans cette psychothérapie validée scientifiquement, le thérapeute identifie les facteurs qui causent la souffrance de son patient et l'aide à repérer les croyances, pensées ainsi que les comportements problématiques qui induisent une souffrance pour apprendre à prendre de la distance et adopter des comportements plus fonctionnels.

On peut aussi citer **l'ACT**, que je pratique. Il s'agit de la thérapie d'acceptation et d'engagement, qui fait partie du courant des TCC. On apprend notamment au patient à accueillir ses émotions, à les identifier et à les tolérer (idéal quand on a tendance à manger ses émotions pour les dissimuler !), mais également à identifier ce qui compte vraiment. On parle de valeurs motrices. À partir de là, l'objectif du patient est de construire une vie riche et qui a du sens, en direction de ses valeurs. De quoi booster l'estime de soi et rentrer dans un cercle vertueux et lumineux !

Bien sûr, ce ne sont pas les seuls outils, certains préféreront **l'EMDR** *(Eye Movement Desensitization and Reprocessing)* qui a fait ses preuves pour les syndromes de stress post-traumatique, le deuil, etc. ; ou encore la thérapie systémique qui implique tout l'entourage du patient.

Quelques tabous persistent quant au fait de consulter un psy. Pourtant tout le monde aurait besoin de consulter un psy une ou plusieurs fois dans sa vie ! Je n'ai pas honte de vous dire que j'en vois un régulièrement ! Il n'y a aucune différence avec d'autres professionnels. Je crois que quand vous avez un rhume, vous consultez un médecin, des douleurs lombaires, un kiné, un problème de moteur, votre garagiste, c'est pareil avec la tête et le cœur chez le psy. C'est une aide comme les autres.

Et si je soupçonne des TCA ?

Les troubles du comportement alimentaire (TCA) regroupent un ensemble de conduites dans lesquelles le rapport à la nourriture, à l'alimentation mais également au corps est perturbé. La grande majorité de ces troubles apparaissent lors de l'adolescence, mais ils peuvent toucher les nourrissons comme les adultes.

La typologie de ces troubles dépend de chaque patient et de son rapport à la nourriture, la façon dont il s'alimente, l'excès ou la restriction, parfois une alternance entre les deux ; les émotions et pensées qui l'animent quand il mange ou a fini de manger, la façon dont il aborde son corps...

On estime qu'en France sont concernées par les TCA (toutes formes confondues) un million de personnes, dont la moitié n'est pas dépistée. La prévalence a augmenté avec la crise sanitaire et les confinements. Les facteurs de risques sont individuels et souvent se cumulent : épisodes dépressifs, perturbation du microbiote, facteurs épigénétiques et génétiques, conflits familiaux, traumas... Mais ils peuvent être aussi socioculturels (culte de la minceur dans les médias, les milieux sportifs et artistiques comme le patinage ou la danse classique, et les sports à catégorie de poids comme la boxe).

L'élément déclencheur des TCA est très souvent un régime dans le but de maigrir, mais il y a toujours un ou des facteurs inducteurs : un trauma, un mal-être, un environnement familial anxiogène. Une maman qui suit constamment un régime pour maigrir ou un papa très soucieux de sa condition physique auront bien plus de risques de voir se développer un TCA chez leur enfant à l'adolescence par exemple.

Lors de la prise de rendez-vous, les patients me disent souvent souffrir de TCA. Or, quand on explore, il ne s'agit pas toujours d'un TCA au sens strict mais plutôt d'une alimentation troublée. Il s'agit souvent d'un autodiagnostic « dramatisé ». Le patient imagine alors un immense obstacle à surmonter alors que la prise en charge sera bien plus simple qu'il ne l'imagine. Cela ne veut pas dire pour autant qu'il faille banaliser ce que vous ressentez. Bien au contraire !

L'INFO EN +

Il vous arrive sûrement de ne pas manger, car vous êtes stressé-e, ou justement de manger pour calmer l'anxiété ou d'autres émotions que vous trouvez intolérables. De manger pour fêter quelque chose aussi. Cette nourriture émotionnelle comme on l'appelle est tout à fait normale et n'implique pas forcément des TCA. En revanche, elle signifie que vous êtes un être humain. Et ça, c'est plutôt rassurant quand même !

Cependant, s'il vous arrive de tout compter, de compenser, de sauter un voire des repas pour perdre du poids, de culpabiliser au moindre « écart », cela peut devenir problématique dans la mesure où le fait de manger devient la seule réponse aux émotions, où l'image de soi et le poids deviennent source d'obsessions. On peut alors passer d'une alimentation troublée à un trouble du comportement alimentaire.

Faisons un tour rapide des TCA. Au sens strict, il existe trois TCA, que le médecin peut diagnostiquer, grâce au DSM-V :

- **La boulimie**
- **L'hyperphagie boulimique**
- **L'anorexie**

La boulimie

Elle se caractérise par des compulsions alimentaires qui s'accompagnent de méthodes compensatoires (vomissements, laxatifs, sport en excès...). Ces épisodes sont associés à un sentiment de perte de contrôle, de honte et de culpabilité et parfois de dégoût de soi. De ce fait, plusieurs complications peuvent apparaître : dépression, anxiété, troubles de l'image de soi, isolement... Le risque de suicide est important.

Il y a également un risque élevé de carences, les vomissements ou la prise de laxatifs entraînant une chute des électrolytes (sodium, potassium...), qui peut causer une insuffisance cardiaque ou rénale. Le risque de mortalité semble tout aussi important que dans l'anorexie.

Dans les méthodes compensatoires pour éviter une prise de poids, on peut aussi retrouver le jeûne et les restrictions en tout genre, qui entraînent à leur tour de nouvelles crises, plongeant la personne dans un cercle vicieux.

L'hyperphagie boulimique

Elle se définit par des compulsions alimentaires sans méthodes compensatoires. En plus des conséquences psychologiques, l'hyperphagie peut s'accompagner d'une prise de poids et d'autres ennuis de santé comme le diabète de type 2 à long terme.

Parmi les personnes atteintes d'obésité, 30 à 50 % souffriraient d'hyperphagie, la prise de poids pouvant être consécutive à l'absence de méthodes compensatoires. Attention cependant aux amalgames, on peut souffrir d'hyperphagie sans être en surpoids ni en obésité !

Tout comme pour la boulimie, l'axe de travail doit comprendre la restriction cognitive, la thérapie cognitivo-émotionnelle et l'acceptation corporelle, mais dans tous les cas, la prise en charge doit être spécifique à chaque patient et la pluridisciplinarité est essentielle.

L'anorexie

Selon le DSM-5, l'anorexie est définie par trois critères :

- Une restriction alimentaire conduisant à un poids corporel significativement bas.
- Une peur intense de prendre du poids ou de grossir, ou des comportements persistants allant à l'encontre de la prise de poids alors qu'il est déjà significativement bas.
- Une altération de la perception du corps et une influence excessive du poids ou de la forme corporelle sur l'estime de soi ou un déni de la maigreur actuelle.

Il serait le trouble le moins fréquent mais le plus mortel. En effet, en plus d'une aménorrhée, la dénutrition peut provoquer des troubles cardiaques, hématologiques et un plus grand risque d'infections pouvant entraîner la mort. La maladie engendrant de grandes souffrances psychologiques, de l'isolement, parfois un mauvais rapport avec l'entourage, le taux de suicide est également élevé.

Le diagnostic et la prise en charge semblent favoriser la guérison et diminuer la chronicité. D'après l'Inserm, une phase d'anorexie dure entre un an et demi et trois ans. Après cinq ans, deux tiers des patients sont guéris. Pour les autres, on parle d'anorexie mentale chronique. Des rémissions plus tardives sont cependant toujours possibles. À terme, la moitié des personnes soignées pour une anorexie mentale à l'adolescence guérissent, un tiers voit son état s'améliorer, 21 % souffrent de troubles chroniques et 5 à 6 % décèdent.

Souvent, le déni occupe une grande place : la personne peut ne pas avoir conscience de sa maladie ni en voir les conséquences. Lorsqu'il se dissipe, le patient est souvent tiraillé entre la volonté de guérir et la peur de grossir. Le travail sur l'acceptation corporelle est donc primordial.

⚠ Attention aux limites du DSM-V :
un comportement anorexique est parfois présent chez les personnes souffrant d'obésité. La prise en charge peut donc être tardive et la maladie peut s'installer insidieusement.

Comme pour les autres pathologies, c'est le médecin qui pose le diagnostic. Mais par expérience, je conseillerais de consulter un psychiatre plutôt qu'un généraliste. Le psychiatre a plus d'outils pour diagnostiquer les TCA grâce au DSM-V, qui, même s'il présente quelques limites, est le manuel de référence des critères diagnostiques.

Les autres TCA non spécifiés les plus courants

La bigorexie

Il s'agit de l'addiction au sport ! Elle n'est pas définie par le nombre d'heures passées à pratiquer. En effet, ce n'est pas parce que vous faites huit heures de sport par semaine (ou plus si vous êtes professionnel-le) que vous en souffrez. La problématique se situe dans le rapport au sport.

On retrouve trois points :

- Un besoin irrépressible de pratiquer.
- Une dépendance psychologique et compulsive à l'effort.
- Des signes de manque à l'arrêt.

La personne se met alors à organiser sa vie uniquement en fonction de sa pratique. Tout ne tourne plus qu'autour des performances et souvent du poids, si bien que le sport n'est plus particulièrement un plaisir mais devient surtout un besoin.

Il en résulte des risques de blessures importantes, mais aussi un trouble alimentaire lié à la volonté de toujours plus contrôler son corps, ou encore des carences. La bigorexie conduit également à l'isolement.

L'orthorexie

L'orthorexie se caractérise par une obsession de manger sainement. Une grande attention est portée au choix des aliments, à leur préparation, etc. Bien sûr, la volonté de manger bio ne fait pas de vous une personne souffrant d'orthorexie, j'insiste, on parle ici d'obsession. Très souvent, la qualité nutritionnelle passe avant le plaisir et l'angoisse est telle qu'elle peut conduire à s'isoler socialement, afin d'éviter toute proximité avec des aliments ou comportements « malsains ».

Le questionnaire de Steven Bratman, médecin américain qui a défini ce trouble en 1997, en proposant de la placer au même rang que les autres TCA, peut être une piste pour savoir si vous êtes concerné·e mais ne constitue pas un diagnostic :

- Réfléchissez-vous à votre alimentation plus de trois heures par jour ?
- Planifiez-vous vos repas plusieurs jours à l'avance ?
- La qualité nutritionnelle de votre repas est-elle plus importante que le plaisir de manger ?
- Pensez-vous que plus vous mangez sainement, plus votre qualité de vie se détériore ?
- Êtes-vous devenu·e plus strict·e avec vous ?
- Votre estime augmente-t-elle avec une alimentation saine ?
- Avez-vous renoncé à des aliments que vous aimiez pour des aliments plus « sains » ?
- Votre alimentation gêne-t-elle votre vie sociale ?
- Vous sentez-vous en paix et pensez-vous bien vous contrôler lorsque vous mangez sain ?
- Ressentez-vous de la culpabilité quand vous vous écartez de votre « régime » ?

Si vous obtenez plus de quatre points (oui = un point), je vous invite à consulter un professionnel pour faire un bilan.

Sa prévalence auprès de la population générale était de 6,9 % en 2013[9], une valeur qui a dû s'accroître avec l'avènement du #Healthy sur les réseaux sociaux. Cependant, quel que soit le TCA, les thérapies cognitives et comportementales, l'ACT et la pleine conscience semblent être d'excellents outils pour en sortir !

9. M. Varga, S. Dukay-Szabó, F. Túry, E. van Furth, « Evidence and gaps in the literature on orthorexia nervosa », *Eating and Weight Disorders*, vol. 18, n° 2, 2013, p. 103-111.

Enfin, pour bien comprendre les troubles, il faut imaginer un iceberg. La pointe, hors de l'eau, est le comportement, tout ce que l'on peut observer. Ce qui est immergé, ce que l'on ne voit pas, ce sont les causes.

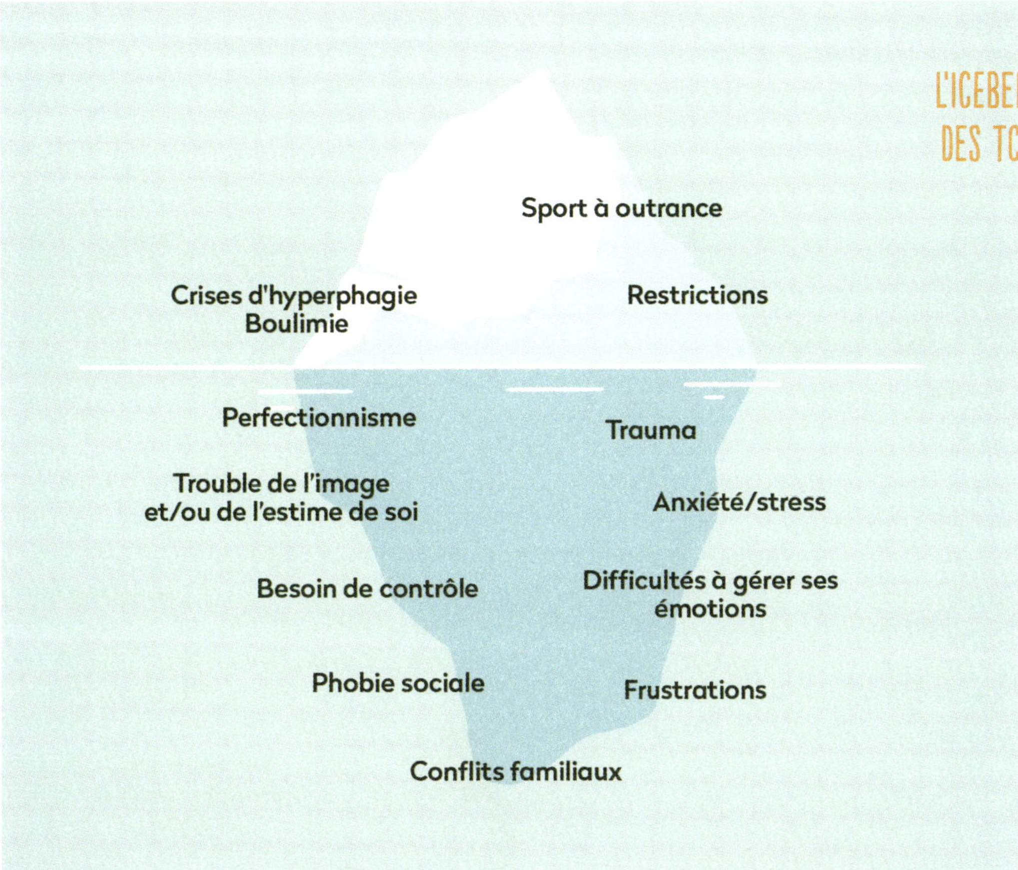

L'ICEBERG DES TCA

N'hésitez pas à demander de l'aide auprès de diététiciens, psychologues, médecins nutritionnistes spécialisés même si vous n'arrivez pas à définir votre relation avec l'alimentation ou votre corps. **Tout ce que vous ressentez est légitime et mérite une attention particulière.**

UN TROUBLE N'A PAS BESOIN D'ÊTRE DIAGNOSTIQUÉ POUR ÊTRE RÉEL ET VOUS FAIRE SOUFFRIR !

Quelques numéros et sites Internet

FFAB (Fédération française Anorexie et Boulimie) : 0810 037 037

ENDAT TCA : www.endat.fr

STOP TCA : stoptca.fr

ANEB Québec : www.anebquebec.com

Vous pouvez trouver plusieurs associations sur le site de la FNA-TCA (Fédération nationale des associations liées aux troubles du comportement alimentaire) : fna-tca.org

Encore quelques mots

Une fois le diagnostic posé, vous pourrez vous entourer de professionnels. Une prise en charge efficace est pluridisciplinaire. La prise de poids est souvent multifactorielle, et très souvent, la sphère cognitivo-émotionnelle est affectée. Le combo médecin, diététicien et psy est donc à mon sens indispensable, bien que malheureusement peu remboursé. Effectivement, la santé a un coût. Mais je vous invite vraiment à voir cela comme un investissement plutôt que comme une dépense ponctuelle. Le travail effectué vous servira à vie.

D'AUTRES PROFESSIONNELS PEUVENT ENCORE VOUS AIDER :

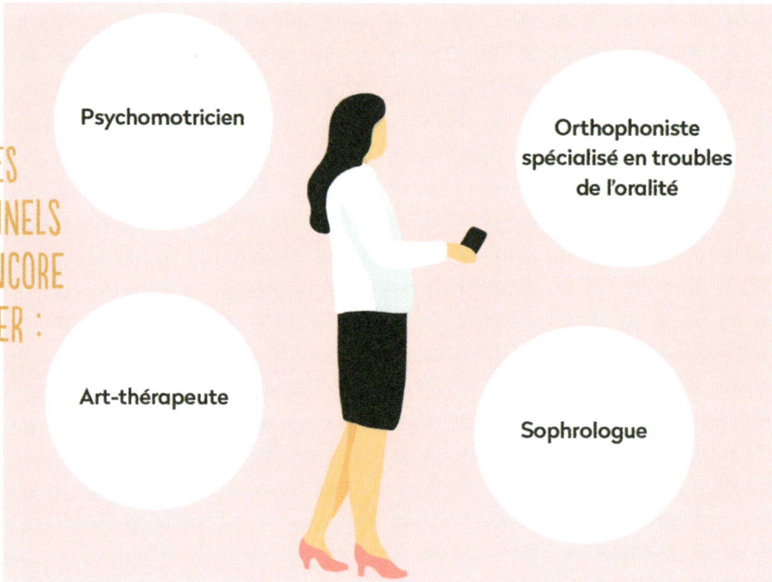
Psychomotricien
Orthophoniste spécialisé en troubles de l'oralité
Art-thérapeute
Sophrologue

Petite parenthèse magique pour comprendre le processus de guérison

Au cours d'une consultation avec une patiente fan de Harry Potter souffrant d'anorexie, cette allégorie m'est venue !

Rappelez-vous, Voldemort (le TCA) a créé sept *horcruxes* (les manifestations du TCA), des fractions de son âme, pour survivre. Le dernier *horcruxe*, créé par erreur, est Harry lui-même (le patient). Donc une part de l'âme de Voldemort sommeille dans Harry. De ce fait, il peut rentrer dans sa tête (le TCA qui s'immisce) jusqu'à ce que le professeur Rogue (le psy) lui apprenne à gérer ses intrusions (la thérapie TCC par exemple).

Pour vaincre Voldemort, Harry doit détruire chaque *horcruxe* (la restriction, la dénutrition, les stratégies de compensation...). Pour cela, il peut compter sur ses amis Hermione, Ron et tous les autres. Jusqu'à ce qu'un *horcruxe*, le médaillon de Serpentard, prenne trop de place et éloigne Ron et Harry (l'isolement) ralentissant leur quête (la guérison).

Guidé par le Patronus de Rogue, et la lumière du Déluminateur de Ron (la lumière et l'espoir dans l'obscurité), Ron retrouve Harry, Hermione et l'épée de Griffondor servant à détruire le médaillon. Mais la tâche est difficile. Au moment d'être détruit, celui-ci raconte un tas d'histoires à Ron pour brouiller la réalité (les pensées parasites). En prenant du recul, Ron arrive cependant à l'anéantir et c'est une première victoire (manger la totalité de son repas par exemple). Voldemort est alors affaibli.

Harry va pouvoir aller détruire les autres. Avec l'aide de Luna Lovegood qui a une autre perception du monde grâce à ses *lorgnospectres* (technique des pensées alternatives). La quête est difficile et Harry se fatigue à chaque étape, mais il conserve tout de même sa rage de vaincre. Voldemort s'affaiblit encore... jusqu'au lâcher-prise d'Harry qui se rend dans la forêt interdite pour en finir.

Entouré par ses proches les plus chers, et surtout grâce aux reliques de la mort (toutes les choses apprises en thérapie et dans la vie), il survit et la part de Voldemort (le TCA) en lui se meurt. Il peut revenir pour le combat final, soutenu par le discours de Neuville (la solidification de la guérison). S'ensuivent le combat final, la mort de Nagini, le dernier *horcruxe*, et le triomphe d'Harry contre Voldemort.

Oui, je suis parti loin ! Tout cela pour vous dire que le combat peut être long et fatigant, mais bien entouré, de sa famille et de ses amis, ainsi que de son équipe pluridisciplinaire, on peut s'en sortir ! Il s'agit d'un marathon durant lequel il ne faut rien lâcher pour mettre toujours plus de claques à la maladie. En n'oubliant pas de consolider la guérison en poursuivant l'accompagnement sur un an au moins.

Cette allégorie concerne les TCA, mais s'applique aussi au cheminement d'une perte de poids : s'attaquer à chaque cause de la prise de poids en s'entourant des bonnes personnes pour pouvoir les supprimer ou les moduler et finir par perdre le surpoids dû à ces troubles.

Une dernière petite chose. Peut-être partirez-vous en guerre, mais ne vous trompez pas d'ennemi. Bien souvent en consultation, les patients se battent contre eux-mêmes. La bataille est alors perdue d'avance. Je me rappelle une patiente qui a eu un déclic. Elle luttait depuis des années contre sa thyroïde. Or le vrai ennemi était l'hypothyroïdie, pas une partie de son corps en souffrance. Vous voyez la différence ? Une fois que la patiente eut compris que c'était elle et son corps contre la maladie, la thyroïde avait alors à ses côtés un médecin, un diététicien et son arme la plus féroce : sa propriétaire. Je peux vous assurer que l'hypothyroïdie a fait profil bas au bout de quelques mois !

Après les investigations, le moment est venu d'aborder une étape parfois très difficile, si ce n'est la plus difficile...

Chapitre 4

Accepter sa situation pour avancer et opérer des changements

Une étape essentielle : accepter

Cela doit vous paraître totalement paradoxal : parler d'acceptation mais proposer des clés pour changer. C'est là toute la nuance. **Accepter n'est pas se résigner.**

Le terme acceptation est partout depuis quelques mois sur les réseaux sociaux et dans les médias. Il y a pléthore de posts Instagram montrant bourrelets, vergetures, entrejambes et gambettes poilues avec le slogan : ACCEPTEZ-VOUS ! Alors oui, les choses évoluent. Plus ou moins positivement : après des années d'injonctions à garder la ligne et à rester jeune, les marques et les magazines mettent l'accent sur l'acceptation de soi, avec une belle hypocrisie puisque ces magazines prônant l'acceptation en couverture font la publicité de produits minceur quelques pages plus loin. *Business is business.*

Les mouvements émergent entre « Acceptez-vous comme vous êtes » et « Toutes les femmes sont belles ». C'est plutôt chouette, mais cela sonne, comme une nouvelle injonction. Et ne parlons même pas du fait que la femme est toujours associée à son corps. Si on pouvait lire « Toutes les femmes sont fortes et puissantes », ça nous changerait un peu !

Aujourd'hui, l'ancestral (mais toujours bien trop présent) « il faut perdre du poids » devient « il faut s'accepter coûte que coûte ». Il faudrait surtout laisser les gens vivre comme ils le souhaitent ! Vous avez le droit de vouloir perdre du poids pour vous sentir mieux, en meilleure santé. **Votre corps, vos choix.** Mais il y a tout de même une vérité là-dedans : **il faut accepter pour avancer**.

Imaginez. Je vous téléporte dans une ville inconnue en un claquement de doigts. Les habitants ne parlent pas la même langue que vous. Vous n'avez pas d'application GPS. Les noms de rues sont illisibles, les monuments inconnus. Aucun repère. Je vous donne quand même une carte. La seule inscription reconnaissable est le nom de votre destination dans un des coins de la carte. Votre but est de retrouver votre destination. Comment faites-vous ?

C'est impossible. Sans savoir où vous êtes sur la carte, vous ne pouvez pas savoir quel chemin prendre. Voyez-vous où je veux en venir ? Quand Google Maps n'existait pas, nous cherchions le grand panneau vert avec la carte de la ville et la puce rouge « Vous êtes ici » nous sauvait la vie. Il est bien plus facile d'aller où on veut quand on sait d'où on part, non ?

Et si on remplaçait « Vous êtes ici » par « J'en suis là, c'est mon histoire, et c'est OK ». La plupart du temps, les personnes foncent, tête baissée, vers un régime pour perdre du poids et c'est le mur. Le point de départ, ce n'est pas le poids. Rappelez-vous : le poids est un symptôme. Ce « Vous êtes ici », c'est votre histoire, vous, un tout, qui a fait que vous êtes à ce poids qui vous fait tant souffrir aujourd'hui. Avant de foncer, il est important de fixer ce « Vous êtes ici » pour éviter de se perdre à nouveau.

Exercice : Mon parcours de vie

On peut tout de même faire un bilan de sa vie, une bonne fois pour toutes. Observer et se questionner sur ce qui a pu déclencher la prise de poids ou des comportements dans le but de se faire accompagner :

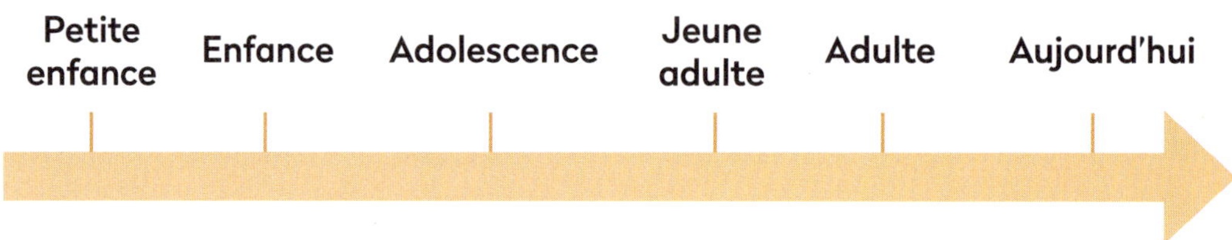

L'acceptation est souvent difficile. Dans l'esprit de beaucoup de personnes, elle est synonyme de résignation. Mais c'est aussi voir et ressentir la situation. Cela fait peur. Comme pour les émotions, les personnes refusent de les accepter et de les ressentir de crainte qu'elles ne les submergent, mais accepter un phénomène ne le fait pas augmenter. Quand il pleut et que vous acceptez qu'il pleuve, il ne pleut pas plus. Ce qu'il se passe ensuite, c'est la disparition de la pluie, car le nuage s'est déplacé. De même, une émotion ou une situation sont temporaires.

Imaginez Julie : « OK, à la suite de mes grossesses et de mon divorce, j'ai pris du poids. C'est comme ça. Pour l'instant. » L'acceptation de son état n'aggrave pas la situation de Julie. Accepter de peser 90 kg ne la fera pas gonfler instantanément. Les kilos étaient déjà là. Elle met juste des mots dessus. Cependant cela peut être le début des changements.

Tant que vous n'accepterez pas, vous n'avancerez pas et vous perdrez du temps. Imaginez, notre beau Docteur Mamour[10] reconverti en coureur automobile. Ce dernier tombe en panne avec sa Ferrari sur l'autoroute.

« Comment, moi, coureur automobile, j'ai pu tomber en panne ?! »

« Est-ce que j'ai mis assez d'huile avant de partir ? »

« Et si j'avais fait un contrôle avant de partir ? »

Il peut s'en passer des heures lorsque l'on rumine... Si Docteur Mamour avait accepté d'être tombé en panne et avait appelé le dépanneur tout de suite au lieu de ruminer, il serait déjà à des kilomètres !

Vous allez me dire que c'est extrêmement difficile de se défocaliser du poids. Oui, un effort est nécessaire, mais dézoomer permet d'ouvrir l'espace pour aborder d'autres problématiques. C'est là que le travail commence. Et paradoxalement, la meilleure façon de le faire est de s'éloigner du poids et de se considérer comme un être aux mille facettes. Voilà l'exercice général que je vous propose de réaliser dans ce chapitre : OK, vous faites *x* kilos... mais qui êtes-vous ? Vraiment. Qu'est-ce qui vous définit ?

10. Docteur Shepperd dans *Grey's Anatomy*.

S'accepter soi

Pourquoi vouloir perdre du poids ?

Le poids comme unique objectif est synonyme d'échec.

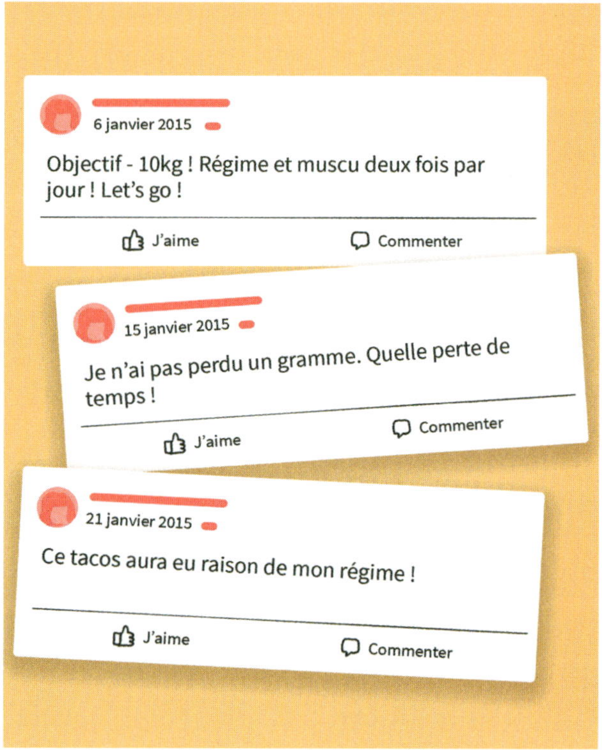
6 janvier 2015
Objectif - 10kg ! Régime et muscu deux fois par jour ! Let's go !
J'aime
Commenter
15 janvier 2015
Je n'ai pas perdu un gramme. Quelle perte de temps !
J'aime
Commenter
21 janvier 2015
Ce tacos aura eu raison de mon régime !
J'aime
Commenter

Pourquoi j'ai arrêté selon vous ? Parce que je ne voyais rien bouger. Oui, c'est usant, frustrant. Mais à me focaliser sur le poids, peut-être avais-je oublié de voir ma reprise du sport, même si la raison n'en était pas saine, l'amélioration de mon sommeil et la remontée de mon estime de soi. Ma composition corporelle avait aussi changé, j'étais moins gras et plus musclé comme nous l'avons déjà vu (p. 17). Tout cela je ne le voyais pas, tant j'étais focalisé sur la balance. Pourtant des petites choses bougeaient.

Je vous invite à arrêter le combat quelques minutes pour prendre du recul.

QU'EST-CE QUI ANIME PROFONDÉMENT CETTE VOLONTÉ DE PERDRE DU POIDS ?

En consultation, je parle souvent des valeurs motrices. Ce sont ces valeurs qui vont vous apporter la motivation. Non sans failles, nous sommes tous humains. Il y aura toujours des rappels vers le côté obscur de la force. Mais ces valeurs vous permettront de garder le cap vers la lumière.

Les valeurs, c'est quoi ? Vous en avez déjà beaucoup inconsciemment aujourd'hui, gravées depuis votre enfance. L'honnêteté, qui vous poussera à ramasser et rendre le porte-monnaie que la vieille dame a fait tomber devant vous, l'authenticité qui vous gardera aligné-e malgré ce que pensent les autres, l'accomplissement qui vous poussera toujours plus loin dans vos projets. Il y en a des centaines. Elles nous animent chaque jour. Elles sont le moteur de nos actions, et l'avantage est qu'agir en accord avec ses valeurs ne coûte généralement pas ou très peu d'énergie voire permet d'en gagner.

Revenons à ma motivation : « – 10 kg ». La motivation ici est un nombre de kilos, mais ce n'est pas ce qui nous définit. Il s'agit là des « objectifs ». Que se passe-t-il une fois qu'ils sont atteints ? On oublie tout ? On reprend l'ancien soi ?

Que se passe-t-il si vous n'y arrivez pas ? si c'est trop long ? Que se passe-t-il si après deux mois, à cause d'autres facteurs, rien ne bouge ? Vous mettez toujours plus d'énergie, c'est frustrant, fatigant. Ce n'est pas naturel. On s'épuise, puis c'est l'abandon.

Le poids n'est pas une valeur. D'ailleurs, je le vois bien en consultation lorsque l'on me dit : « Je veux faire 60 kg. » Je demande alors : « Pourquoi 60 ? » Personne n'est capable de me l'expliquer concrètement parce que cela n'a pas vraiment de sens finalement.

Et si on essayait autrement ?

Définir ses valeurs, s'y connecter et les honorer

Les valeurs comme « être en bonne santé », « être épanoui dans ma vie », « être en paix avec mon assiette et mon corps » vous donnent une source de motivation inépuisable, car ces valeurs sont votre moteur ! Elles vous permettent de mettre en place des actions moins énergivores et plus naturelles sur le long terme.

Nos propres valeurs sont souvent parasitées par des « valeurs » extérieures et la pression de la société. Tentez toujours de rester connectée avec les vôtres ! Jacques Fradin, un de mes formateurs, le dit si bien : « Si on met du sans-plomb 95 dans un diesel que se passe-t-il ? Ça fume ! »

Chez nous, c'est la même chose. Il n'arrive rien de positif quand une action est réalisée pour les autres. Et parfois c'est le cas dans la perte de poids. « Je viens vous voir, car mon homme voudrait que je perde du poids ». OK... Aucun commentaire sur ce pignouf mais... ET VOUS ? Que voulez-vous ? **Est-ce que c'est important pour vous ?**

HONORER SES VALEURS EST ÉGALEMENT BEAUCOUP PLUS GRATIFIANT ET BOOSTE L'ESTIME DE SOI. C'EST UN CHEMINEMENT SUR DU LONG TERME, ET VOILÀ L'IMPORTANT.

J'aimerais vous proposer un exercice qui m'a été donné par Jana Grand, thérapeute et formatrice ACT, lors de ma dernière formation. On y retrouve le principe des cinq pourquoi que l'on croise en management.

Exercice • Ce qui compte vraiment

Essayez de répondre **trois fois de suite** à cette même question :

Qu'est-ce qui est important pour moi dans le fait de faire attention à mon assiette, à mon poids et/ou à mon image corporelle ?

- Réponse 1 : ....
- Réponse 2 : ....
- Réponse 3 : ....

Oui, sans doute que la première idée qui va venir, c'est : « Bah ! Perdre du poids ! » C'est ce que l'on me répond 90 % du temps en consultation. Alors je vous demande encore trois fois :

Qu'est-ce qui est important ? Dans quel but ?

Plus vous répondez à la question et plus la réponse s'élargit ou se précise selon l'angle dont vous percevez les choses. Parfois cela donne :

- Pour maigrir.
- Pour me sentir mieux.
- Pour être en paix avec l'alimentation.
- Pour ne pas pourrir la vie de mes enfants comme je me la pourris.
- Pour profiter de mes enfants et de la vie à 100 % sans être essoufflé-e.
- Pour porter les vêtements que je veux.

On passe de l'objectif pondéral pur et dur à des valeurs motrices telles que la santé, la famille, la vie. À partir de là, la motivation sera plus pérenne et on arrivera à voir ce qu'il se passe :

- « OK, je n'ai peut-être pas perdu de poids ce mois-ci, mais je n'ai pas eu de paroles de jugement sur mon alimentation devant mes enfants. »
- « OK, je n'ai pas réussi à écouter mes sensations de faim pour l'instant, mais j'ai passé l'après-midi au parc avec mes filles. J'ai osé, je suis fier ! »
- « OK je n'ai peut-être pas perdu de poids pour l'instant, mais j'ai quand même osé essayer une robe à fleurs ! »

Il n'y a peut-être pas de perte de poids pour l'instant, mais il y a d'énormes pas en avant !

« Je n'arrive pas à décrocher du poids »

Savez-vous que parfois mes patients n'ont pas de problème de poids, mais un problème AVEC leur poids ? La stratégie est alors de travailler sur le rapport au corps. Ces patients me copient en général 300 fois : « Je ne suis pas qu'un poids. »

Trêve de plaisanteries ! Vous êtes tellement plus qu'un poids, qu'une taille... Et si on en profitait pour voir tout cela ! On sort le petit carnet et on se met au travail !

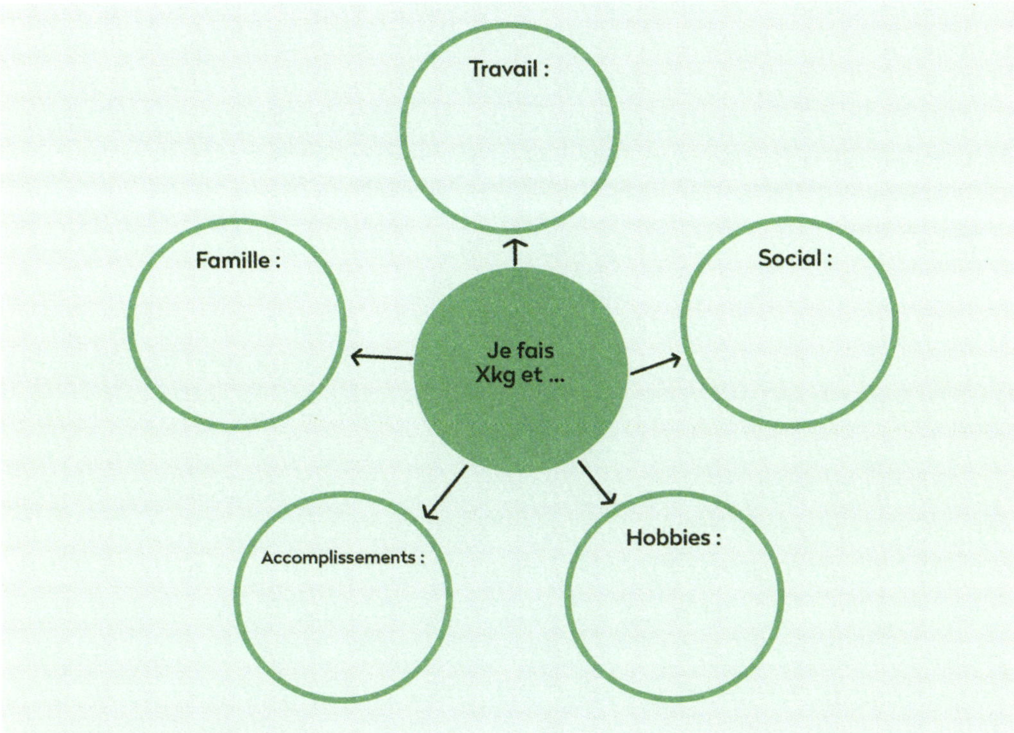

Exercice : Qui suis-je ?

Notez votre poids, ou pas. Peut-être ne le connaissez-vous pas, cependant vous pouvez noter tout ce que vous êtes, dans différentes sphères de vie !

Si vous n'y arrivez pas au début, vous pouvez demander à vos amis, à la famille, à vos collègues de vous décrire.

Une fois, l'exercice réalisé, posez-vous ces questions : Ce que je suis auprès des autres dépend-il de mon poids ? Qu'est-ce que mon poids m'a empêché-e d'accomplir et de créer ? d'apporter aux autres ?

Mais surtout, observez simplement tout ce que vous êtes au-delà de ce nombre de kilos !

Exercice : Mon portrait

Vous pouvez également lister toutes les connaissances et compétences que vous avez acquises, tous vos accomplissements, ce qui vous procure de la fierté. Vos qualités. En somme, tout le positif. Cela permet déjà de prendre conscience de tout ce que vous avez en vous. Un excellent exercice pour booster l'estime de soi et la confiance en soi et crier : « J'ai ce qu'il faut pour réussir ! » comme une amazone ou un guerrier !

Pour aller plus loin, vous pouvez faire de même avec le « négatif » : vos défauts (et on en a tous !), ce que vous pensez avoir raté, les « je ne suis pas assez... », etc. Attention cependant à ne pas se caillasser gratuitement !

L'exercice ne s'arrête pas là. L'objectif est d'analyser ce que vous écrivez : Est-ce que c'est moi qui pense cela ou est-ce que l'on me l'a mis dans la tête ? Qui ? Quels sont ses arguments ? Est-ce qu'il y en a au moins ? Et moi, j'en pense quoi ?

Par exemple, mon géniteur m'a toujours dit que je n'étais qu'un merdeux égoïste. Quand j'ai fait l'exercice, cette notion est réapparue. Pourtant cela fait quelques années que je voue une grande partie de mon temps aux autres, en me mettant constamment de côté, jusqu'à faire un burn-out en 2020. Ma situation me le permettant, je donne souvent aux autres dans le besoin. Et pourtant, j'ai écrit noir sur blanc « ÉGOÏSTE ». Avec du recul, j'ai été bien égoïste de faire les études que je voulais, de ne pas me laisser marcher sur les pieds plus longtemps et de faire mes propres choix. C'était égoïste, d'après mon géniteur, qui voulait que je fasse ce qu'il n'avait pas pu faire. Mais factuellement, je suis loin de l'être.

Bien souvent nous nous regardons à travers un filtre. Celui des autres. Mettez vos propres lunettes ! Je me sers de cet exercice très souvent quand le doute s'installe. Quand j'ai une tâche difficile à accomplir et que mon esprit me dit que je ne suis pas capable, je retourne voir ma colonne positive et je pioche toutes les qualités qui vont me permettre de réaliser ma tâche avec brio. Je me rassure également en observant qu'il n'y a pas forcément de points négatifs qui m'empêcheraient de la réaliser. Et si jamais c'est le cas, je sais sur quel point je dois être vigilant. Mes doutes deviennent alors une force.

« Je n'arrive pas à décrocher de mon image »

Je ne compte plus le nombre de fois où on m'a dit : « Quand je me regarde dans le miroir, je ressemble à un sac ! », ainsi que le nombre de fois où j'ai répondu : « Bien sûr que vous ressemblez à un sac ! Moi aussi quand je porte un survêt qui fait quatre fois ma taille je ressemble à un sac ! »

Mon conseil est alors simple dans la théorie, et parfois difficile en pratique : s'habiller et se pimper, se redresser et sourire, puis s'observer.

Je propose, selon le contexte, deux exercices.

Exercice : Observation factuelle

Le premier est une description de soi objective et factuelle pour se délester de la comparaison et des jugements. Il s'agit de se décrire sans utiliser les mots comme « trop » ou « pas assez », en employant des adjectifs purement descriptifs. (NB : les mots « gros » et « gras » sont des adjectifs. Si, si !)

Cela donnerait : « Mon bras est poilu, il est ponctué de grains de beauté, et j'ai une cicatrice qui date de mes 8 ans. » On est loin de « mon bras de babouin est trop flasque ». Le but est de reprogrammer son cerveau pour décrire factuellement son corps au lieu de le comparer ou de le dénigrer.

Et puis il y a un exercice un peu plus difficile qui nécessite encore une fois de s'observer pour cette fois-ci se lancer des fleurs. Une étude montre que neuf personnes sur dix vont se critiquer en premier lieu quand on leur demande de se regarder dans un miroir. On aimerait d'ailleurs connaître le secret de celui qui se kiffe ! Si quelqu'un le connaît, qu'il me l'envoie !

Exercice : Observation bienveillante

Le but est encore une fois de reprogrammer son cerveau à regarder ailleurs. Cela donnerait dans un premier temps : « Je n'aime pas mon ventre bedonnant, **mais** je trouve mes cuisses jolies et puissantes. » « Je n'aime pas ma petite poitrine, **mais** j'adore mes hanches. » Et s'il n'y a pas de critiques juste avant, c'est encore mieux, mais cela viendra avec l'expérience !

Prescription : une fois par jour pendant 30 jours dès que vous croisez votre reflet !

PS : Il arrive parfois que l'on ne se trouve rien de chouette ! C'est OK, c'est humain. On peut alors jouer le jeu et féliciter ses qualités, ses réussites. Ça fait du bien aussi !

Vous pouvez également faire le point tout de suite sur papier, si c'est trop difficile d'être devant le miroir pour l'instant.

Très souvent il y a cette dichotomie infernale... Avant, quand je manquais de nuance, j'étais soit beau, soit moche. Bon à l'époque, j'avoue que j'étais très souvent « moche et puis c'est tout ». Je n'arrivais pas à voir qu'il y avait des choses que je trouvais belles chez moi.

Exercice : Nuances bienveillantes

Je vous propose de prendre deux crayons de couleurs. Un pour ce que vous aimez, un autre pour ce que vous n'aimez pas.

N'oubliez pas d'être bienveillant-e !

Voyez comme ce dessin est nuancé finalement !

N'hésitez pas à revenir sur le dessin au cours de votre cheminement, je suis sûr qu'il sera amené à évoluer !

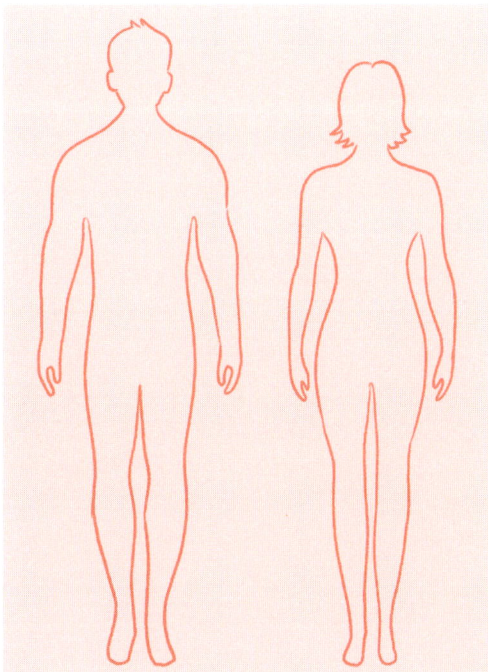

Apprendre à s'aimer

Tous ces exercices permettent de se détacher du poids et d'être moins tyrannique avec soi-même. Quand j'écris ces lignes, j'ai l'impression de pousser à l'injonction de travailler sans relâche pour essayer de s'aimer à 100 %. Mais n'oubliez pas que nous ne sommes pas obligés de tout apprécier chez nous. Cela ne nous empêche pas forcément de nous aimer de façon inconditionnelle. Je suis sûr que vous n'appréciez pas tout chez la personne que vous aimez le plus au monde... Pourtant cela ne vous empêche pas de l'aimer... Non ?

À l'heure où j'écris ce manuscrit, je suis toujours en parcours d'acceptation. Celle de mon nouveau corps. J'ai d'ailleurs retrouvé ce texte qui parle de ma chirurgie réparatrice, que j'avais partagé sur les réseaux sociaux :

“

Certains ont remarqué que je ne me montre jamais entièrement. Encore moins torse nu.

Il y a une raison. J'ai plus de boobs *que Monica et Rachel dans* Friends *! Un complexe que je traîne depuis l'enfance et qui reste malgré tout le travail que j'ai fait sur moi.*

Si tu es là depuis longtemps, tu connais l'histoire du camarade qui m'a pincé le ventre et le sein à la piscine.

Vingt-sept ans de traumatisme, de tee-shirt sur la plage, de débardeur pendant l'amour.

Depuis je ne me tiens jamais droit afin de rentrer la poitrine. Mes proches ne m'ont jamais vu en tee-shirt ou en pull moulant. Toujours des sweats ou des chemises larges par-dessus mon tee-shirt même s'il fait 40 °C.

La cause c'est une gynécomastie. C'est un développement excessif des glandes mammaires chez l'homme souvent dû à un déséquilibre hormonal.

Aujourd'hui, j'ai décidé d'avoir recours à la chirurgie réparatrice pour vivre pleinement et en terminer avec les douleurs dans le dos à force de me tenir voûté pour le cacher. Et aussi parce que ce mec qui ne se tient pas droit ne correspond plus à celui qui est fier de tout ce qu'il a accompli.

Je ne m'attends pas à ce que tout le monde comprenne, surtout avec les messages que je fais passer habituellement, et sincèrement peu importe. Vraiment. Mon corps, mes choix.

Je vous partage juste ma joie de mettre un point final à tant de moments perdus avec cette dernière étape qui m'est nécessaire. J'ai essayé de faire avec. Je retourne à la piscine, à la plage mais ça reste.

J'ai beau faire les exercices que je donne à mes patients, les réponses ne sont guère épanouissantes :

"Ma poitrine m'a permis de... me dire que les brassières doivent être pratiques pour le running" ou "Mon torse m'a permis de perdre mon érection à force de trop y penser pendant une super partie de jambes en l'air".

Pas terrible.

Cela ne m'empêche pas de m'aimer de bien des manières et pour des tas de raisons, mais ce torse trop féminin à mes yeux, je ne peux plus. Et c'est parce que je m'aime que j'ai décidé de sauter le pas pour me libérer d'un poids (enfin de deux !). »

Je trouve que c'est l'illustration parfaite. L'acceptation de ma situation, comme j'ai pu vous le conter précédemment, ne m'a pas empêché de passer par cette dernière étape. Un changement radical. Cet acte, qui pourrait être pour beaucoup un signe de rejet de mon corps, était pour moi un acte d'amour inconditionnel envers moi-même.

Cet acte m'a également permis de voir que l'acceptation était un processus constant. J'ai cru, avec l'opération, qu'il s'agirait de mettre le point final à ces années perdues. Je me suis trompé et cela m'a valu une rupture d'ailleurs. Avec le recul, je trouve que c'est la plus « belle » de ma vie parce que je me suis rencontré moi !

Quand j'étais plus jeune, j'ai rarement été célibataire très longtemps. Je cherchais constamment l'amour. Parfois pour oublier. Parfois par envie. Parfois parce que la période était moins difficile avec la présence de quelqu'un. Et parfois par pression ou par peur de finir seul.

Je me rappelle avoir été jugeant au sujet des personnes ayant subi une chirurgie bariatrique quand j'étais beaucoup plus jeune. Pas quant à l'opération en elle-même mais au sujet de la suite de l'histoire. "Ça y est, elle a perdu 50 kg, alors elle quitte son mec." Un vrai jugement de gosse immature. Je n'avais rien compris !

Alors oui, entre 50 kg en moins et la petite chirurgie que j'ai subie, il y a de grosses différences mais au fond, le résultat est le même. C'est bluffant et flippant aussi.

*J'avais songé à ce que je pourrais faire. Porter ce que je veux, me mettre torse nu au milieu des autres, en selfie, b**ser comme jamais... Aimer sans craindre. Et finalement, je n'ai pas envie de la grande majorité de tout ça. Pas tout de suite.*

Voyez-vous le point commun entre toutes ces choses ? Ce sont les autres. Ceux autour de la piscine, sur la piste de danse, dans le lit, dans la vie.

J'avais enfin l'occasion d'avoir cette relation tant attendue juste avant l'opération. Ne plus être seul. Heureux. Pour de vrai. Mais ce n'était pas le moment et je serais resté pour de mauvaises raisons.

Je crois que pour la première fois en trente-deux ans, je me suis choisi. Moi. Vraiment. Sans craindre. À apprendre à m'aimer d'une nouvelle façon avant d'aimer de nouveau pleinement quelqu'un d'autre. Comme ces personnes que je jugeais et qui se sont également choisies en partant. »

Accepter avec bienveillance, c'est se donner de l'énergie et de la place pour agir avec le cœur. Ce n'est pas la fin, ce n'est pas admettre l'échec. C'est grandir et gagner la possibilité de choisir. C'est bien de pouvoir choisir...

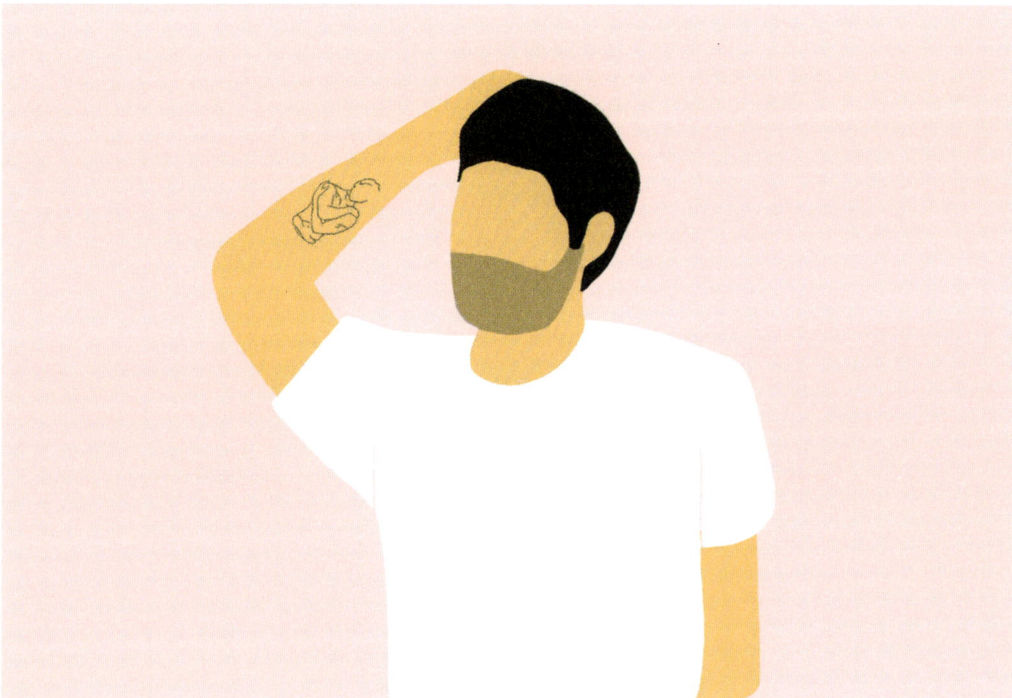

Tatouage dessiné par Florian Viada.

Chapitre 5

Honorer ses valeurs en sortant de sa zone de confort

Il est temps de passer à l'action !

Bien souvent, merci la société et les réseaux sociaux, les personnes se mettent la pression pour accomplir des exploits. Vous avez tous entendu ce genre de slogan : Sois la meilleure version de toi-même ! Personnellement, j'en ai ma claque de ce genre de discours bien-pensant marketé par les gourous du développement personnel.

Et si on y allait à son rythme pour une fois ? Que cela soit dans une perte de poids sans réelle fondation ou un parcours plus holistique, il est tout de même plus efficace de diviser un Everest en différentes étapes que l'on pourra se féliciter d'avoir franchies jusqu'à l'atteinte de l'objectif global. Cela booste l'estime et la confiance en soi et permet un regain d'énergie pour accéder à chaque étape suivante !

Il en va de même pour les valeurs. Ne vous lancez pas des défis irréalisables ! Prenons le cas d'une personne qui souhaiterait profiter de la vie en recommençant à s'habiller et se maquiller comme elle le souhaite. Par exemple, porter un rouge à lèvres rouge intense comme celui des femmes qu'elle admire pour leur assurance. Le but n'est pas de se créer des angoisses en allant à son prochain séminaire les lèvres peintes.

On peut alors commencer de cette manière :

- aller dans un magasin spécialisé juste pour regarder ;
- se féliciter d'avoir réussi à y mettre les pieds en mettant la pensée « ce monde n'est pas pour moi » de côté ;
- y retourner et se faire conseiller ;
- se féliciter d'avoir acheté ;
- porter le rouge à lèvres seule à la maison pour s'habituer ;
- se féliciter et pourquoi pas se complimenter ;
- porter le rouge à lèvres pour aller chercher le pain ;
- puis au bureau ;
- puis au prochain séminaire.

À chaque étape l'objectif est de se féliciter et de constater que l'on est capable. Cela booste l'estime et la confiance en soi et permet de passer à l'étape suivante avec plus de sérénité jusqu'à l'objectif final ! Alors c'est à vous :

Exercice : Mes valeurs et mes actions engagées

La valeur que je veux honorer :

Ce que je peux faire pour l'honorer :

Mon plan d'action en plusieurs étapes jusqu'à l'aboutissement :

Ce que je ressens quand je le fais :

Ce que je ressens une fois que je l'ai fait :

Cet exercice demande de sortir de sa zone de confort. Cette zone où on est bien.

Souvent je demande à mes patients ce qu'ils aimeraient faire. Beaucoup de choses ! Porter des vêtements colorés. Inviter une collègue de bureau. Prendre part à la vie de leurs enfants à l'école. Aller à un cours d'aquabiking. Ne plus s'empêcher de vivre parfois. Ils aimeraient mais ne le font pas. Je comprends totalement ce sentiment inconfortable. Je l'ai vécu. Encore parfois aujourd'hui, des pensées limitantes m'assiègent.

Souvent aussi, cette zone est votre maison. « Je suis bien chez moi, rien ne m'arrive. » C'est faux. Rester dans sa zone de sécurité vous maintient dans le confort. Mais ce n'est pas un confort positif si on regarde à plus ou moins long terme. Le fait d'y rester va effectivement vous soulager sur le moment. Mais vous allez le regretter tôt ou tard.

Prenons un exemple : Noémie a raté la réunion de parents d'élève parce qu'elle ne veut pas être la « grosse maman » alors que sa présence tenait à cœur à sa fille. Elle regrette quelques instants plus tard. Ses regrets vont se transformer en pensées, que bien souvent elle verra comme vérités. « C'est nul de ne pas avoir osé » deviendra : « Je suis nulle ». Des pensées qui la rendront de moins en moins capable, piégée dans un cercle vicieux.

Peut-être vous reconnaissez-vous en Noémie ? Que risquez-vous réellement en sortant de cette zone de sécurité ? Un embarras, certes. Mais surtout des « Je peux le faire », « Je suis une wonderwoman » qui se transformeront en un « Et si j'allais encore plus loin, j'en suis capable ! » débordant de confiance.

Pour vous aider, essayez d'observer ce que vous apporte un comportement à court, moyen et long terme ! Et imaginez ce qu'il se passerait si vous osiez :

Exercice • Le résultat de mes actions

Situation	Court terme	Moyen terme	Long terme
Je ne vais pas aux bébés nageurs.	Je suis rassuré.	« Je suis frustré d'avoir raté ça, quel père je fais ?!! » Accompagné d'un paquet de gâteaux	« J'ai pris 15 kg, et je me cache. Je ne vais pas aux sorties scolaires de ma fille pour ne pas lui faire honte. Je ne suis pas assez présent dans sa scolarité. Je suis tellement nul. »
Je décide d'aller aux bébés nageurs.	Je suis anxieux, ce n'est pas évident.	« Je suis fier de moi. J'étais là pour mon bébé ! Je suis capable ! »	Je me suis détaché du regard des autres. J'accompagne ma fille en sortie scolaire et à la piscine. Je pratique même la natation pour moi maintenant. Mon poids est stable.

Alors, on se lance ? ACTION !

Les freins à lever

J'aimerais vous donner un maximum de cartes pour y arriver le plus souvent possible. Non, hors de question de vous dire « à chaque fois », nous sommes humains !

Les pensées

« Je suis nul », « Ça a toujours été comme ça, ça ne va pas changer », « Il faut... », « Je dois... »

Ensuite, les scénarios catastrophes ! J'ai retrouvé ceci dans un vieux carnet :

> *Aujourd'hui, je suis allé faire les magasins. C'est toujours pareil, et j'ai encore fini en larmes. Impossible de rentrer mon cul dans un pantalon chez Bizzbee, j'ai dû grossir. D'ailleurs, je me suis senti jugé par le vendeur. Il était si mince. Depuis que je suis avec S., on mange beaucoup plus souvent. C'est certain, j'ai grossi.*
>
> *J'espère que je ne lui fais pas honte. Ses amis ont dû se demander ce qu'il fout avec moi.*
>
> *D'ailleurs, cela fait quelques jours qu'il ne m'a pas dit : "Tu es beau" comme il le fait si souvent d'habitude.*
>
> *Peut-être qu'il me trouve dégueulasse. Si ça continue, je vais me faire jeter et je finirai seul.*

En voilà des pensées pour un pantalon trop petit ! Les pensées c'est ça, des centaines, des milliers par jour, qui déboulent sans que l'on puisse faire quoi que ce soit.

On peut les associer comme les émotions à des vagues, elles vont et viennent. Alors oui, il y a des petites vagues inoffensives et des énormes rouleaux effrayants, mais la mer, quelle que soit la tempête, finit toujours par se calmer.

Les pensées sont inoffensives, elles n'ont pas réellement de pouvoir. Bien souvent ce qui est nocif, c'est ce que nous en faisons. Parfois, on lutte, très fort, en vain. Comme pour les vagues, vous serez épuisé-e avant même d'arriver à lutter contre ce phénomène naturel. Et parfois on réussit à effacer ses pensées, mais elles reviennent encore plus fortes. Le barrage cède et la vague submerge tout.

La solution est de les laisser passer. Et de ne pas les voir comme des vérités. Je pense que vous avez déjà acheté un ticket à gratter en ayant la pensée : « Là, c'est sûr, je vais gagner ! » Il s'agissait bien d'une pensée, et non d'une vérité puisque vous n'avez toujours pas gagné les 500 000 €. Quelle différence avec la pensée « Je suis nul » ? Aucune.

Pour vous aider à prendre de la distance avec vos pensées, à « défusionner » comme on dit en ACT, je vous propose quelques *tips*.

Exercice • Remplacer le « Je suis » par « J'ai la pensée que... »

Cela donne :

Je suis nulle →	J'ai la pensée que je suis nulle. **MAIS** j'ai prouvé par le passé que je savais rebondir.
Je ne vais jamais y arriver →	J'ai la pensée que je ne vais jamais y arriver. **MAIS** je vais tenter l'expérience, j'ai les capacités et je suis entouré.

Exercice • Façonner des pensées alternatives

Je me rappelle la dureté de mes paroles quand je « craquais » sur des gâteaux alors que je cherchais simplement à réguler une émotion (on en parle plus loin !). « Tu es nul, tu n'as aucune volonté. Quelle merde ! »

La question à se poser est : si c'était la personne qui compte le plus pour moi qui avait mangé ces gâteaux, est-ce que je la traiterais ainsi ?

Certainement pas. Pour créer une pensée alternative, et amener plus de bienveillance, imaginez ce que vous diriez à votre enfant ou votre *best friend forever* ! Et répétez-le-vous, car vous méritez autant que les autres cet amour inconditionnel !

On aurait donc :

Ma chérie, ce n'est pas grave, tu avais besoin de te faire plaisir avec la journée que tu as passée. Tu as fait comme tu as pu et ça ira mieux demain. →	J'avais besoin de me faire plaisir après cette journée difficile. J'ai fait comme j'ai pu et ça ira mieux demain.

Entraînez-vous à le faire : au cours d'une semaine, prêtez attention à vos pensées et notez-les, puis essayez une des méthodes.

Situation et contexte	Pensées	J'ai la pensée que… (mais… ?)	Pensées alternatives
……………………	……………………	……………………	……………………
……………………	……………………	……………………	……………………
……………………	……………………	……………………	……………………

Exercice • Personnifier ses pensées

Pour prendre de la distance avec ses pensées, une autre méthode consiste à les personnifier. Un petit monstre, une personnalité, un personnage créé de toutes pièces que l'on imagine et que l'on nomme. Mes patients ont souvent de belles idées : le petit teigneux, la connasse, le petit Hitler... Une fois ce personnage nommé, il ne vous reste plus qu'à lui désobéir !

On peut aussi imaginer un petit coach maladroit !

Le coach tyrannique

Ce coach, même s'il n'est pas parfait, est là pour vous. Il veut vous faire atteindre vos objectifs. Le problème est qu'il le souhaite quoi qu'il en coûte. Quitte à être un peu maladroit parfois !

J'ai été confronté à cette difficulté quand j'ai commencé la course à pied. Au départ, j'ai vraiment senti mon corps me parler à travers des douleurs, mais aussi des comportements. J'avais l'impression de bouillonner comme s'il s'animait seul. J'ai alors essayé de courir. Improbable pour moi, étant donné mon amour pour le sport depuis les cours d'EPS qui m'ont laissé pas mal de traces. Mais je ne suis pas mon passé, ni mes pensées. C'est une affirmation que je vous invite à noter et à vous répéter d'ailleurs ! Alors j'y suis allé et j'ai adoré ce sentiment de liberté. Un sentiment qui a été parasité par ce petit coach maladroit : « Bon il va falloir accélérer, les autres courent plus vite ! Et au lieu de courir le samedi, tu ferais mieux d'y aller tous les jours. » J'ai écouté. Résultat : une blessure au genou. Merci coach ! J'avais bien commencé et me voilà immobilisé pour trois semaines.

Je ne lui en veux pas, la valeur de challenge m'anime. Mine de rien, mon petit coach m'aidait à honorer cette valeur. Mais est-ce que l'on ne pourrait pas trouver un juste milieu ? (La réponse est oui, puisque j'introduis un nouvel exercice !)

Exercice • Négocier la meilleure alternative

Je vais vous inviter à faire trianguler vos valeurs, votre corps et votre coach, qui s'avère utile parfois !

Exemple ! Ma valeur « challenge » me pousse à m'entraîner pour réussir mon premier 10 kilomètres. Mon corps, lui, commence à souffrir de la cheville en ce quatrième jour d'entraînement intensif. Mon coach me dit : « Fais pas ta mauviette et vas-y. »

On met en pause et on analyse ! De quoi ai-je besoin ? Quelles sont les possibilités qui s'offrent à moi ?

- Arrêter l'entraînement.
- M'entraîner encore et encore, et me blesser ?
- Abandonner et ne jamais faire le 10 kilomètres ?

C'est un peu radical, non ? Voici une alternative peut-être plus raisonnable : pour écouter **mon corps** et récupérer, ce soir je me repose et lundi je pourrai reprendre pour continuer à **m'entraîner** et réussir mon **10 kilomètres** dans les meilleures conditions.

Vous voyez la négociation qui s'opère à votre service ? À votre tour d'essayer :

Situation	Ce que me dit mon corps	Ce que me dit mon coach	Mes valeurs	Après négociation, je choisis de :
....	....	....	....	....
....	....	....	....	....
....	....	....	....	....

Bon, vous allez me dire : « Oui je pourrais effectuer ces exercices, mais parfois, je ne fais même pas attention à mon comportement ! »

La déconnexion de soi et le mode automatique

Nous sommes tellement habitués à un fonctionnement qui ne nous coûte pas plus d'énergie que l'on se met en mode robot. Mais l'automatisme vous apporte-t-il toujours du positif ?

En approche neurocognitive, on utilise souvent l'image de la conduite pour illustrer l'automatisme et notre capacité à s'adapter ! Avez-vous remarqué que sur le parcours travail-maison, vous ne faites plus attention quand vous conduisez ? Mais que se passe-t-il quand un cycliste débarque sans prévenir sur votre droite ? En une fraction de seconde vous êtes capable de vous adapter au contexte et de prendre une décision.

C'est une excellente nouvelle, car cela veut dire que vous pouvez basculer en mode adaptatif et agir différemment dans la vie de tous les jours également ! On peut faire le lien avec les piliers de l'ACT :

Ralentir Observer Choisir

Tiens d'ailleurs, posez mon livre une seconde, et notez sur un carnet comment s'est exactement déroulée une des tâches quotidiennes de votre matinée :

Difficile, non ? C'est normal ! Pour observer, il faut d'abord ralentir et s'ancrer dans l'instant présent !

Voici deux exercices que j'adore et que je pratique très souvent.

Exercice • L'ancrage dans l'instant présent

Celui-ci est très utile quand mille pensées nous assiègent :

Observez cinq choses autour de vous.

Observez quatre choses que vous entendez.

Observez trois choses que vous touchez (pas avec les mains, sinon c'est trop simple ; je pense plutôt à un gravillon que vous sentez dans la chaussure !).

Observez deux choses que vous sentez.

Observez une chose que vous goûtez.

C'est à vous !

Avez-vous pensé à mille choses durant l'exercice ? Efficace pour mettre les pensées en sourdine et revenir dans l'instant non ?

Maintenant que vous êtes dans l'instant présent, il sera plus facile d'agir, d'observer et de choisir !

Exercice • Le « Scarlet Witch »

C'est le côté *geek* qui parle mais je fais très souvent cet exercice, quand je cours notamment. Parfois je suis assiégé par les pensées « tu ne vas jamais y arriver, tu n'en peux déjà plus ». Alors que pas du tout. J'aurais tendance à automatiquement abandonner.

Alors, pour me défocaliser de mes pensées et me concentrer sur moi, je me prends pour Wanda Maximoff, la sorcière rouge, qui a une agilité déconcertante avec ses doigts. Je les agite donc dans un ballet de mouvements que j'improvise et sur lesquels je me concentre. Je fixe ainsi mon attention sur mes doigts, la chaleur, la tension, le mouvement. Le fait de retourner dans l'instant et de me reconnecter à mon corps me permet alors d'analyser la situation et de choisir de continuer ou pas.

D'ailleurs à propos de superhéros, un petit aparté sous forme d'encadré pour booster la confiance en soi !

Le changement de physiologie

Il est prouvé que nous pouvons influencer notre mental grâce aux postures et aux mouvements.

Si vous êtes fan de *Grey's Anatomy*, vous connaissez forcément cette scène où Amelia Shepperd pose comme une superhéroïne avant d'aller opérer. Il ne s'agit pas de pure fiction puisqu'une étude montre que le *power posing* (la pose de pouvoir) décuplerait la testostérone pour stimuler les performances et diminuerait le cortisol, hormone du stress.

Se tenir durant deux minutes tête haute, buste dressé, poings sur la taille, pieds légèrement écartés et regard assuré, provoquerait une montée d'assurance, d'énergie et diminuerait la peur et le stress. Idéal pour se donner du courage et sortir de sa zone de confort !

Pour aller plus loin : le *body scan*

Faire bouger et ressentir ses doigts, c'est bien, mais la reconnexion et l'attention à son corps tout entier c'est encore mieux. Et c'est une étape qui sera essentielle pour reconnecter avec vos sensations de faim par exemple, mais aussi avec les manifestations physiques de vos émotions que nous aborderons plus tard.

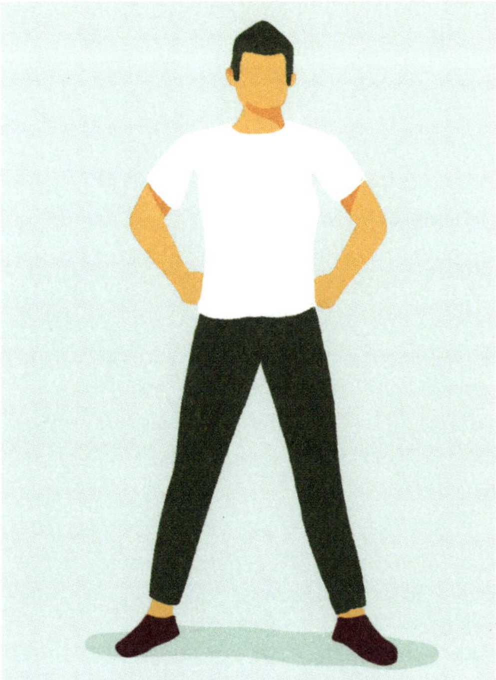

Pour cela, je propose très souvent à mes patients d'expérimenter la méditation *body scan*. Le but est de s'entraîner à stabiliser son attention et à se connecter à son corps.

Voici comment faire :

- Allongez-vous confortablement sur un tapis. Fermez les yeux et portez votre attention sur tous les points de contact entre vous et le sol. Connectez-vous à

votre respiration sans chercher à la modifier. Vous pouvez ainsi prendre conscience de la cage thoracique qui se soulève ou encore de la température de l'air à l'entrée des narines et à la sortie de la bouche.
- Puis commencez à balayer tout votre corps.
- Portez votre attention sur les sensations (picotements, chaleur, froid, tension, circulation sanguine...) mais également l'absence de sensations. Sans jugement.
- Si votre esprit dérive vers des pensées parasites, mettez ses pensées de côté et revenez à chaque fois à vos sensations.
- Parcourez ainsi tout votre corps en commençant par les orteils, puis le pied, en remontant la partie basse de la jambe puis la cuisse, en passant à l'autre jambe, et ainsi de suite jusqu'à la tête.

Vous pouvez trouver des méditations *body scan* sur YouTube et sur les applications de méditation.

Comme tout ce que je vous propose au fil des pages, il ne s'agit pas d'un exercice à réussir ou à rater, mais d'expériences à vivre sans jugement. Il est tout à fait normal de ne pas réussir dès le début. Ne vous comparez pas avec des yogis expérimentés. Parlons-en justement de la comparaison !

La comparaison

Aujourd'hui, la mode est de partager un contenu époustouflant sur les réseaux. Ce qui amène parfois à se comparer et à se culpabiliser. Même si un énorme travail est fait depuis peu sur les réseaux grâce à de chouettes comptes, les gens se compareront toujours, je crois. C'est difficile de reformater un cerveau qui a été habitué à être comparé et classé durant la scolarité, puis lobotomisé par les diktats de la société !

Il y a quelques mois, je me sentais moi-même très mal en voyant la réussite de mes collègues qui sortaient leurs livres, alors que de mon côté j'étais bloqué. Et puis je me suis ressaisi, en me valorisant : « Oui, tu es bloqué actuellement. Mais tu as fait appel à quelqu'un et tu fais tout ce que tu peux pour t'extirper de cette situation et enfin avancer au lieu de te plaindre. » Et ça a fonctionné, car je suis en train d'écrire un livre après l'abandon, non sans mal, d'un projet initié dans une autre maison d'édition.

Oui. On se comparera toujours, je crois. Mais il y a une autre piste à explorer : l'idée maintenant est de se valoriser !

- « Oui, elle chante mieux que moi, mais j'ai commencé les cours cette année et je me donne les moyens de m'améliorer, car c'est important pour moi. »
- « Oui, il est plus carré que moi, mais il fait de la natation depuis quinze ans. J'ai eu le courage d'y retourner l'année dernière après des années de complexes et je suis fier de moi ! »
- « Oui, mes cours de yoga sont moins fluides que mon mentor, mais je débute et j'essaie d'appliquer tous ses conseils pour y parvenir. »

C'est quand même beaucoup plus positif comme ça, non ?

Le regard des autres

Nombreuses sont les fois où je me suis empêché de vivre, craignant le regard des autres, que ce soit dans l'enfance, quand je restais dans les jupes de ma mère pour ne pas être confronté aux éventuelles moqueries, ou bien en groupe, quand je ne donnais pas mon avis de peur d'être rejeté. Et puis il y a eu cette ultime fois où j'ai constaté l'absurde.

> *Je m'en souviens comme si c'était hier. J'étais pour la première fois parti seul en vacances pour me retrouver après une relation quelque peu toxique.*
>
> *Le début de mon histoire d'amour pour Porquerolles. Au programme, méditation et lecture près des vagues, VTT et marche toute la journée pour explorer et m'évader.*
>
> *Et le soir, un soir en particulier, je me suis réinscrit sur une application de rencontres. Celle où on ne cherche pas de sérieux. Là, je fais vite la rencontre d'un cliché méditerranéen. Le visage parfait, le corps travaillé depuis des années, le bronzage...*
>
> *On a un peu discuté et je l'ai invité, fébrile. Et c'est là que l'absurde, le déclic, s'est produit.*
>
> *Avant son arrivée, j'ai envoyé ce message : « Par contre, je vais devoir rester en tee-shirt car j'ai pris un énorme coup de soleil, c'est un peu ma deuxième peau. » C'était faux. J'avais juste peur. Du jugement. Du rejet.*
>
> *Je me suis senti tellement con d'envoyer ce message. C'était l'électrochoc. J'ai vu à quel point je me pourrissais la vie. Pour rien. Parce que même si son corps sortait d'un magazine, c'était le feu. Et sans que je m'en rende compte, mon tee-shirt avait disparu. J'avais lâché prise, je crois. J'étais dedans, sans mauvais jeu de mots.*
>
> *Et j'ai eu droit à un : "Bon sang, tu es sexy" à la fin, ponctué d'un baiser, avant de le revoir le surlendemain, puis tous les ans.*

(Et dire que ma mère sera la première à lire mon bouquin... Désolé, Maman.)

Ce jour-là, j'ai vu ce dont j'étais capable pour échapper au regard des autres. Quelquefois, je fais jouer l'absurde, le « toujours plus » de leurs comportements à mes patients. Je crois que cet exercice s'est imposé à moi naturellement et m'a fait prendre conscience de la réalité que je m'imposais.

Une fausse réalité, car bien souvent ma fréquence était branchée sur Radio Catastrophe ! Je n'imaginais que le pire et le négatif dans les gestes et le regard des autres. Alors que le plus négatif et le plus dur, c'était moi.

Donc, oui, ça finit bien, me direz-vous ; la vérité est que, quoi que l'on fasse, on ne plaira jamais à tout le monde. Il est donc inutile de se fatiguer à être parfait. Puisque tout comme la beauté, la notion de perfection est propre à chacun. Sans oublier la toxicité de certains protagonistes de notre vie.

Si j'en reviens à mon géniteur, je peux vous communiquer ce texte, en vous invitant d'ailleurs à observer les changements avec le tout premier que je vous ai partagé :

Difficile de se construire et de vivre quand quelqu'un vous brise dès qu'il le peut, n'est-ce pas ?

"Tête de nœud" – "Bon à rien" – "Tu gagnes peut-être 4 000 € par mois, tu resteras toujours un peigne-cul" – et dernièrement : "Il est dans Libération, *un journal de gauche..."*

Ça c'est une partie de ce que j'ai pu entendre de mes 6 à 32 ans, le pire étant... en fait non, il n'y a pas pire, c'est un ensemble.

Petit, j'étais incapable de m'exprimer. Encore aujourd'hui, j'attends que l'on me propose un rencard (bon, être Cancer ascendant Cancer ne m'aide pas non plus). Qu'est-ce qu'un bon à rien pourrait apporter aux autres finalement ?

Aujourd'hui, il y a encore des séquelles. Si vous me croisez, vous verrez un homme qui paraît froid et hautain au premier abord. Je suis réservé. Si je n'avais pas travaillé sur tout cela, je ne sais pas ce que je serais devenu. Pas la personne que je souhaite être en tout cas. Et le travail n'est pas fini.

Ce travail me permet de comprendre que je suis bon, que je mérite d'être aimé, que je peux apporter aux autres, que je ne suis pas une merde, que je mérite la paix, que ce que j'ai créé et construit est putain de cool, vu le mauvais départ que j'ai pris, que je suis résilient, que je mérite d'être heureux, que je dois faire les choses pour moi. Les dernières citations sont très récentes. Je pense que je me suis donné à 1 000 % pour lui prouver qui j'étais au début. Et résultat ? Pas plus de respect. J'ai compris que les choses devaient être faites pour moi. Un peu tard certes mais ça m'a permis – Il m'a permis – ou peut-être la rage et la colère m'ont permis de démarrer. Aujourd'hui, j'ai trouvé la paix. Je fais les choses avec le cœur apaisé (la plupart du temps, le travail est long). J'ai trouvé d'autres ressources en moi. Positives. Lumineuses. Loin de la rage et de la colère. J'éprouve de la compassion. Pour moi et pour lui, qui, par ces mots, prouve qu'il a un souci. Mais aujourd'hui, c'est moi. Juste pour moi. »

Vous aussi, vous avez ces ressources en vous. Ce n'est pas figé ! Vous n'êtes pas votre passé, ni vos émotions et vos pensées !

Un petit zoom sur les affirmations positives

Dans mon texte, il y en a plusieurs : « Je mérite d'être aimé », « Je peux apporter aux autres », etc. Ces petites bombes d'énergie sont essentielles pour doper votre journée et chasser les pensées parasites. Je vous invite vraiment à essayer, c'est une bonne occasion de vous donner encore plus de pouvoir.

Pour construire vos affirmations positives, c'est très simple (avec un peu d'entraînement !) :

- On parle au présent (nous savons tous comment finissent les « je vais essayer... » !).
- On les construit pour soi et uniquement pour soi.
- On les formule à haute voix.
- On parle de façon positive.
- On l'écrit.
- On y croit (avec l'intonation qui va avec !).

Vous pouvez également ajouter de la **visualisation** : fermez les yeux et imaginez-vous dans cet état futur en faisant attention aux sensations corporelles. Peut-être de la chaleur et un début de sourire ?

Cela pourrait donner :

- Je prends du temps pour moi et pour faire ce qui compte pour moi.
- Je me fais confiance, j'ai les compétences et l'expérience nécessaires pour réussir mon rendez-vous.
- Je choisis de m'aimer et de laisser la tyrannie derrière moi.
- J'accepte mon histoire. Elle fait partie de moi.

Voilà quelques outils qui vous permettront, je l'espère, d'avancer dans vos démarches. Des outils qui ont parfois du mal à être mis en place à cause d'un trait que je retrouve souvent en consultation.

Le perfectionnisme

Il m'arrive de conseiller des applications pour trouver des recettes. Je partageais également des comptes Instagram mais j'ai vite arrêté en constatant l'effet négatif des réseaux sociaux sur l'estime et la confiance en soi. La plupart de mes patients, qui me connaissent pour la majorité grâce aux réseaux, se comparent très régulièrement. « Quand je cuisine, ce n'est pas aussi beau », « Je n'arrive pas à faire un million de choses dans ma journée comme elle »...

La comparaison est systématique. Pourtant, et c'est un créateur de contenu qui vous le dit : on ne vous montre qu'un pour cent de notre vie. Pas plus tard qu'il y a une heure, paniqué par ma charge de travail, je fondais en larmes, alors que je m'affichais en train de rire en *story* une demi-heure plus tôt.

Beaucoup de créateurs de contenu misent sur l'esthétisme, passant plusieurs heures derrière leur appareil photo et des logiciels de retouche. Je ne parle même pas des shooting photo où on ajoute de la glycérine et d'autres artifices pour augmenter la brillance et faire ressortir les textures et du temps passé à dresser un plat à la pince à épiler pour prendre la photo parfaite. Tout un métier, qui n'est pas le vôtre... Il est donc tout à fait normal de ne pas dresser une assiette aussi bien qu'un chef qui en plus pratique le stylisme culinaire si vous débutez en cuisine, ou encore de suivre le rythme d'un athlète qui pratique tous les jours sa discipline depuis des années.

Bien souvent, les personnes recherchent la perfection. Le problème est que quand la pensée « Je n'en suis pas capable » vient s'en mêler, elles n'essaient même pas. De même, pour les exercices que je donne. On part dans le tout ou rien très souvent. Tout ou rien que l'on retrouve dans le comportement alimentaire. Ne vous est-il jamais arrivé de finir la boîte de gâteaux parce que le premier, une fois mangé, ruinait votre plan parfait pour perdre du poids ? « De toute façon, foutu pour foutu... »

Le perfectionnisme en soi n'est pas négatif, il permet de se donner à fond. Ce comportement devient nuisible quand rien n'est jamais assez bien. Quand on se critique constamment de ne pas faire suffisamment bien. Je rencontre des patients qui ne sont jamais satisfaits et qui pensent ne pas avoir le droit de faillir, ni mériter aucunes félicitations. Difficile d'être en paix avec soi-même sans accepter les hauts et les bas. On revient à l'acceptation encore une fois, tiens...

Bien souvent, les perfectionnistes sont dans un contrôle absolu. Je dis alors à mes patients : « Vous faites votre Monica ! » (J'espère que vous avez la référence !) Tout est millimétré. Dès lors, est-ce que l'on est dans l'instant présent ou dans l'automatisme ?

Ce perfectionnisme amène souvent la procrastination : rappelez-vous le principe du tout ou rien. Là on est dans le rien, l'inaction. « Comme je crains de rater ou de ne pas faire assez bien, je ne fais pas ! » On repart alors dans les mêmes mécanismes que notre papa qui ne va pas aux bébés nageurs : l'inaction entache l'estime de soi, puis on se sent de moins en moins capable.

À ce moment-là, on peut réutiliser les précédents tips :

- Dresser la liste de ses compétences, connaissances, qualités et réussites pour booster la confiance en soi.
- Imaginer un ami qui voudrait réussir parfaitement : que lui diriez-vous ?
- Faire une *to do list* de minitâches facilement réalisables à court terme. Il est bien plus positif de décortiquer une tâche et de se féliciter à chaque coche que d'être perdu face à une immense tâche que l'on ne sait comment aborder.

Lorsque vous vous sentez partir vers l'hypercontrôle et le perfectionnisme, demandez-vous ce que vous pouvez faire un degré en dessous pour épargner de l'énergie.

Autorisez-vous à être moins que parfait !

Le poids, encore lui !

Et puis il y a le poids. Après des années de batailles, je ne peux pas vous dire que vous ne remonterez pas sur la balance et que vous ne risquerez pas d'être déçu-e.

Car oui, bâtir des fondations solides prend du temps. Le poids étant le symptôme, il diminuera par ricochet quand le reste sera régulé. Il se peut donc que le poids ne bouge pas au début. Il se peut aussi que vous soyez en train d'expérimenter des exercices qui nécessitent de l'entraînement et possiblement des « ratés » qui vous font prendre quelques grammes.

L'INFO EN + Le poids varie du fait de mouvements d'eau mais aussi des aliments et des boissons qui pèsent. Si vous buvez un litre d'eau, vous prenez instantanément un kilo. C'est normal et ce n'est pas du gras. Tout cela est physiologique et se régule au cours des jours/semaines suivants.

Et il se peut qu'il s'agisse simplement d'une variation de poids. On en parle rarement de celle-là. Pourtant il est indispensable de faire la différence entre la prise de poids qui s'inscrit dans le temps et une variation de poids qui est normale. La seconde se retrouve dans plusieurs contextes : pendant l'été et les fêtes, où l'on consomme plus de confiseries, d'alcool, de sel, etc., mais également dans la vie de tous les jours, jusqu'à 20 fois par jour, au cours de la digestion, durant les règles, quand vous marchez...

Par exemple, Laura prend 2 kg durant son séjour annuel en Corse. Cela nous fait donc 2 kg de pris par an ? Imaginons : 10 années s'écoulent. Laura a-t-elle pris 20 kg à cause de ses vacances en Corse ? Non, elle pèse toujours le même poids. De même, si pendant ses règles elle prend 2 kg tous les mois, est-ce qu'elle va prendre 24 kg par an ? Que nenni !

La prise de poids est très souvent liée à la rétention d'eau due à un déséquilibre entre œstrogène et progestérone au cours du cycle. La progestérone détend aussi les muscles du tube digestif, ralentissant ainsi le transit. La constipation freine alors l'élimination. Tout cela pèse sur la balance. Mais ce n'est pas forcément du gras, ce sont souvent de l'eau et des selles. Enfin, lors du syndrome prémenstruel, le taux de sérotonine, neuromédiateur qui régule l'humeur, chute et peut entraîner des envies de manger émotionnelles. Tous ces éléments peuvent induire une variation de poids qui est liée à cette période du cycle. Une fois que celui-ci se termine, tout rentre dans l'ordre au cours des jours suivants.

Encore une fois, ce qui fait prendre du poids, c'est la manière de réagir. Le foutu pour foutu, qui vous pousse à continuer de manger pour 500 g qui vont et qui viennent. C'est cela qui finit, entre autres, par inscrire la prise de poids dans le temps.

Cette notion de variation de poids est indispensable à intégrer pour être en paix avec ce nombre sur la balance qui ne veut décidément pas dire grand-chose. Une perte de poids n'est jamais linéaire :

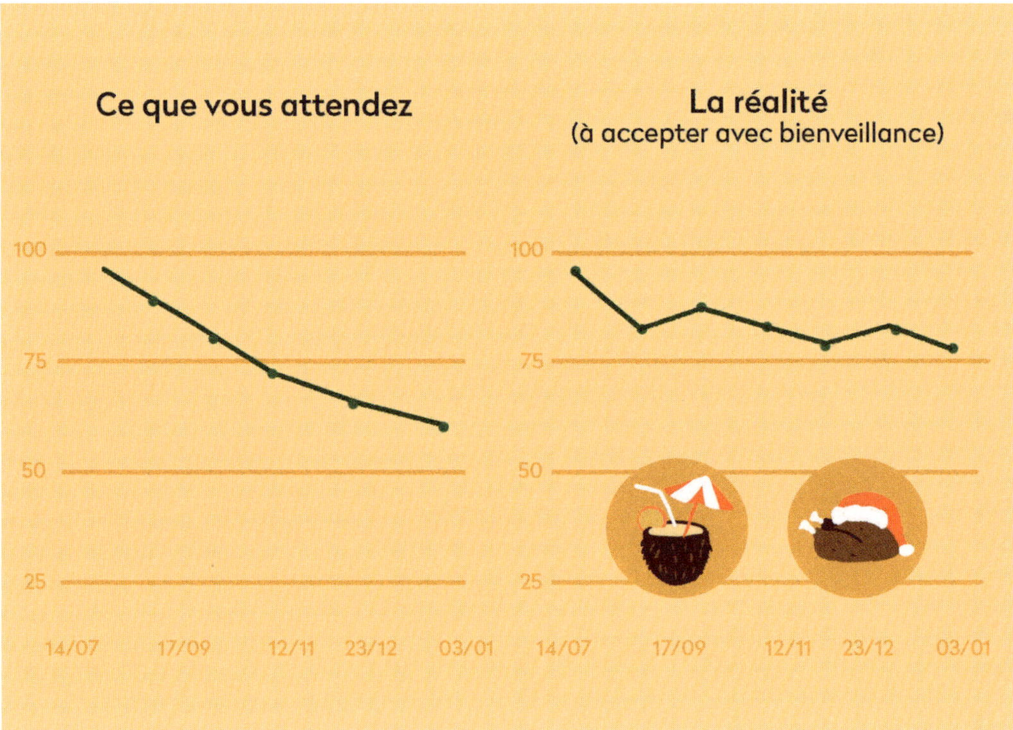

Exercice : Les changements que j'observe

Vous pouvez dresser la liste de tous les changements et de tout ce que vous avez accompli au cours des dernières semaines. Même s'il y a un kilo de plus, cela ne remet pas en question tout ce que vous avez fait ! Vous pouvez également noter quelle valeur vous avez respectée en opérant ces changements. Et vous féliciter !

Ce qui a changé	Dans mon assiette	Dans mon comportement alimentaire	Sur mes ressentis physiques et émotionnels (fatigue, digestion...)	Sur mes habitudes (sommeil, activité physique...)
Au cours des 15 derniers jours	Plus de légumes	Je prends le temps de respirer avant de manger	Moins de stress et je digère mieux	Je dors beaucoup mieux

Bien sûr, il se peut que vous ne remplissiez pas toutes les cases et c'est OK ! L'objectif est d'opérer des changements durables. Il vaut mieux agir progressivement et ancrer les changements que tout faire d'un coup et ne pas tenir sur le long terme. N'oubliez pas, **lorsque l'on est partout, on n'est nulle part.**

Prendre la bonne direction

Voilà pour ce qui est des principaux freins que je peux rencontrer en consultation. Le défi maintenant est d'être attentif ou attentive à ces situations pour adopter un comportement fonctionnel.

La question à se poser est la suivante : « Est-ce que mon comportement m'aide à aller vers mes valeurs ou est-ce qu'il me ramène à mes démons ? Que puis-je faire, là, tout de suite, pour tenter de me "déshameçonner" et repartir vers la lumière qui me nourrit ? » (Ralentir, observer, choisir *again* !) C'est un peu le principe de la pensée alternative mais avec un plan alternatif plus fonctionnel !

Exercice • prendre du recul sur mes actions

Situation	Ce qui n'a pas fonctionné	Ce que j'ai ressenti	Ce que je peux faire la prochaine fois
Invité chez un ami, je n'ai pas voulu prendre une part de gâteau qui me faisait envie pour ne pas grossir. En rentrant, j'ai mangé un paquet de gâteaux en cinq minutes.	La frustration a entraîné le craquage	J'ai été frustré de ne pas prendre du gâteau et j'ai éprouvé de la honte en mangeant le paquet entier chez moi	M'autoriser une part de gâteau pour profiter de l'instant présent avec mon ami

Poser les fondations est indispensable pour adopter un nouveau mode de vie. L'objectif est de changer d'angle d'approche. Laisser de côté le focus poids pour un horizon plus large : prendre soin de soi.

La finalité n'est pas la même. Avec le poids, seule sa perte compte et les progrès sont mesurés en kilos... Le bonheur et l'acceptation seront la récompense si le poids est perdu. Lorsque l'on s'oriente vers le soi tout entier, la finalité devient plus large et positive : la santé globale est recherchée. C'est prendre soin de son corps et de son esprit en accord avec ses valeurs. Dans ce cas, le bonheur fleurit et l'estime de soi augmente à chaque action engagée vers ces valeurs.

L'acceptation prend un tout autre aspect également puisqu'elle fait directement partie du processus. C'est une notion qui borde notre chemin. Et il n'est plus nécessaire d'atteindre un certain poids pour avoir le droit de s'accepter.

Enfin l'acte de manger est aussi abordé différemment. Si on pense « poids », on mange en fonction de ce dernier, en fixant des règles, en occultant ses besoins. Lorsque l'on prend soin de soi, on mange pour se nourrir avec bienveillance. On choisit, pour soi. En fonction de ses valeurs de santé physique et mentale par exemple. On n'interdit plus. Certes, des règles peuvent être instaurées pour la santé, mais on les modère, elles deviennent flexibles et vivables. On s'autorise. On ne lutte plus. Cela devient facile.

Exercice • J'honore mon bien-être !

Allez, un dernier exercice pour la route ! Écrivez quatre ou cinq activités (les actions engagées) qui participeront à votre bien-être global :

Je commence :

- Reprendre la course à pied pour être moins fatigué et me vider la tête.
- Aller me faire masser pour me détendre et me reconnecter à moi et à mon corps.
- Partager un bon moment avec une amie et une bonne pâtisserie.
- M'offrir une séance shopping pour me sentir encore mieux avec mon nouveau corps.

C'est à vous :

– ....

– ....

– ....

– ....

Il ne vous reste plus qu'à appliquer ce programme au cours des prochaines semaines et à observer le bien que cela vous fait !

Peut-être avez-vous défini une valeur de santé, de « consom'action »... La prochaine partie devrait vous intéresser puisque la santé passe en grande partie par l'assiette ! Le but de ce livre n'est pas de vous dire : « RELAX ! Mangez ce que bon vous semble. »

Aujourd'hui, la nutrition est l'une des clés de voûte de notre santé. On peut effectivement manger intuitivement tout en faisant des choix judicieux pour notre santé physique et mentale. Et cela passe par l'éducation nutritionnelle. Il est indispensable d'avoir toutes les informations et options pour faire les meilleurs choix (en accord avec vos valeurs bien sûr !).

Allez, on zoome sur l'assiette !

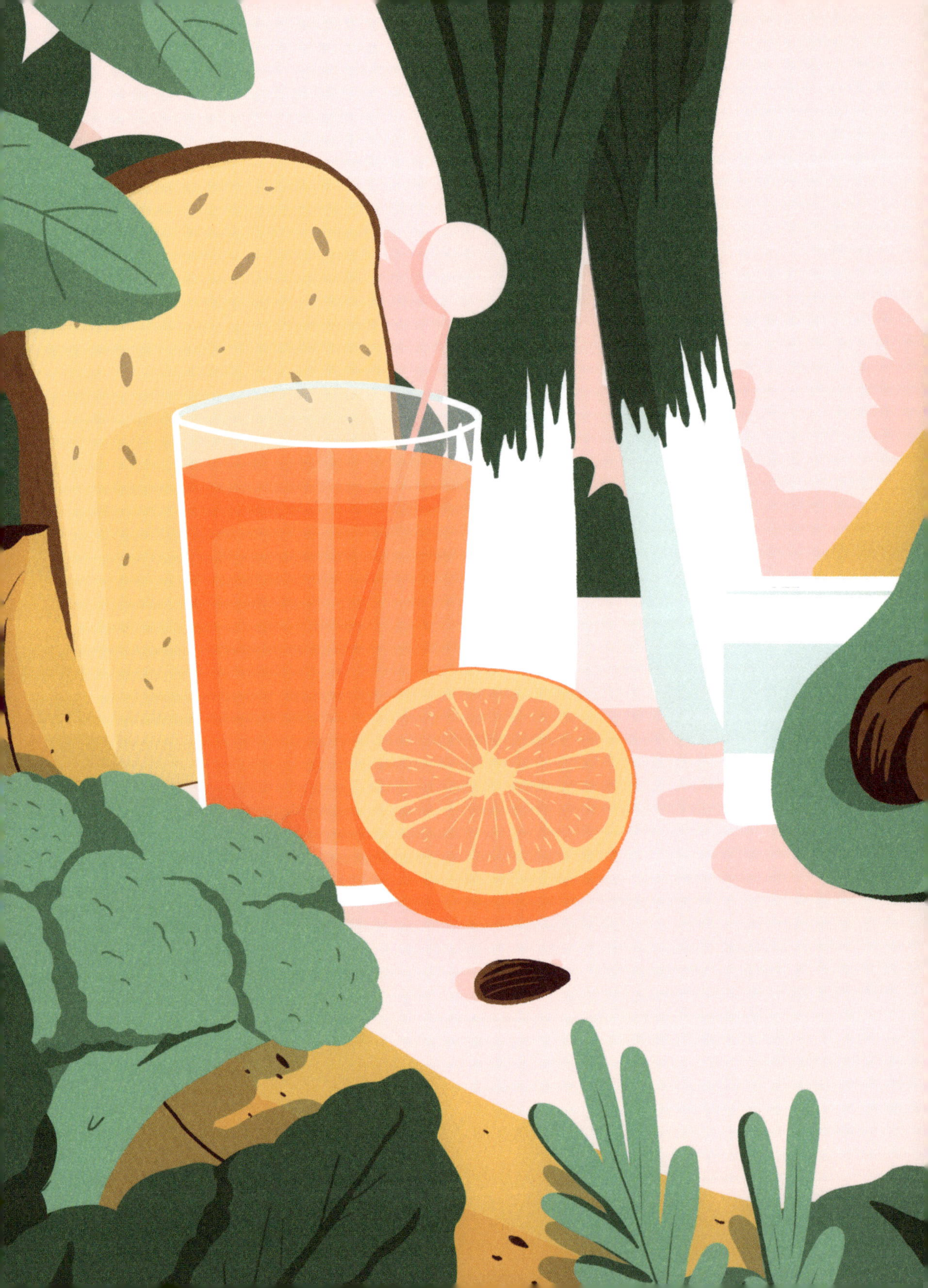

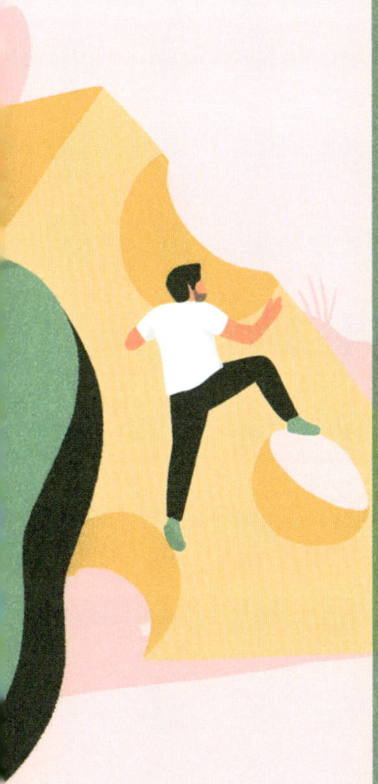

PARTIE 2

Et l'assiette alors ?

Avant de commencer, j'aimerais vous dire une chose : chacun son assiette.

Je vais vous donner des recommandations optimales pour la santé. Mais sachez que la santé, avec un grand S, passe par la flexibilité. Se forcer à suivre un modèle est parfois très stressant et le stress est délétère pour cette santé que l'on cherchait en premier lieu à retrouver ou à préserver. Gardez toujours à l'esprit qu'il s'agit d'un idéal que l'on peut adapter, et que, parfois, **on fait comme on peut.**

Enfin, la nutrition étant une science qui évolue au gré des recherches et des innovations, gardez toujours un regard critique sur ce que vous lisez dans les magazines et sur les réseaux, ou sur ce que l'on vous raconte. Nombre d'informations qui circulent sont en réalité de vieilles croyances. J'ai réuni dans cette partie des données actualisées.

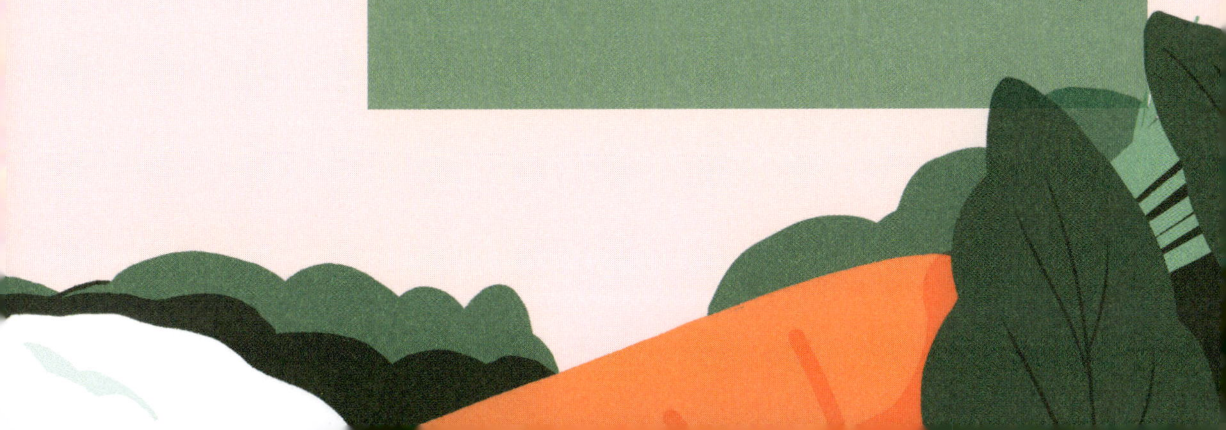

Chapitre 6

Dans un monde idéal...

Bien démarrer la journée

« Le petit déjeuner est le repas le plus important de la journée. » Eh bien oui ! Mais pas comme on l'entend. « Ne sors pas le ventre vide ! » me disait Maman. Alors oui, peut-être chez les enfants qui n'ont pas toujours accès à une collation à l'école, mais à l'âge adulte c'est une autre histoire !

Vous le verrez un peu plus loin, je vous invite vraiment à écouter vos sensations de faim le plus souvent possible. Si vous n'avez pas faim le matin, ne mangez pas. Si, à cette idée, l'angoisse vous gagne, rendez-vous dans la partie 3, où nous parlons de la peur de manquer. Il faudra néanmoins « rattraper » le repas manquant à un moment de la journée pour ne pas risquer l'apparition de pulsions ou simplement manquer de nutriments. C'est pourquoi il est important de faire des pauses pour s'écouter et pourquoi pas prendre une collation.

Le petit déjeuner est effectivement le repas le plus important dans le sens où c'est le coup de feu de votre journée. De même, pour un athlète, s'il rate le départ, la course sera difficile jusqu'à l'arrivée. Oui, je suis en train de vous dire que votre journée dépend entre autres de votre petit déjeuner – si vous croisez votre ex, elle peut aussi mal tourner.

Bien souvent, on vous donne des recommandations un peu bateau. Si vous vous rendez sur le site mangerbouger.fr, vous apprendrez que le petit déjeuner se compose de :

- 1 produit céréalier
- 1 produit laitier
- 1 boisson
- Et éventuellement un fruit

Oui d'accord, mais j'aimerais aborder trois axes un peu plus techniques pour être sûr que vous passerez une bonne journée : la gestion de l'insuline, de la dopamine et de la sérotonine.

La gestion de l'insuline

L'insuline est une des hormones qui régulent la glycémie, notre taux de sucre dans le sang. Comment ça marche ?

Notre taux de sucre dans le sang s'élève quand nous mangeons des glucides. Notre corps réagit et sécrète, grâce au pancréas, de l'insuline pour faire redescendre la glycémie à un taux acceptable afin d'assurer l'homéostasie. Malheureusement, il est possible que notre taux de sucre atteigne des sommets, d'autant plus si l'on consomme un petit déjeuner très sucré, et qu'il redescende aussi vite, voire plus bas que la normale : c'est **l'hypoglycémie réactionnelle**.

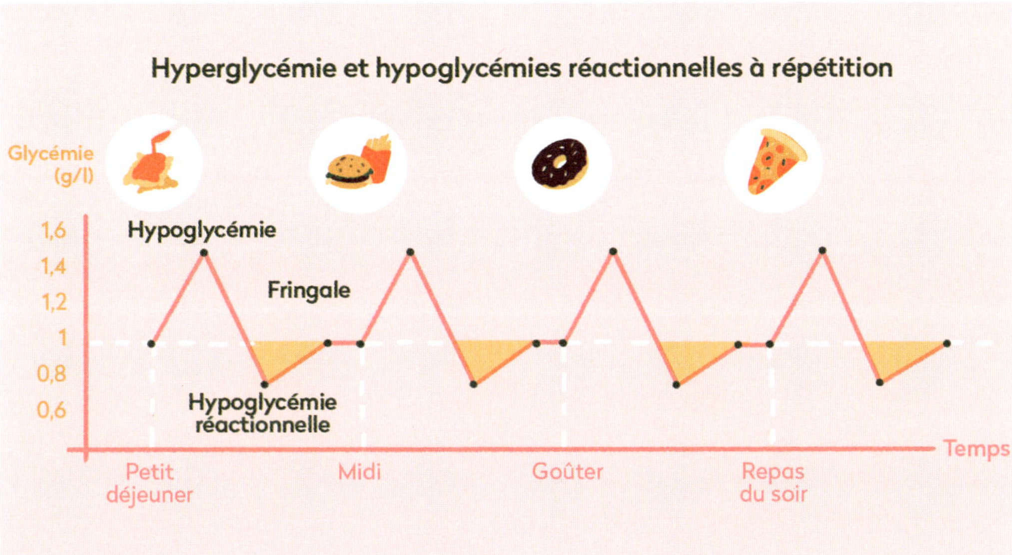

Elle va se traduire par un coup de barre et des fringales souvent dirigées vers des produits sucrés. Notre corps étant très intelligent, si notre glycémie est trop basse, il saura nous signaler qu'il a besoin de sucre. C'est alors que vient l'envie du chocolat chaud à la pause-café puis des biscuits puisque la glycémie ne cesse de faire des loopings.

L'OBJECTIF EST DE CONSTRUIRE UN PETIT DÉJEUNER COMPLET QUI PREND SOIN DE VOTRE GLYCÉMIE ET DE VOTRE INSULINE !

À PRIVILÉGIER

Les mueslis et les granolas sans sucres ajoutés ou faits maison.

Le pain au levain de blanc à intégral, le pain du sportif, nordique, seigle...

Les flocons de céréales

Les Wasa complètes

Les fruits entiers

La patate douce

À LIMITER

Les jus (y compris les bios)

Les céréales transformées pour enfants et les céréales extrudées et soufflées

Le pain blanc (baguette sans appellation «tradition»), les biscottes et autres pains grillés.

Les galettes de riz, de maïs

Les viennoiseries

Les biscuits petit déj et autres biscuits industriels

Les pâtes à tartiner et confitures industrielles

À long terme cette sollicitation trop importante de l'insuline et donc du pancréas peut être délétère et amener à une résistance à l'insuline, voire à un diabète de type 2.

Vous l'aurez compris, ce sont essentiellement les aliments glucidiques qui sont concernés. Les glucides sont indispensables pour avoir de l'énergie (le cerveau en consomme 60 %), mais si vous avez des coups de barre, que vous éprouvez de la fatigue ou que les fringales s'invitent régulièrement, il vaut mieux adapter vos choix. Même s'il n'y a pas d'interdits, certains donnent de l'énergie, tandis que d'autres nous rendent léthargiques.

La dopamine, un concentré de motivation

La dopamine est un neurotransmetteur. C'est un peu comme un shoot de motivation. Elle gère la mise en action et l'énergie. Nous en avons donc besoin le matin pour nous donner envie de sortir du lit et d'accomplir des exploits durant la journée. Si l'on en manque, on peut être amené à ressentir de la fatigue, une dépression dite dopaminergique, un manque de concentration, et un manque d'intérêt pour les activités qui en procuraient auparavant.

Il est donc très important d'aider votre corps à la synthétiser en apportant de la tyrosine, son acide aminé précurseur, par le biais de l'alimentation avec :

- Les oléagineux et les graines
- Les flocons d'avoine
- L'avocat
- Les champignons

- Les œufs
- Le lait
- Le fromage à pâte dure
- Le soja
- La charcuterie (150 g maximum par semaine
et de qualité)

L'INFO EN + L'info en plus : la tyrosine est un précurseur des hormones thyroïdiennes. En cas de troubles de la thyroïde, je vous invite à faire un dosage de la tyrosine avec votre médecin pour mettre en évidence une possible déficiance.

La sérotonine, neuromédiateur du bonheur

Je vous parlais tout à l'heure d'équilibre. Eh bien, la sérotonine est là pour contrebalancer la dopamine. Il s'agit d'un neuromédiateur qui va plutôt moduler l'humeur et l'émotivité. On l'appelle l'hormone du bonheur. Sa production se fait pour 95 % dans l'intestin et connaît un pic de synthèse en fin de journée vers 16-17 h. Quand nous manquons de sérotonine, nous n'avons plus de soupape de décompression et il en résulte souvent un mal-être qui peut induire des envies de manger émotionnelles.

L'INFO EN + L'info en plus : la sérotonine participe ensuite à la synthèse de mélatonine, l'hormone du sommeil. Il faut donc en apporter suffisamment pour se détendre en fin de journée, mais également pour bien dormir.

L'objectif est d'apporter suffisamment de nutriments en début et surtout en fin de journée pour synthétiser suffisamment de sérotonine et ne pas se ruer sur des produits gras et/ou sucrés qui pourraient être délétères pour la santé.

La sérotonine est synthétisée grâce au tryptophane, un autre acide aminé. C'est donc lui que l'on va chercher à travers l'alimentation. On va en trouver dans :

- Les oléagineux
- Les légumineuses
- La banane
- Les œufs
- Le poisson
- La volaille
- Le riz complet
- Les produits laitiers (cottage cheese, fromages au lait cru...)

Et concrètement ?

Le but n'est pas de s'imposer un petit déjeuner. Prenez-le uniquement si vous avez faim. Vous pouvez également le prendre plus tard si vous le pouvez.

Sucré ou salé ? Bien que le salé soit idéal pour composer facilement un petit déjeuner protéiné et gras mais peu sucré, faites selon vos goûts et vos envies ! Si le salé ne passe pas le matin, ce n'est pas grave, on peut tout à fait prendre des petits déjeuners sucrés qui ne dérèglent que modérément la glycémie.

Voici trois cas possibles :

1. J'ai des envies de sucre en fin de matinée, des fringales à 17 h, des coups de barre après les repas.

- Choisissez un petit déjeuner salé de préférence ou les petits déjeuners les moins sucrés possible. Si vous n'avez pas faim, prévoyez une collation complète au cas où.

2. Le jeûne intermittent fait partie de mon mode de vie.

- Vous pouvez poursuivre le *fasting* mais prenez soin d'apporter tout ce dont vous avez besoin dans la fenêtre de prise alimentaire. Si vous remarquez des fringales en fin de journée, je vous invite à stopper le jeûne intermittent, à prendre un petit déjeuner et à observer ce qu'il se passe. Il se pourrait bien que le jeûne crée ce désagrément par frustration, ou simplement par manque de nutriments.

3. Je n'ai rien à signaler.

- L'intuition en premier !

Vous n'avez plus qu'à assembler votre petit déj en choisissant un composant de chaque colonne du tableau, sans oublier la boisson pour vous réhydrater !

« Et si j'ai envie de céréales ou du classique tartines beurre/confiture et d'un jus d'orange ? » Pas de problème ! Effectivement, ce n'est pas le meilleur des petits déjeuners mais parmi toutes ces règles, il ne faut pas oublier une chose : trop de règles est source de stress. Ce dernier fait souvent bien plus grossir que deux tartines et un jus d'orange chaque matin ! Le but n'est pas d'imposer mais d'optimiser votre bien-être.

Je vous invite donc à essayer les différentes possibilités et à voir l'effet positif ou négatif afin de trouver ce qui vous convient le mieux. Et rien n'empêche de varier ses petits déjeuners en incluant ce petit déjeuner continental !

Pour vous aider, vous trouverez des recettes de petit déjeuner en fin d'ouvrage !

Glucides	Lipides	Protéines
Pain au levain	Beurre doux bio ou ghee (beurre clarifié sans lactose)	Œufs bio
Flocons de céréale (avoine, épeautre, quinoa…)	Huile (coco, olive, colza, lin…)	Fromage blanc
Flakes d'épeautre ou de sarrasin	Oléagineux entiers ou en purée	Yaourt grec
Muesli et granola (liste d'ingrédients la plus courte possible)	Avocat	Cottage cheese
Wasa (fibre, seigle et sésame…)	Graines de chia (réhydratée)	Laitage de brebis ou chèvre
Patate douce	Graines de lin (moulues à la dernière minute)	Skyr ou petits-suisses
Fruit entier ou compote maison ou industriel sans sucre ajouté	Margarine végétale (sans huile de palme ni graisses hydrogénées)	Yaourts végétaux
	Pâtes à tartiner bio (liste d'ingrédients courte)	Tofu lacto-fermenté / tofu soyeux
		Poulet Bleu-Blanc-Cœur
		Viande des Grisons
		Jambon sans nitrites
		Houmous
		Fromage affiné au lait cru

Les repas

QUI N'A PAS DÉJÀ VU CETTE ILLUSTRATION ?

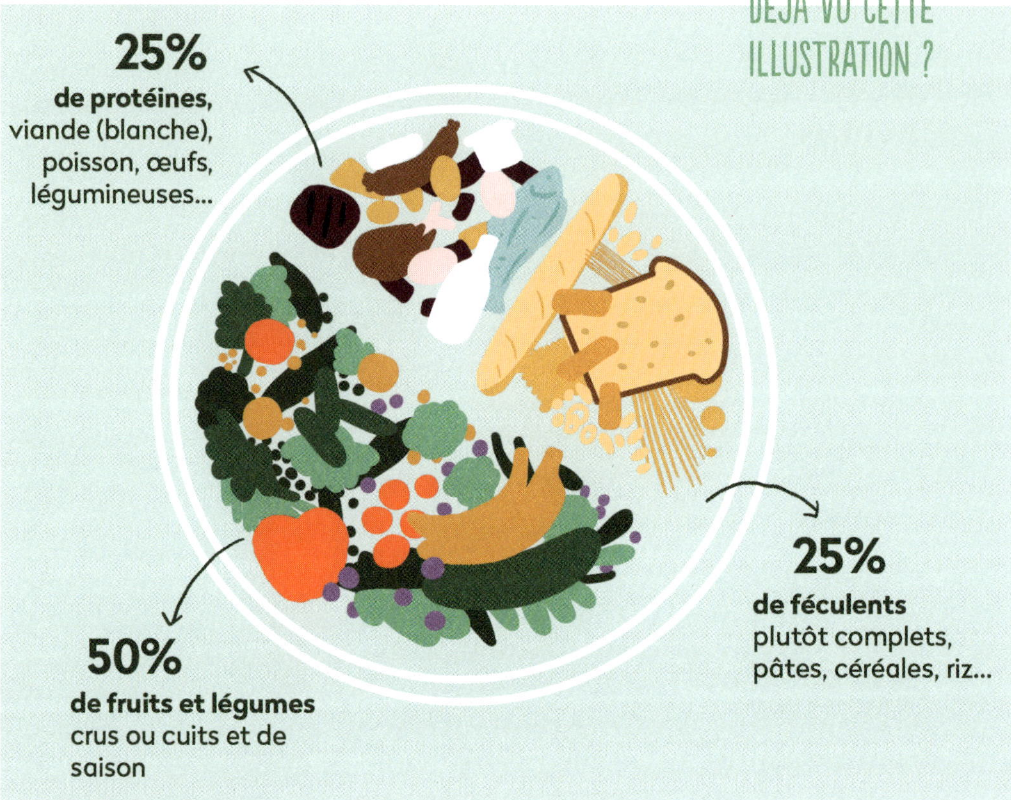
25%
de protéines,
viande (blanche),
poisson, œufs,
légumineuses...
25%
de féculents
plutôt complets,
pâtes, céréales, riz...
50%
de fruits et légumes
crus ou cuits et de
saison

Décortiquons cette assiette !

Les légumes

La verdure devrait constituer 50 % de l'assiette. Les légumes sont indispensables pour apporter des fibres rassasiantes, des vitamines et des minéraux, ainsi que des antioxydants pour rester jeune éternellement. Bon, j'exagère peut-être un peu, mais ils ralentissent les effets du vieillissement dont nous parlions en début d'ouvrage.

Choisissez-les frais de préférence, ou surgelés, si vous manquez de temps pour les préparer. Les légumes en conserve sont peu intéressants. Toutes les vitamines et tous les minéraux ont fui dans l'eau de trempage que vous allez jeter. Ils sont également beaucoup plus salés (même s'il faut les rincer).

L'idéal est de se fournir dans le rayon bio. En effet, les produits issus de l'agriculture conventionnelle peuvent contenir, surtout dans la peau, des résidus de pesticides qui induisent de nombreux désordres hormonaux, en plus de faire diminuer le profil vitaminique des aliments traités. La production bio permet de les consommer avec la peau. Une bonne nouvelle lorsque l'on apprend qu'une grande partie des micronutriments y sont stockés.

Choisissez des légumes de saison et locaux. Ils seront bien meilleurs ! Là je pense forcément à la tomate rose pleine d'eau du mois de décembre... On évite également les voyages trop lointains. La qualité nutritionnelle est amoindrie par le mûrissement en cagettes et, humainement parlant, acheter local permet à nos agriculteurs de survivre.

Essayez de consommer cinq portions de fruits et légumes par jour en privilégiant la variété. Manger de la salade toute la journée ne compte pas ! Faites varier les couleurs pour faire le plein d'antioxydants différents ! Variez également le mode de préparation en alternant crudité et cuidité. Le cru apportera un maximum de fibres et de vitamines et minéraux, mais trop de crudités peut irriter la muqueuse intestinale. La cuisson ou la fermentation limiteront cet effet.

Les fruits

Comme pour les légumes, choisissez-les frais ou surgelés et les moins transformés/préparés possible. Les fruits en conserve sont très peu intéressants. Toutes les vitamines et tous les minéraux ont fui dans le sirop et la quantité de sucre ajouté explose.

Tout comme les légumes, préférez-les bio pour pouvoir consommer la peau quand c'est possible ; de saison et locaux. Une mangue qui a mûri au soleil, d'un rouge éclatant, sera bien plus riche d'excellents nutriments qu'une mangue verte qui a fini de mûrir dans la cale d'un bateau.

Les fruits étant deux fois plus riches en sucre que les légumes, on privilégiera les légumes dans le décompte des cinq portions de fruits et légumes par jour.

Il vaut mieux consommer le fruit entier, et de préférence accompagné d'une source de fibres, d'une protéine ou d'une matière grasse pour abaisser l'index glycémique global s'il s'agit d'une collation (par exemple : une banane et du beurre de cacahuètes).

Plus un aliment glucidique est transformé, et plus son index glycémique augmente. Par exemple, la cuisson et le mixage augmentent l'index glycémique de la pomme, car on cuit le fruit en plus de briser les fibres qui feraient habituellement diminuer l'IG. C'est encore pire pour le jus, car il n'y a plus de fibres du tout, la glycémie explose et on risque l'hypoglycémie réactionnelle ainsi que des fringales, car il n'y a plus d'effet satiétogène.

NB : des explications sur l'index glycémique seront données dans la partie macronutriments.

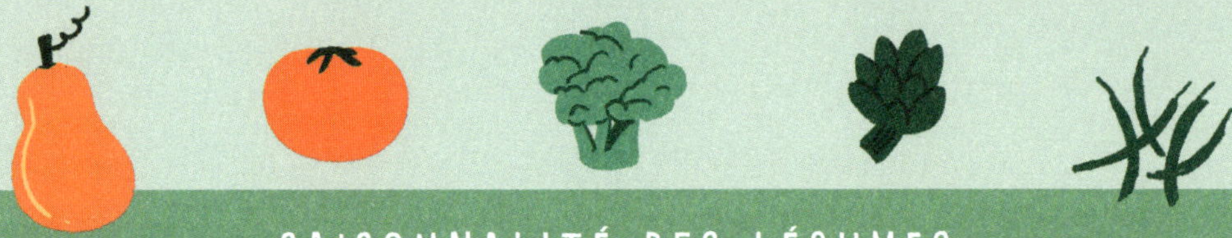

SAISONNALITÉ DES LÉGUMES

Automne	Hiver	Printemps	Été
Artichaut	Artichaut	Artichaut	Artichaut
Aubergine (fin)	Betterave	Aubergine (début)	Aubergine
Betterave	Blette	Betterave	Betterave
Blette	Brocoli	Brocoli	Brocoli
Brocoli	Carotte	Carotte	Carotte
Carotte	Céleri	Céleri	Céleri
Choux	Choux	Chou-fleur	Concombre
Concombre	Courges	Concombre	Courgette
Courges	Cresson	Courgette (début)	Choux
Céleri	Endive	Endive	Épinard
Cresson	Épinard	Épinard	Fenouil
Épinard	Navet	Fenouil	Haricot vert
Fenouil	Oignons	Haricot vert	Oignons
Haricot vert	Panais	Navet	Panais (début)
Navet	Poireau	Oignons	Pâtisson (début)
Oignons	Radis	Oseille	Petits pois
Panais	Salsifis	Petit pois	Poivrons
Poireaux	Topinambour	Poireau	Radis
Potimarron		Radis	Tomate
Potiron		Salade laitue/frisée	
Salsifis			
Topinambour			

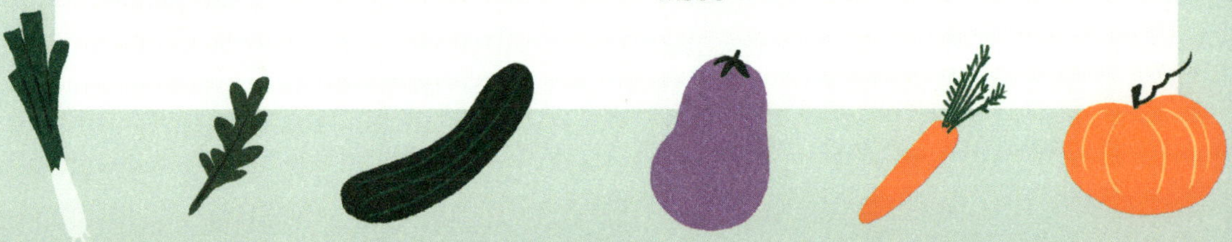

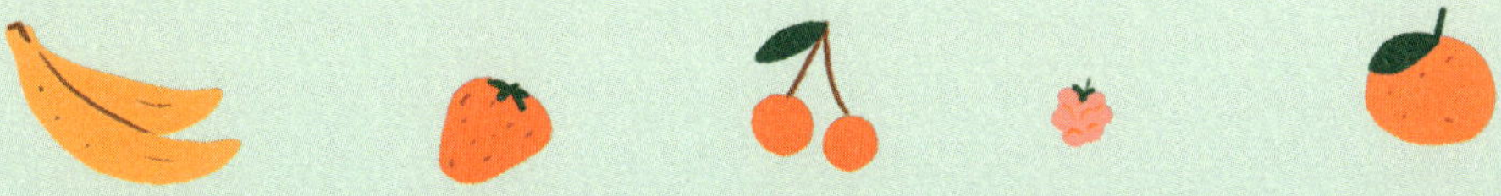

SAISONNALITÉ DES FRUITS

Automne	**Hiver**	**Printemps**	**Été**
Airelle	Banane	(Ananas)	Abricot
Banane	Citron	Banane	Banane
Châtaigne	Clémentine	Citron	Cassis
Citron	Kumquat	Fraise	Cerise
Clémentine	Mandarine	Kiwi	Fraise
Coing	Noix de Grenoble	Orange	Framboise
Figue	Orange	Pamplemousse	Groseille
Framboise	Pamplemousse	Poire	Melon
Kiwi	Poire	Pomme	Mirabelle
Mûre	Pomme	(Litchi)	Mûre
Myrtille		(Mangue)	Myrtille
Noix de Grenoble		Rhubarbe	Nectarine
Pêche de vigne			Pêche
Poire			Poire
Pomme			Pomme
Quetsche			Prune
Raisin			Quetsche

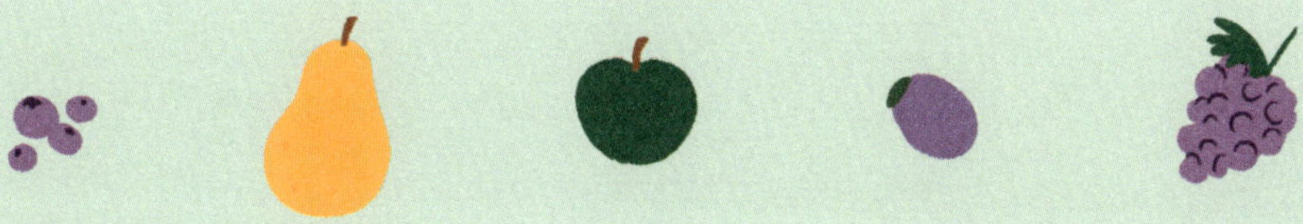

« ON M'A TOUJOURS DIT :
UN FRUIT = UNE COMPOTE = UN VERRE DE JUS DE FRUITS ! »
C'EST FAUX !

« Et les fruits, c'est à la fin ou entre les repas ? »

On entend souvent dire qu'il faut consommer les fruits avant le repas ou entre les repas. L'argument avancé est que, après un repas, la digestion étant plus longue, le sucre va fermenter et créer des ballonnements. Si on s'intéresse purement à l'aspect scientifique, c'est impossible. Pour obtenir une fermentation alcoolique, il faut deux choses : du sucre, que l'on a effectivement avec le fructose du fruit, et des bactéries. Ces dernières sont pourtant absentes (sauf pathologie) dans l'estomac à cause de l'acide chlorhydrique qu'il sécrète. Il ne peut donc y avoir de fermentation dans l'estomac.

Cependant, des personnes vont effectivement mieux digérer le fruit en dehors des repas. Il se peut que l'intestin soit fragile, l'excès de fibres au cours du repas devenant difficile à digérer et provoquant des ballonnements. Il se peut également que le repas soit pris trop rapidement, sans mastication suffisante, ou bien encore que le fructose soit mal absorbé, ce qui provoque des troubles digestifs. Consommer le fruit à distance du repas est alors une bonne solution.

Mais, dans tous les cas, l'objectif est de trouver la cause de ces troubles digestifs (malabsorption, hypochlorhydrie, intolérance au FODMAP, perméabilité intestinale...). Le fruit en lui-même n'est pas le problème.

Les céréales (anciennement les féculents)

Nous en parlerons plus précisément dans le chapitre sur les macronutriments, mais ces sources de glucides sont indispensables. Je sais bien que l'on vous a souvent répété qu'elles font grossir, mais la nutrition est une science qui évolue.

C'EST PROMIS : LES FÉCULENTS NE SONT PAS À BANNIR ET NE VOUS TRANSFORMERONT PAS EN GREMLINS APRÈS 20 HEURES !

Le seul risque que vous courez avec les féculents, c'est de provoquer des pulsions alimentaires et/ou des insomnies si vous n'en consommez pas assez. Nous le verrons plus tard, mais lorsque l'on ne mange pas suffisamment la journée, le corps réclame son dû le soir. Il ne s'agit pas d'hyperphagie mais juste d'une manifestation de cette dette à éponger.

De plus, le pic d'insuline provoqué par l'ingestion de glucides permet le passage de la sérotonine vers le système nerveux. Cette sérotonine se transforme d'ailleurs en mélatonine, qui est l'hormone du sommeil ! En revanche, le manque de sommeil et la frustration augmentent la prise alimentaire le lendemain. Résultat : c'est la prise de poids, d'autant plus ironique que l'on se privait d'un aliment prétendument grossissant.

N'oubliez pas de les varier ! Les pâtes, c'est bien, mais il existe tellement de choix ! Et c'est la variété qui vous permettra de faire le plein de tous les nutriments nécessaires au bon fonctionnement de l'organisme !

Si vous optez pour des céréales complètes, privilégiez celles qui sont issues de l'agriculture biologique afin d'éviter au maximum l'exposition aux pesticides.

On évitera surtout la « cuisson rapide » pour le riz et les pâtes qui ont un index glycémique très élevé. Praticité ne veut pas forcément dire bonne santé !

QUELQUES IDÉES

RIZ BASMATI,

sauvage, tricolore, complet

PÂTES

complètes, semi-complètes ou blanches. Il existe aussi des pâtes de teff, d'avoine, de riz, de sarrasin, etc., bien plus riches en nutriments que les pâtes de blé.

LES TUBERCULES

patate douce, pomme de terre, manioc

DU PAIN

au levain, semi-complet jusqu'à intégral, ou de la baguette rustique au levain

LES DIVERSES LÉGUMINEUSES

LES FARINES

petit épeautre, pois chiches, maïs...

Les protéines

- Comme vous le verrez un peu plus loin, les protéines sont les briques qui constituent notre corps. Il est donc indispensable de ne pas les oublier et de les inclure à chaque repas, dès le petit déjeuner. On les retrouve dans les viandes, les poissons et les œufs mais également dans les végétaux !

Viandes

- On conseille aujourd'hui de consommer 500 g de viande rouge au maximum par semaine. Concernant la viande, nous n'avons pas de chiffres probants, mais elle augmenterait le risque de cancer du côlon, notamment du fait de sa cuisson qui crée des substances cancérogènes. Elle est également pro-inflammatoire.

Charcuteries

- Par semaine, 150 g de charcuteries sont amplement suffisants. En effet, la charcuterie est une source de sel non négligeable. De plus, certains composés sont cancérogènes. Je pense notamment aux sels nitrités et au dextrose.
- Pour faire le meilleur choix, parcourez les informations nutritionnelles et écartez les produits contenant des sels nitrités et/ou du dextrose. Comme ces additifs améliorent la couleur des produits, ceux qui n'en contiennent pas se reconnaissent souvent à leur couleur grise ou brunâtre. Attention, cependant, qui dit moins de conservateurs dit date de péremption plus courte !
- Dans les deux cas, privilégiez le local et les boucheries de qualité de type artisanal. Parfois les chaînes achètent leur viande aux mêmes fournisseurs que la grande distribution. Bof, bof ! Le must, si on en a la possibilité, est de se fournir directement chez le producteur pour s'assurer une viande de qualité et de première fraîcheur (et pour avoir un œil sur les conditions d'élevage). Effectivement c'est plus cher. Mais c'est un investissement pour votre santé !
- Vous pouvez également veiller à choisir des pièces issues de filières bio, Label rouge ou Bleu-Blanc-Cœur, garantes d'une viande de meilleure qualité provenant d'animaux élevés en plein air.

Poissons

- On conseille d'en consommer au moins deux ou trois fois par semaine. De préférence des petits poissons gras (sardines, maquereaux...) pour avoir un bon apport en oméga-3.

⚠ Attention au choix des poissons, qui peuvent contenir des métaux lourds, nocifs pour l'organisme. Il s'agit en général des gros spécimens, comme le requin, la raie, le thon rouge... Préférez les sardines, le maquereau, les anchois et le hareng pour une consommation régulière, et le saumon, la truite, le flétan et le thon blanc pour une consommation plus occasionnelle.

- Encore une fois, la meilleure qualité se trouvera à la petite poissonnerie de quartier qui gère ses arrivages en flux tendu. Privilégiez les produits issus de la pêche française et artisanale ou en sortie de pêche si vous avez la chance d'habiter en bord de mer. Pour les coquillages et crustacés, on suivra les mêmes conseils.

Œufs

- Vaste sujet ! Deux par semaine, pas plus : les œufs donnent du cholestérol, le jaune d'œuf est trop gras, il fait mal au foie... Stop ! On reprend.
- On pourrait consommer jusqu'à cinq ou six œufs par jour sans avoir de problèmes de cholestérol ! En effet, des études ont montré que la consommation d'œufs n'avait aucune incidence sur la santé cardiovasculaire[11]. Et même si le jaune est riche en cholestérol, sachez que ce dernier est indispensable puisqu'il participe à la synthèse d'hormones comme le cortisol ! De plus, le corps est capable de réguler son taux de cholestérol total en harmonisant le « bon » et le « mauvais » cholestérol. Enfin, ce qui pose réellement problème, c'est l'oxydation du cholestérol (LDL) induit par un manque d'activité physique, d'antioxydants (fruits et légumes) et un déséquilibre entre graisses saturées et insaturées. Il y a donc peu de danger à consommer des œufs régulièrement dans le cadre d'une alimentation variée et d'une hygiène de vie correcte.
- Privilégiez les œufs des petits producteurs dont les poules sont élevées en plein air et aux graines de lin pour avoir des œufs riches en oméga-3. Si vous les achetez en magasin, choisissez les œufs de catégorie 0 (bio, et poules élevées en plein air). La filière Bleu-Blanc-Cœur est un choix idéal.

VOUS ALLEZ ME DIRE, SI JE RÉDUIS MA CONSOMMATION DE PROTÉINES ANIMALES, CERTAINS DE MES REPAS SONT SANS PROTÉINES ! C'EST LÀ QUE LES PROTÉINES VÉGÉTALES INTERVIENNENT.

Les protéines végétales

- Dans leur cas, il convient de distinguer les protéines complètes et les protéines incomplètes. Vous avez peut-être déjà entendu que les végétariens sont carencés en protéines. C'est

11. « Association of egg intake with blood lipids, cardiovascular disease, and mortality in 177,000 people in 50 countries », *The American Journal of Clinical Nutrition*, vol. 111, n° 4, 2020, p. 795-803.

faux, à condition de bien construire ses assiettes. Ce n'est pas la qualité des protéines qui est remise en cause dans ce mode de vie, mais plutôt l'aminogramme (la composition d'une protéine en acides aminés) des protéines végétales.

- Par exemple, les légumineuses sont riches en lysine et manquent de méthionine, alors que les céréales apportent de la méthionine mais sont dépourvues de lysine. Ce sont des protéines dites incomplètes parce qu'elles ne contiennent pas tous les acides aminés essentiels par rapport aux protéines animales qui ont un aminogramme complet.
- En termes d'apport en protéines, vous l'aurez compris, nous pourrons remplacer la viande, le poisson et les œufs par des sources végétales, mais il faudra veiller à associer les légumineuses aux céréales pour obtenir une protéine assimilable.
- Ainsi, pour composer une assiette végétarienne, on ajoutera à la moitié de légumes : un quart de céréales (glucides) et un quart de légumineuses (protéines végétales). Voici quelques exemples pour vous aider :

Céréales	Légumineuses
Blé et dérivé (pâtes, pain, etc.)	Lentilles vertes, corail, beluga
Riz	Haricots rouges, blancs
Quinoa	Pois chiches
Millet	Pois cassés
Avoine	Fèves
Orge	
Seigle	
Épeautre et petit épeautre	

Cela donnera des compositions comme un dahl de lentilles corail accompagné de riz basmati, un chili sin carne accompagné de pâtes et/ou de maïs, du pain tartiné de houmous ou encore le burger aux haricots rouges que vous trouverez parmi les recettes. !

Zoom sur les alternatives végétales

LE SOJA

C'est la protéine de référence chez les végétariens ou végétaliens. Il s'agit d'une excellente source de protéines puisqu'elle contient tous les acides aminés essentiels. Il est également riche en vitamines et en fibres. On le trouve sous forme de bloc à cuisiner ou plus liquide (tofu soyeux), permettant une grande variété de recettes salées et sucrées. Il existe aussi sous forme de fèves et de pousses, de boisson ou de yaourt, ou encore de *tempeh* (produit fermenté).

LE SEITAN

Il s'agit d'un aliment fabriqué à partir de protéines de blé (attention donc à l'intolérance au gluten). Il est extrêmement riche en protéines (76 %) et possède un fort pouvoir reminéralisant et un IG bas.

LES OLÉAGINEUX ET LES GRAINES

Amandes, noix de cajou, cacahuètes, graines de courge, etc., sont excellentes pour enrichir l'alimentation en protéines. On peut les consommer entières ou sous forme de purée, les parsemer sur une salade...

Soja = danger ?

Le soja est accusé depuis plusieurs années de favoriser les cancers, notamment les cancers hormonodépendants comme celui du sein. Alors faut-il en consommer ? Favorise-t-il les récidives ?

POUR UNE QUESTION D'ÉCOLOGIE, ON PRIVILÉGIERA LE SOJA FRANÇAIS ASSURÉ SANS OGM !

Le soja contient des isoflavones également appelés phyto-œstrogènes. Il a mauvaise presse parce que ces phyto-œstrogènes miment l'action des hormones et peuvent induire les mêmes effets. De ce fait, on s'interroge sur un potentiel effet cancérogène. Bien heureusement, cela se produit avec des concentrations très importantes. Pour la consommation de soja, des études tendent à dire que l'on peut dormir sur ses deux oreilles.

Il apparaît même que le soja aurait un effet protecteur contre la récidive des cancers hormono-dépendants ainsi qu'un effet bénéfique dans les troubles liés à la ménopause, notamment sur l'ostéoporose puisque les œstrogènes protègent le tissu osseux. Il diminuerait également le risque de maladies cardiovasculaires !

Néanmoins, par précaution, on conseille de ne pas consommer plus d'un produit à base de soja par jour, en variant les sources et en privilégiant les formes fermentées (tempeh, tofu lacto-fermenté, miso...).

Les matières grasses

Comme dirait l'autre, le gras c'est la vie ! Littéralement, puisque les lipides sont indispensables notamment dans le maintien du système hormonal. Il est donc essentiel d'en apporter à chaque repas, pour leurs vertus mais aussi pour les qualités organoleptiques et la palatabilité de nos plats (autrement dit, le plaisir sensoriel et la saveur) ! Mais attention, toutes les graisses ne se valent pas et n'ont pas la même utilité.

Il est assez complexe de donner des quantités exactes puisque le reste de l'alimentation apporte des graisses elle aussi (le gras de la viande, des produits laitiers...), mais on peut partir sur quatre ou cinq portions par jour ! Bien que les huiles contiennent un mélange d'acides gras, certaines seront plus riches en oméga-3 ou en acides gras saturés (AGS) par exemple : il est donc important de varier ses sources.

Lors de l'achat, choisissez toujours des bouteilles en verre fumé, qui les protègent de la lumière. Pour les huiles riches en oméga-3, comme elles sont à consommer rapidement, choisissez des petites bouteilles que vous conserverez au réfrigérateur.

Les huiles vierges extra ou vierges, pressées à froid, seront les meilleurs choix. Pour quel usage ?

- **La cuisson.** Huiles d'olive, de coco et d'arachides sont les plus adaptées par leur point de fumée élevé, c'est-à-dire la température à laquelle l'huile commence à se dénaturer et à produire des composés cancérogènes.
- **L'assaisonnement.** Toutes les huiles vierges ou vierges extra sont les bienvenues, avec une préférence pour une combinaison d'huile d'olive et d'huile de colza pour avoir un apport équilibré en oméga-3-6-9 !
- **La friture.** Privilégiez des fritures à basses températures (< 200 °C) et avec des huiles désodorisées (tournesol ou coco) ou encore l'huile d'olive.

Les plus riches en acides gras saturés (–)	**Les plus riches en acides gras mono-insaturés (++)**	**Les plus riches en acides gras poly-insaturés (++)**	**Les plus riches en acides gras trans (– – –)**
Beurre Ghee (beurre clarifié sans lactose) Crème (d'origine animale) Huile de coco Graisse de canard Lard blanc Huile de palme	Huile d'olive Huile de noisette Huile d'avocat ou avocat frais Huile d'arachide	**Oméga-3** (+++) Huile de colza Huile de noix Huile de chanvre Huile de cameline Huile de lin **Oméga-6** (+) : Huile de tournesol Huile de noix Huile d'arachides Huile de pépins de courge Huile de sésame Huile de soja Huile de germes de blé Huile de carthame Huile d'argan	Margarine avec composés hydrogénés et sans phytostérol (toute graisse solide qui devrait être liquide est un indice d'hydrogénation !) Graisses présentes dans les pâtes à tarte industrielles, biscuits apéritifs, biscuits petit déj, plats industriels…

Quid de l'huile de coco ?

L'huile de coco est à la mode ces dernières années. Certains ne jurent que par elle. D'autres font un énorme raccourci et la diabolisent (presque) à tort .

Cette huile est facilement reconnaissable, car elle est solide à température ambiante, ce qui nous informe de sa nature : c'est un acide gras saturé. Oui, un AGS doit être consommé « modérément », mais si nous allons plus loin, nous apprenons que c'est une huile possédant un point de fumée très haut qui permet de la cuire à de hautes températures sans la dénaturer et la rendre nocive. De plus, bien que la chaîne d'acides gras soit saturée, elle est également de taille moyenne. C'est donc un AGS qui va vite être mobilisé sous forme d'énergie, au lieu de se stocker dans l'organisme.

On peut donc tout à fait consommer de l'huile de coco, surtout pour les cuissons. Mais attention tout de même à ne pas en faire la seule graisse utilisée.

Et les produits light ?

Ils sont présents dans tous les rayons des supermarchés. Beaucoup de personnes achètent ce genre de produits en espérant qu'ils seront moins riches et plus sains. Je l'ai fait à une époque pour être honnête. Mais quand on regarde de plus près, il n'en est rien. Pire, il se pourrait bien que ces produits fassent grossir.

Je m'explique ! Personne ne me contredira, le gras donne du goût ! Si on enlève le gras d'un produit, il perd de sa saveur. L'industrie de l'agroalimentaire l'a bien compris. Prenons le cas des yaourts aux fruits 0 %. Certes, il n'y a plus de gras, mais je vous laisse jeter un œil à la liste des ingrédients et aux macronutriments. On rencontre moins de graisses mais beaucoup plus de sucres ajoutés, souvent raffinés, pour relever le goût. Il vaut largement mieux consommer un vrai yaourt ou un dessert végétal avec un fruit.

N'oublions pas le comportement : « Oh c'est light, je peux en manger, ça ne fait pas grossir ! » Résultat : on en consomme plus. Soit cela revient au même, je pense ici au double de beurre allégé qui remplace le beurre classique, soit l'addition de calories monte à notre insu. Dans tous les cas, les additifs sont eux bien présents ! Autant prendre de vrais produits bruts.

Les produits laitiers

Bien souvent critiqués, par certains naturopathes notamment, que valent vraiment les produits laitiers qui sont censés être nos amis pour la vie ?

Les propos sont assez virulents : « Le lait c'est du pus, il est plein d'hormones et d'antibiotiques ! Ne buvez pas de lait de vache, vous n'êtes pas des veaux. » La dernière info se tient, oui. Mais sachez que le taux d'hormones présent dans le lait reste très faible et que les vaches sous antibiotiques sont écartées du troupeau, sous peine pour le producteur d'écoper d'une lourde amende.

Alors oui, sur le terrain, lorsque nous supprimons une grande partie des produits laitiers chez certains patients, nous pouvons voir une amélioration de l'asthme, l'atténuation de l'acné ou des douleurs inflammatoires, mais chez d'autres, rien ne change.

On accuse également les produits laitiers de favoriser certains cancers à cause des hormones qu'ils contiennent, mais pour le moment aucune autorité n'a donné d'avis officiel. Comme pour le soja, un principe de précaution est de rigueur et on conseille de ne pas dépasser 2 portions par jour.

Les produits laitiers de qualité n'ont pas tout faux !

- Ils sont source de calcium (même si on peut apporter du calcium grâce aux végétaux et à certaines eaux minérales) et de vitamine D favorisant une bonne minéralisation osseuse.
- La caséine qu'ils contiennent permet la sécrétion de cholécystokinine, un neuropeptide qui module l'appétit.
- Le fromage est associé à une diminution du risque de maladies cardiovasculaires.
- Le yaourt permet de diminuer le risque de diabète de type 2, réduit la sensation de faim, réensemence la flore intestinale grâce aux ferments, et facilite même l'élimination des acides gras. À condition qu'il soit de bonne qualité ! Choisissez les yaourts les plus classiques possible, sans sucre ajouté, bio et avec des ferments !

Pour le fromage, privilégiez les fromages au lait cru. Si vous avez du mal à digérer le lactose, dirigez-vous vers les fromages à pâte dure : comté, cantal, etc. Et sachez que le parmesan, du fait de son procédé de fabrication, est exempt de lactose, en plus d'être riche en tyrosine ! Les fromages AOP (appellation d'origine protégée) et IGP (indication géographique protégée) assureront une bonne qualité des matières premières.

Enfin, pour le lait, préférez le lait bio demi-écrémé. Le lait cru présentant des risques microbiens et étant disponible auprès du producteur, il vous reste à choisir selon vos goûts entre le lait UHT, qui a un goût standardisé, et le lait frais plus « nature ».

Je ne sais pas vous, mais une assiette sans une explosion de saveurs ne me réjouit pas tellement !

Les épices, les condiments et les herbes aromatiques

Vous le verrez un peu plus tard, les couleurs et les saveurs, entre autres, permettent d'éprouver du plaisir et le plaisir permet d'être rassasié. Mais au-delà de tout cela, les épices et condiments possèdent de belles vertus antioxydantes, ainsi que des propriétés très intéressantes, sans apporter plus de calories.

Voici ceux que j'utilise le plus :

- **Le curcuma,** qui est un excellent antioxydant et anti-inflammatoire naturel.
- **La cannelle,** qui réduit les ballonnements et favorise la sensibilité des cellules à l'insuline.
- **Le gingembre,** qui augmente la dépense énergétique en activant le métabolisme. Il favorise également la détoxication naturelle du corps.
- **L'ail,** qui est également un très bon anti-inflammatoire et antioxydant, et qui contribue à une bonne santé cardiovasculaire en faisant notamment diminuer le cholestérol total.
- **Le basilic,** qui est très riche en antioxydants et en vitamine C. Il a également des propriétés antispasmodiques et facilite la digestion.
- **Le persil,** qui est une bombe de vitamine C. Il est également indiqué pour mieux digérer et a des propriétés diurétiques. Attention à ne pas le faire cuire, la vitamine C étant thermosensible. Il vaut mieux l'ajouter en fin de cuisson !

Justement parlons-en des cuissons !

En général, le diététicien est associé aux légumes à la vapeur. Effectivement, ce mode de cuisson est assez plébiscité, car il permet une chaleur douce et humide. Il préserve la teneur en vitamines des aliments au maximum. Mais on peut tout à fait cuire à la vapeur puis assaisonner les légumes avec une huile parfumée et des épices pour décupler les vertus des aliments. Par exemple, la provitamine A des carottes a besoin de matières grasses pour être activée en vitamine A ! D'où l'importance d'assaisonner vos légumes crus ou cuits !

Il est important de ne pas négliger la cuisson puisqu'il faut à la fois préserver les nutriments mais aussi les saveurs des aliments et ne pas créer de molécules toxiques pour l'organisme. Faisons le tour des meilleures cuissons.

À LA CUISSON VAPEUR S'AJOUTENT :

- La cuisson à l'étouffée
- En papillote (mais sans aluminium !)

- Au wok
- Les marinades

ON ÉVITE :

- Les cuissons au barbecue
- Les fritures
- Le four à haute température (privilégiez les cuissons à 90 °C même si c'est plus long)
- La cuisson à l'eau ou « bouillie », car les vitamines et minéraux fuient dans l'eau que l'on ne consomme pas (sauf pour la soupe !)

Les collations

Il se peut que la faim pointe le bout de son nez dans l'après-midi. Vous le verrez un peu plus loin, la collation n'est pas seulement pour les enfants !

Elle n'est pas obligatoire, certes, mais elle est indispensable dans la gestion des sensations de faim. Je crois que nous avons tous sauté sur notre dîner parce que nous étions affamés : nous mangeons alors bien plus que ce dont nous avons besoin. La collation sert à éviter ce comportement.

Idéalement, pour une bonne synthèse de sérotonine et une fin de journée zen, on la compose d'une petite poignée d'oléagineux (amandes, noisettes...), d'un fruit (l'idéal est une banane à ce moment !), et d'un ou deux carreaux de chocolat noir de préférence !

Vous pouvez également profiter de ce moment pour inclure des sources de protéines si vous vous rendez compte que vous n'en consommez pas assez. Un produit laitier, du houmous, une petite omelette (sucrée pourquoi pas !) ou encore un smoothie au beurre de cacahuètes seront alors les bienvenus !

Un point sur les aliments sucrés

Biscuits, gâteaux, bonbons, sodas... Ils sont souvent consommés entre les repas ou au goûter. Il s'agit souvent d'aliments ultra-transformés très riches en calories, mais pauvres en nutriments intéressants. Ils ont donc peu d'intérêts nutritionnels, MAIS il ne faut pas pour autant les supprimer puisqu'ils sont source de plaisir. Et c'est primordial pour la régulation de notre comportement alimentaire !

Les boissons

La nécessité de s'hydrater est souvent oubliée chez bon nombre de mes patients. Pourtant l'eau est vitale. Elle représente 60 % de notre masse corporelle – une bonne occasion de rappeler que le poids ne correspond pas uniquement à de la graisse. Elle joue un rôle dans le transport des nutriments vers nos cellules mais aussi de nos déchets vers la sortie.

On entend souvent qu'il faut boire pour perdre du poids. C'est vrai. Même si cela paraît paradoxal, le manque d'hydratation favorise la rétention d'eau. Oui, nous ne sommes pas des veaux, mais nous faisons comme les chameaux ! Nous stockons l'eau pour survivre.

Aujourd'hui, on conseille un apport hydrique d'au moins un litre et demi par jour et par personne, ces apports pouvant être revus à la hausse selon l'activité physique, les conditions climatiques et l'état de la personne (canicule, grossesse, fièvres, diarrhées et vomissements...).

Si 2 litres et plus vous paraissent être une grande quantité, rassurez-vous : en consommant régulièrement une assiette équilibrée, 1 litre d'eau est déjà apporté par les aliments comme les fruits et légumes et les yaourts par exemple. Pour la quantité restante, n'hésitez pas à mettre un petit réveil pour penser à boire ou prenez le temps de votre pause pour vous préparer systématiquement une boisson froide ou chaude.

AU MILIEU DE TOUT CELA, IL NE FAUT PAS OUBLIER DE BOIRE !

N'hésitez pas à aromatiser l'eau, si cela vous aide, avec du thé, qui vous apportera en plus des antioxydants, ou des tisanes et infusions de plantes. Personnellement, l'hiver je tourne au thé chai, et l'été, j'adore préparer de grandes carafes de bissap, une décoction de fleurs d'hibiscus, d'un rouge vif qui témoigne de sa richesse en antioxydants, légèrement acidulée et très désaltérante.

Eau plate ou eau gazeuse ?

Privilégiez l'eau plate le plus possible. L'eau gazeuse peut être une bonne solution pour alcaliniser l'organisme en cas d'acidité en choisissant des eaux bicarbonatées comme la Salvetat.

Quid du café ?

Aucun souci à consommer du café en faisant attention à la quantité. Comme pour tout, c'est la dose qui fait le poison. Essayez de consommer deux à trois tasses par jour maximum.

Une grande quantité de café favorise l'élimination de certains minéraux et les reflux gastriques, et n'aide pas à avoir un sommeil réparateur ! Pour réduire ma consommation, j'ai personnellement remplacé deux tasses de café par de la chicorée bio, qui, en plus, est riche en magnésium et en fibres prébiotiques !

Et l'alcool ?

Je ne vous cache pas que j'ai un magnum de champagne prêt à être sabré pour la sortie de mon livre. Je ne vais donc pas vous dire que l'alcool est à proscrire. Il est cependant à consommer avec modération.

Je vous passe le cours sur les conséquences de la consommation d'alcool sur le foie… J'ai cependant envie de vous mentionner le très beau livre de Baptiste Mulliez, aujourd'hui patient expert et ancien alcoolique : *D'avoir trop trinqué ma vie s'est arrêtée* (Judith Lossmann, 2020). Se rapprocher d'un patient expert peut être un bon coup de pouce dans les TCA d'ailleurs. Les patients experts font aujourd'hui partie du système de santé. Ils complètent l'expertise des médecins et des autres thérapeutes en apportant un regard fin et un vécu, du pratique, sur la pathologie dont ils souffrent ou ont souffert eux-mêmes.

Dans la consommation d'alcool, les calories comptent en réalité moins que les effets qu'elle induit :

- Une hausse de l'appétit
- Une altération du métabolisme (on stocke plus facilement ce que l'on mange lorsque l'on consomme de l'alcool)
- Une altération du microbiote
- Une hausse de l'inflammation

Tout cela favorise la prise de poids et l'inflammation de bas grade que nous avons déjà évoquée.

D'où ces quelques conseils pratiques :

- On se limite à la consommation les jours de fête et de petits événements. Même si on parle souvent de deux verres pour un homme et d'un pour une femme par jour, l'idée n'est pas d'en faire une règle !
- Si vous buvez régulièrement de l'alcool, sachez que toutes les boissons ne se

valent pas. Privilégiez le vin rouge et le champagne, qui sont moins sucrés. Le vin rouge est riche en antioxydants ! Ensuite viennent la bière, brune de préférence, les bières aromatisées étant à éviter. Les cocktails sont les plus riches !

- Consommez l'alcool au cours d'un repas, même s'il favorise le stockage. Le boire le ventre vide augmente l'appétit et surtout cela augmenterait les risques de développer un cancer de l'estomac.
- Et si vous n'arrivez pas à dire non, rendez-vous au dernier chapitre du livre ! Prenez également conscience que vous êtes fun et intéressant-e, même sobre !

Nous avons fait le tour des grandes classes d'aliments, résumons tout cela avec une liste de courses idéale.

La liste de courses idéale

Fruits et légumes	Fruits et légumes frais bio Aromates : persil, basilic Avocat Légumes surgelés bruts pour me dépanner
Produits céréaliers	Pâtes semi-complètes et blanches Quinoa Riz basmati Pain complet au levain ou pain du sportif Polenta Flakes d'épeautre Muffins complets

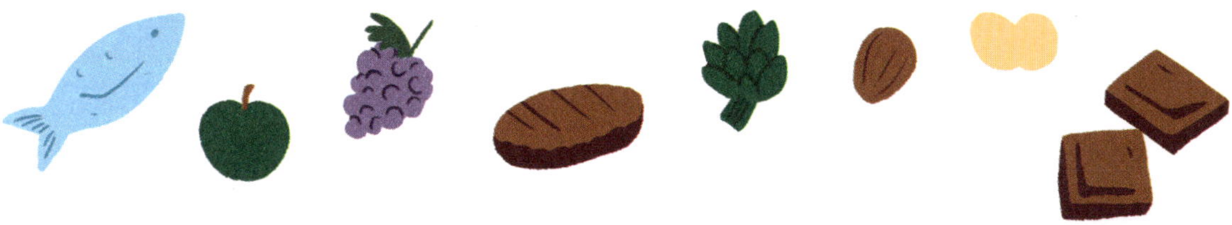

Sources de protéines	Steak haché du boucher Blanc de dinde « Bleu blanc cœur » Maquereaux et sardines au naturel Œufs bio Lentilles Pois chiches Tofu lacto-fermenté Steak végétal de qualité
Produits laitiers et desserts	Tomme au lait cru Skyr Lait demi-écrémé Alternative végétale : lait d'avoine
Matières grasses	Huile d'olive vierge extra Huile de lin et huile de colza en petit modèle Beurre cru
Épicerie	Curcuma, curry, ail semoule… Oléagineux en vrac
Produits sucrés	Chocolat Biscuits autorisés dans le placard au cas où…

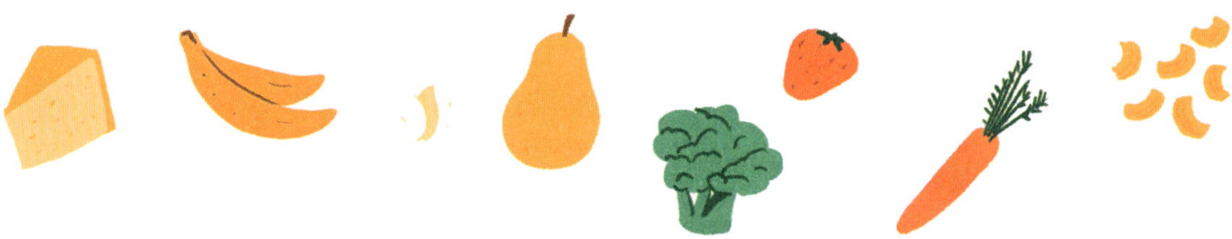

FAISONS LE POINT SUR LES ÉTIQUETTES

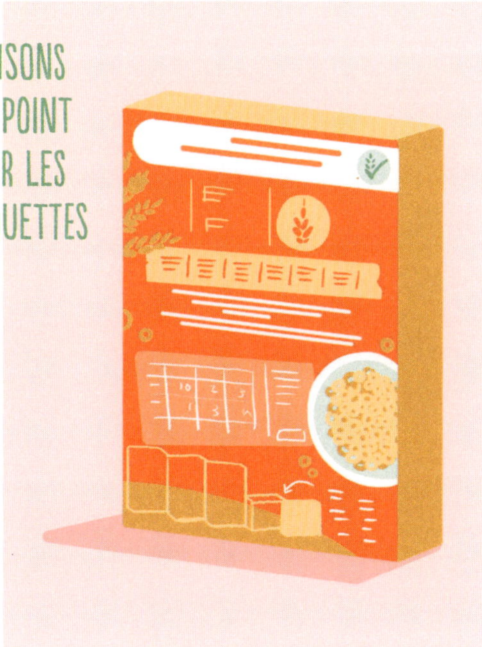

- **Liste des ingrédients :** la plus courte possible. Si vous achetez un plat préparé, demandez-vous ce que vous auriez mis dedans : s'il y a le double d'ingrédients, c'est mauvais signe !
- Petite précision pour les poêlées de légumes – parce que oui ça dépanne et c'est mieux que pas de légumes du tout –, la quantité de lipides devrait être inférieure à 5 g. Les plats préparés à base de viande, de poisson ou d'œufs doivent contenir bien plus de protéines que de lipides pour rassasier.
- **Classement des ingrédients :** il est noté du plus au moins présent. Si le sucre ou l'huile apparaissent en premier, ce n'est pas top !
- **Le sucre ajouté :** s'il est tout à fait normal que des féculents contiennent des glucides, on peut tout de même faire attention à la quantité de sucre ajouté. Évitez au maximum les sucres cachés : sirop de glucose-fructose, dextrose, maltodextrine...
- **On fait de même avec le sel.** Un aliment avec 1,5 g de sel est considéré comme riche.
- **Prenez du recul sur les valeurs nutritionnelles affichées aux 100 g.** Regardez surtout les portions : 100 g d'huile sont effectivement très caloriques, mais on n'en consomme jamais 100 g à la fois.

Voilà, vous savez tout sur l'assiette idéale ! J'insiste sur le mot « idéale ».

Je vais vous poser une question. Vous rentrez tard, vous êtes fatigué-e et vous avez juste envie d'un plat de pâtes au fromage pour vous réconforter... Le problème est que vous devez manger « équilibré ». Que se passe-t-il ? Est-ce idéal ? Est-ce sain avec un grand S pour votre corps mais également pour votre tête ? J'ai un doute personnellement, mais on en reparle plus tard !

Je peux déjà vous dire que l'assiette idéale n'existe pas vraiment. Ou bien, si elle existe, c'est la vôtre, à un instant T. Elle prend en compte vos envies, votre faim et ce qui vous fait plaisir. L'équilibre ne se fait pas dans UNE assiette mais sur une journée voire sur la semaine !

Chapitre 7

Les macronutriments

Comme je vous le disais dans la première partie, pour agir, il faut que les choses aient du sens. Personnellement, si on me dit de manger cinq fruits et légumes par jour, j'ai besoin de comprendre pourquoi et quels bénéfices j'en tire. Faisons un petit zoom dans l'assiette et intéressons-nous aux macronutriments. Ce sont les composants majoritaires de notre alimentation. Ils apportent entre autres de l'énergie grâce au métabolisme que nous avons défini auparavant. Il s'agit des protéines, lipides et des glucides.

Les protéines

Il faut les imaginer comme les constituants de notre carrosserie. Même si dans les chiffres, elles représentent la plus petite part de nos besoins avec 10 à 12 % de l'apport énergétique total en moyenne, elles sont extrêmement importantes mais malheureusement très souvent mises de côté, par goût et/ou par coût.

Une protéine est composée de molécules plus petites appelées « acides aminés ». Il en existe 20 différents, dont l'ordre d'assemblage définira une protéine particulière. Parmi ces 20 acides aminés, neuf sont appelés « acides aminés essentiels » puisque le corps n'est pas capable de les synthétiser : isoleucine, leucine, valine, tryptophane, méthionine, phénylalanine, thréonine, lysine et histidine chez les enfants.

Il est indispensable de les apporter par l'alimentation puisque pour synthétiser les fibres du muscle par exemple, le corps doit assimiler les protéines. Ce qui est impossible avec un chaînon manquant. D'où l'importance

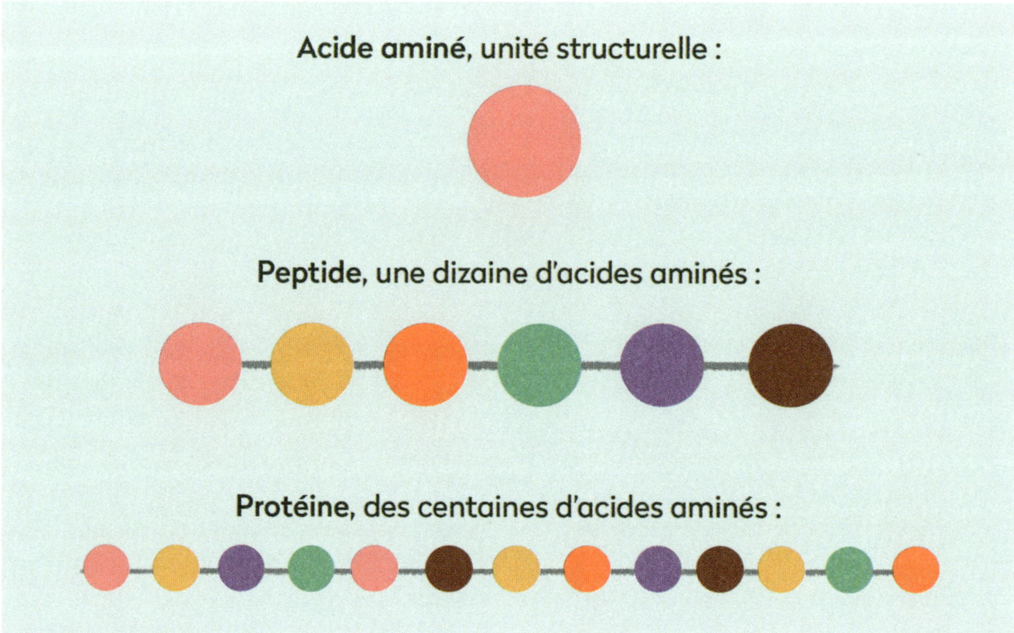

pour les végétariens/végétaliens d'associer les protéines végétales aux céréales.

Elles jouent un rôle structurel et donc fonctionnel. Sans protéines, nous ne sommes rien puisque, après digestion pour donner les acides aminés, l'organisme va pouvoir en recréer d'autres et constituer la kératine (constituants des cheveux), le collagène (constituants de la peau et les articulations), etc. Elles participent également à la synthèse d'hormones, d'enzymes, ou encore d'anticorps, indispensables au bon fonctionnement de l'organisme.

Leur rôle énergétique est certes bien moins important que celui des glucides, mais elles permettent grâce à la néoglucogenèse de synthétiser du glucose quand les réserves sont à plat. Elles ont un effet satiétogène et permettent également la synthèse de sérotonine pour stabiliser l'humeur et diminuer les envies de manger émotionnelles. Enfin, elles maintiennent et permettent la croissance de la masse musculaire. Et plus on développe du muscle, plus on dépense des calories au repos.

Combien en faut-il ?

D'après l'ANSES, « dans l'état actuel des connaissances, des apports entre 0,83 et 2,2 g/kg/j de protéines (soit de 10 à 27 % de l'apport énergétique total) peuvent être considérés comme satisfaisants pour un individu adulte de moins de 60 ans[12] ».

Le consensus scientifique s'oriente plutôt vers un apport de 1,2 g par kilo et par jour pour une personne en bonne santé et sédentaire et 1,6 g pour le seul maintien de la masse musculaire. Vous comprendrez donc pourquoi les athlètes (et pas seulement les professionnels) auront besoin de 1,8 g/kg/j et plus selon la fréquence et l'intensité de leurs entraînements.

Pour les personnes végétariennes/végétaliennes, on recommande d'augmenter les apports en protéines de 20 % par rapport aux personnes omnivores.

Où les trouver ?

Pour 100 g de produit :

- Spiruline : 57 g
- Viande des Grisons : 39 g
- Parmesan : 31 g
- Thon : 27 g
- Saumon : 25 g
- Colin : 24 g
- Lentilles corail : 23 g
- Filet de poulet : 23 g
- Cacahuètes : 22 g
- Haricots rouges : 22 g
- Seitan : 21 g
- Steak haché : 21 g
- Pois chiches : 20 g
- Graines de lin : 20 g
- Crevettes : 19 g
- Tempeh : 18 g
- Moules : 17 g
- Noix de cajou : 17 g
- Tofu : 16 g
- Graines de chia : 16 g
- Avoine : 16 g
- Quinoa : 16 g
- Œufs (2) : 13 g
- Cottage cheese : 12 g
- Petits-suisses (2) : 11 g
- Skyr : 10 g
- Fromage blanc : 8 g
- Lait : 3,4 g

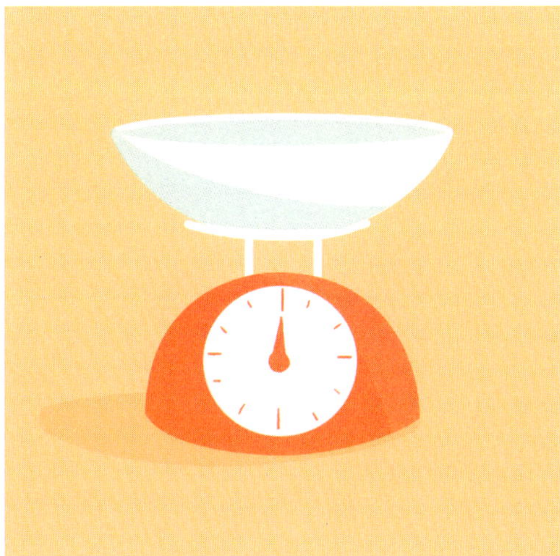

12. En ligne : https://www.anses.fr/fr/content/les-prot%C3%A9ines#

Animales ou végétales ?

Animales	Végétales
Riche en B12	Absence de B12 (supplémentation nécessaire)
Aminogramme complet	Aminogramme incomplet (nécessite association avec céréales)
Onéreux si qualitatif	Économique
Peu écologique	Écologique
Délétère pour le microbiote	Riche en fibres, donc bonnes pour le microbiote
	Possibles intolérances
	Présence d'antinutriments

Vous l'aurez compris, les deux ont des avantages et des inconvénients. L'essentiel est d'être à l'aise avec son assiette.

Les lipides

Depuis de nombreuses années, le gras est diabolisé pour la simple raison que c'est le macronutriment le plus calorique avec 9 kcal au gramme. Or, les lipides sont indispensables à la vie.

Ils ont plusieurs rôles essentiels. Tout d'abord, sans lipides, il n'y a pas de synthèse hormonale, ce qui entraîne des risques de dépression sévère, des cycles menstruels irréguliers, voire inexistants, une perte de libido, un effondrement du taux de testostérone, qui ne permet pas une synthèse musculaire normale, etc. Ils jouent ensuite un rôle structurel, le cerveau étant composé de plus de 60 % de graisses. Ils protègent et constituent aussi nos cellules. Enfin, transportant les vitamines liposolubles (A, D, E, K), ils ont bien évidemment un rôle énergétique. Si on reprend la métaphore de la voiture, c'est un peu l'huile de moteur !

Mais surtout, pour arrêter de les diaboliser, retenons que les lipides améliorent la dépense énergétique et augmentent la prise de masse maigre. C'est le cas des oméga-6. Nous l'avons vu précédemment, la composition corporelle modifie le métabolisme de base puisque le muscle accroît les dépenses au repos. Les oméga-3 augmentent aussi la dépense énergétique, favorisent la perte de graisse et aident à développer la masse musculaire au cours de l'activité physique[13].

Combien en faut-il ?

Les recommandations sont situées entre 35 et 40 % du total calorique, soit 1 g minimum jusqu'à 1,5 g/kg/j.

10 g de lipides sont apportés par :

- 12 g de beurre cru
- 30 g de crème fraîche 30 %
- 10 g d'huile d'olive, de lin, de noix, de coco, de colza

Les huiles et matières grasses végétales peuvent être remplacées par les oléagineux ou les olives entières (12 olives apportent 10 g de lipides) pour un effet plus satiétogène.

Le reste des lipides sera apporté par les autres aliments ; ainsi, on peut en trouver 10 g dans :

- 30 g de chocolat noir
- 50 g d'avocat
- 20 g d'amandes ou de cacahuètes entières ou en purée
- 70 g de poisson gras
- 100 g de yaourt grec
- 30 g de fromage type comté ou emmental
- 1 jaune d'œuf

Faisons le point sur les différents lipides. Si on devait simplifier, il y aurait un acide gras à fuir et 3 autres à consommer. Pour celui qui est à éviter, vous pensez certainement aux graisses saturées. Je pensais plutôt aux graisses trans.

Les acides gras trans

Les acides gras trans (AGT) sont des acides gras insaturés qui ont subi une transformation soit naturelle (dans le rumen de la vache pour les produits laitiers – ils sont alors moins nocifs), soit industrielle par hydrogénation, en vue de faciliter leur utilisation dans la confection de produits ultra-transformés. Le changement de conformation de la chaîne d'acides gras les rend très nocifs pour l'organisme puisqu'ils favorisent les maladies

13. M. A. Gammone, G. Riccioni, G, Parrinello, N. D'Orazio, « Omega-3 polyunsaturated fatty acids: Benefits and endpoints in sport », *Nutrients*, vol. 11, n° 1, 2018, p. 46. DOI : 10.3390/nu11010046

cardiovasculaires, l'augmentation du « mauvais » cholestérol, le syndrome métabolique voire certains cancers. Encore une bonne raison de limiter les aliments ultra-transformés mais également les graisses chauffées à hautes températures.

La plupart des AGT se retrouvent dans les plats cuisinés classiques ainsi que les pizzas, nuggets, frites ou cordons-bleus industriels. Mais également dans les viennoiseries, les margarines, les barres chocolatées et certaines confiseries.

Les acides gras saturés

Les AGS sont souvent diabolisés également. Accusés de favoriser les pathologies cardio-vasculaires, ils ne sont pas à mettre dans le même panier que les AGT.

Oui, on ne les privilégiera pas, d'autant plus qu'ils sont non essentiels, le corps peut les synthétiser lui-même, mais on ne les supprimera pas non plus puisqu'ils participent au métabolisme énergétique.

Les AGS sont pour la plupart issus des matières grasses d'origine animale (beurre, viandes, charcuteries...), mais il existe également des sources végétales, comme l'huile de coco, de coprah ou de palme.

Les acides gras mono-insaturés

Dans ce groupe, on connaît surtout l'acide oléique de l'huile d'olive. Un des rôles majeurs des AGMI est de réduire le taux de « mauvais » cholestérol. Plus exactement, le pouvoir antioxydant de l'huile d'olive diminue l'oxydation du cholestérol.

On les trouve surtout dans l'huile d'olive, de sésames, mais aussi dans les noix de macadamia, les pistaches, les noix de cajou, l'avocat pour les sources végétales et dans la plupart des viandes (bœuf, porc, agneau, poulet...). Du fait de notre consommation basée sur le modèle méditerranéen, l'apport en AGMI est souvent correct sans qu'il soit nécessaire de s'en soucier.

Les acides gras poly-insaturés

Ce sont les plus connus, surtout les oméga-3 et 6. Ils protègent le système cardiovasculaire (DHA) en combattant l'hypertension, réduisent les risques d'AVC, jouent un rôle dans les fonctions cérébrales (EPA). Les oméga-6 maintiennent également une bonne immunité et une belle peau. Les oméga-3, quant à eux, sont anti-inflammatoires et diminuent l'insulinorésistance, ils permettent donc de lutter contre l'obésité et le diabète de type 2.

On trouve les oméga-3 surtout dans les poissons gras, l'huile de foie de morue, les graines et oléagineux, l'huile de lin et de colza. Les oméga-6 sont, quant à eux, surtout présents dans l'huile de tournesol, d'arachides, de noix, l'huile de germe de blé...

Récapitulons : on fuit les acides gras trans. On consomme des AGS modérément et on insiste sur les acides gras mono- et poly-insaturés, surtout les oméga-3 !

Zoom sur le rapport oméga-3/oméga-6

Pour un organisme en pleine forme, il faut un équilibre entre oméga-3 et 6. Or, du fait du large choix d'aliments transformés sur le marché, le ratio est déséquilibré, avec un apport trop important en oméga-6. Beaucoup de ces oméga sont aussi dus à l'alimentation des bovins qui sont à présent nourris avec du soja, source d'oméga-6. Or, ils sont pro-inflammatoires, surtout s'ils sont de mauvaise qualité.

Selon l'ANSES, un ratio proche de 5 doit idéalement être établi. Nous devrions respecter un ratio oméga-6/oméga-3 compris entre 1/1 et 4/1. Pour cela notre alimentation devrait apporter 5 molécules d'oméga-6 pour une seule molécule d'oméga-3. Pourtant, en France, des études montrent que l'on se rapproche de 18 pour un...

Les glucides

Bien. Nous avons donc la carrosserie avec les protéines, l'huile de moteur avec les lipides, il nous manque le carburant : les glucides !

Pâtes, riz, pain... Le diable d'après les magazines et divers professionnels qui n'ont jamais actualisé leurs connaissances depuis les années 1970. Quand j'échange avec un patient qui « malgré tous les efforts du monde » ne perd pas de poids, il me suffit en général d'une seule question pour en trouver une des causes : « Mangez-vous des féculents ? » La réponse est très souvent : « Non. »

Je vous donne cinq arguments pour considérer les glucides comme indispensables !

- **Les glucides sont la principale source d'énergie de notre corps.** C'est un peu l'essence de notre voiture ! Ces glucides vont être transformés en énergie en cas d'effort mais pourront aussi être mis en réserve sous forme de glycogène dans le muscle et le foie. Il pourra alors être remobilisé sous forme d'énergie si besoin.

- **N'oubliez pas une chose : s'il n'y a pas assez de glucides, le corps va aller puiser son énergie dans le muscle.** La dégradation du muscle va donc ralentir le métabolisme de base puisque, comme nous l'avons vu, plus on est musclé, plus on dépense de l'énergie au repos.
- **En plus, le corps étant bien fait, un manque de glucides sera compensé.** Parfois très fort ; si fort que les patients confondent souvent ce besoin urgent de manger des glucides le soir avec des troubles alimentaires ; alors que le corps réclame juste son dû. Nous le verrons plus tard, c'est la faim des cellules, et c'est normal !
- **Les fruits, les légumes ou les céréales source de glucides sont également source de fibres** surtout quand ils sont entiers. Ils favorisent une meilleure satiété et diminuent donc la fréquence des fringales et autres grignotages.
- **Les glucides, grandement représentés par les féculents, aident à réguler le poids. Ils ne font pas grossir bien au contraire.** Je m'explique ! Les féculents sont riches en vitamines du groupe B. Ces micronutriments participent aux différentes voies métaboliques et à la bonne utilisation des ressources énergétiques. On limite ainsi un stockage sous forme de graisses trop important. Supprimer les glucides permet sans doute de perdre du poids. Une semaine… Un mois… mais le métabolisme va finir par ralentir. On aura donc un palier dans la perte de poids. Une frustration supplémentaire et donc un échec à plus ou moins long terme. De plus, la consommation de féculents favorise un bon sommeil notamment grâce une action de l'insuline sur le tryptophane. Nous savons d'après des études qu'un sommeil long et réparateur est inversement lié à la prise de poids et réduit la synthèse de ghréline, l'hormone qui stimule l'appétit.

Nous avons donc tout intérêt à consommer des féculents à CHAQUE REPAS, y compris le soir. Oui, vous avez bien lu, on peut manger des féculents le soir sans problème. Un plat de pâtes aura le même nombre de calories à 6 h 51, 12 h 10 et 23 h 43 ! Même les jours de pleine lune !

Et combien faut-il en consommer ?

C'est très simple ! Les glucides représentent le reste de nos apports quotidiens, donc 40 à 55 % de notre apport énergétique total.

20 g de glucides sont apportés par[14] :

- 40 g de pain (1/6 de baguette)
- 2 tranches de pain de mie
- 1 grande tranche de pain ou 2 petites de pain de campagne
- 3 biscottes ou 3 petits pains suédois, 2 Wasa
- 30 g de flocons d'avoine crus
- 2 pommes de terre de la taille d'un œuf ou 2-3 cuillères à soupe de purée maison
- 160 g de patate douce cuite
- 4 cuillères à soupe de riz ou de pâtes, soit 100 g
- 5 cuillères à soupe de légumineuses, soit 120 g
- 50 g de frites/40 g de chips
- 80 g de quinoa
- 300-400 g de légumes
- 1 fruit de 150 g, 250 g de fruits rouges
- 1 petite banane
- 1/2 mangue
- 15 grains de raisin ou cerises
- 1 verre de jus de fruits
- 100 g de compote sucrée ou 200 g de compote sans sucre ajouté
- 4 abricots secs, 3 pruneaux, 3 dattes, 15 raisins secs

Concernant le sucre ajouté, l'OMS recommande de ne pas dépasser 25 g par jour.

Est-ce que tous les glucides se valent ?

Vous allez me dire : « OK... je dois manger au moins 250 g de glucides si j'ai besoin de 2 000 kcal au total, ça veut dire que je peux me nourrir de jus de fruits et de yaourts ? »

Si c'était si simple ! Tous les glucides ne se valent pas ! On a beaucoup entendu parler des sucres lents et rapides. Très 1970 tout ça ! En 2022, il faut se délester de cette notion beaucoup trop simpliste. Aujourd'hui, on préfère s'intéresser à l'index glycémique (IG) des aliments.

L'index glycémique, c'est quoi ?

Il s'agit d'un critère de classification des aliments glucidiques selon leur capacité à faire monter la glycémie. Pour mesurer cette valeur, on fait avaler un aliment aux patients et on observe leur glycémie durant deux heures suivant le repas en la comparant avec celle du glucose, qui est la valeur de référence avec un IG de 100. Plus l'IG est élevé, plus il fait monter la glycémie rapidement.

14. federationdesdiabetique.org

La consommation régulière d'aliments à IG élevé peut conduire à une perte de sensibilité des cellules à l'insuline. Ces dernières sont chargées de capter le glucose pour l'utiliser sous forme d'énergie ou le mettre en réserve. Cette « résistance » à l'insuline se traduit par une augmentation de la glycémie et peut induire des pathologies inflammatoires chroniques, un prédiabète voire un diabète de type 2.

Zoom sur la résistance à l'insuline

PLUSIEURS SYMPTÔMES :

- Prise de poids notamment au niveau abdominal.
- Coup de barre après les repas surtout riches en glucides.
- Attirance vers les produits sucrés et fringales.

Un bilan sanguin est le bienvenu si vous présentez ces signes. Le médecin peut doser la glycémie et l'insuline à jeun. Mais également l'indice HOMA qui montre l'insulino-résistance et le QUICKI qui montre la sensibilité à l'insuline.

ET SI C'EST LE CAS, QUE FAIRE ?

- On favorise les aliments à IG bas pour épargner le pancréas et l'insuline, en veillant à toujours accompagner les aliments glucidiques avec, au minimum, une source de fibres. Les protéines et le gras ont également un effet bénéfique.
- On veille à apporter des oméga-3 qui permettent une bonne utilisation de l'insuline ainsi que du zinc et de la vitamine D.
- On prend soin de sa flore intestinale. L'activité physique est également une clé importante dans la gestion de la glycémie !

Dans un souci de prévention, surtout s'il y a des antécédents familiaux de diabète, il est préférable de consommer des aliments à IG bas voire moyen en évitant les IG élevés.

IG bas (< 55)	IG moyen (55-69)	IG élevé (> 70)
Abricot frais Amande Blé type Ebly Banane verte Chocolat noir 70 % Farine de blé intégrale Flocons d'avoine non cuits Fruits rouges (framboise, cassis, myrtilles...) Chocolat noir 70 % Pomme, poire, orange... Légumes frais Légumineuses : lentilles, pois chiches... Miel d'acacia Pain intégral Patate douce Pâtes complètes Pâtes *al dente* Quinoa Riz complet, riz sauvage, riz basmati Semoule complète Sirop d'agave Sucre rapadura, sucre de coco Son de blé Tortilla de maïs Wasa fibres	Banane mûre Biscuits complets type Gerblé Confiture de fruits Couscous Chips Farine de blé complète (T110) Flocons d'avoine cuits Galette de blé type Wrap Mangue Melon Muesli sans sucre ajouté Pain complet Pâtes bien cuites Pommes de terre en robe des champs ou frites Pop-corn Raisins secs Riz blanc standard Saccharose (sucre blanc) Sirop d'érable	Baguette blanche et pains blancs Pain toasté Biscottes Biscuits industriels Céréales petit déjeuner sucrées, extrudées ou soufflées Dattes Farine de blé T45 Farine de riz Galettes de riz ou de maïs Miel de forêt Pomme de terre bouillie ou cuite au four Purée instantanée Riz au lait Riz à sushi Riz et pâtes cuisson rapide Sucre brun

Nuançons tout de même : les IG élevés sont utiles notamment avant ou après le sport quand nous avons besoin d'une recharge rapide de glucose.

Cette notion d'IG a également des limites. Souvent, on prend en compte l'IG d'un aliment isolé, sans s'intéresser à la totalité de son assiette, ni à sa préparation. Pourtant, ce dernier est amené à changer en fonction de la cuisson, de sa préparation, de sa constitution, mais aussi quand il est associé ou non à d'autres aliments. Le gras par exemple ralentit la vidange de l'estomac et réduit l'effet sur la glycémie. Ainsi, le pain blanc aura un IG élevé, alors qu'un pain complet au levain aura un IG moins haut à cause des fibres, et encore moins haut une fois tartiné avec de la purée d'amande complète, grâce aux fibres et aux acides gras apportés par cette dernière. De même pour la pomme de terre selon qu'elle est cuite à la vapeur, consommée froide ou en frites, ou encore accompagnée de légumes.

La quantité joue également un rôle important. Aussi s'intéresser à la charge glycémique est-il plus pertinent. Elle reflète plus précisément la capacité d'un aliment à faire monter la glycémie en fonction de la quantité consommée.

FORMULE CHARGE GLYCEMIQUE : IG X QUANTITÉ (EN G)/100

La charge est considérée comme faible lorsqu'elle est inférieure à 10, moyenne entre 11 et 19 et élevée quand elle est supérieure à 20. L'idée est ensuite d'additionner les charges tout au long de la journée, une charge totale étant faible en dessous de 80 et élevée si elle est supérieure à 120.

Prenons un exemple : le miel de forêt a un IG élevé, mais je peux en consommer sans problème le matin, car la quantité sera moindre. Sa charge glycémique est basse : (89 × 10 g) / 100 = 8,9.

À l'inverse, manger 400 g de pâtes complètes (50 × 400 / 100 = 200) sera plus problématique que 150 g de pâtes blanches trop cuites (60 × 150 / 100 = 90) perdues dans une assiette complète, alors que l'IG des pâtes complètes est pourtant moins élevé au départ.

Il ne vous reste plus qu'à passer des heures à compter ! Personnellement, j'en ai le palpitant qui crépite rien que d'y penser !

Souvenez-vous que c'est l'assiette complète qui compte. En clair, si votre assiette est complète et équilibrée, et que vous ne souffrez pas de résistance à l'insuline, de diabète, l'IG n'a guère d'importance. Si vous n'aimez pas les pâtes complètes, ne vous les imposez pas et privilégiez le plaisir.

Des faux amis à connaître

LES JUS DE FRUITS

Vous avez sans doute vu les pubs s'appuyant sur l'argument du Nutriscore. Sans citer de marque, ces jus de fruits sont Nutriscore B. Et si je vous disais que boire un jus de fruits en bouteille, c'est comme boire du soda ? Plus de fibres, plus de vitamines (la vitamine C est photosensible et thermosensible), il ne reste alors plus qu'un jus de sucre ! Pourtant oui, on partait d'une orange ou d'une pomme. Eh bien non, métaboliquement une pomme ne se comportera pas de la même façon qu'une compote de pomme et encore moins qu'un jus de pomme. L'IG grimpe de plus en plus tandis que l'effet satiétogène, lui, diminue.

LES GALETTES DE RIZ

C'est le conseil à la mode des magazines féminins. Encore une fois, la méthode de fabrication fait exploser l'IG. Résultat : vous n'êtes pas plus rassasié-e et le sucre se stocke sous forme de graisses. Mieux vaut consommer un fruit, une poignée d'amandes, du chocolat noir... La satiété et les apports en micronutriments n'en seront que meilleurs. Pourquoi ? À cause de la méthode de transformation, et de son effet sur la matrice des aliments.

L'effet matrice des aliments

On entend de plus en plus parler de l'effet matrice des aliments ! Mais quèsaco ? De nos jours, on promeut ou on incrimine un aliment en se basant uniquement sur ses nutriments. Ce réductionnisme est un non-sens. Nous ne mangeons pas des nutriments mais des aliments ! L'effet matrice reflète justement la complexité d'un aliment. On ne le considère plus comme une source de nutriments mais on considère tous ses nutriments et autres composants en interaction au sein de l'aliment pour créer des réactions, modifier la biodisponibilité de certains composants, etc.

On observe que l'effet de l'aliment est bien différent de celui d'un de ses nutriments considéré isolément. Prenons le cas du fromage et du beurre. Ils contiennent tous les deux des acides gras saturés. Pourtant le fromage montre des effets différents et positifs sur le cholestérol par rapport au beurre, à quantité égale d'acides gras saturés. On sait aujourd'hui que c'est le calcium présent dans le fromage, mais absent du beurre, qui a une action dans le tube digestif, limitant l'absorption des acides gras. Si le sujet de l'alimentation transformée vous intéresse, je vous conseille de lire le livre d'Anthony Fardet : *Halte aux aliments ultra transformés ! Mangeons vrai* (Thierry Souccar, 2017).

Les fibres

Les fibres sont essentielles à la santé, notamment intestinale. Ce sont des glucides. Eh oui ! À la grande différence qu'ils ne peuvent être digérés. Ils sont donc acaloriques.

Il en existe deux types :

- **Les fibres insolubles :** celles qui augmentent le poids des selles. On peut les imaginer comme des petites éponges. En se gorgeant d'eau, elles vont augmenter le volume des selles et moduler le transit.
- **Les fibres solubles :** elles forment un gel quand elles sont mélangées à l'eau. Elles peuvent alors ralentir l'absorption des glucides et donc l'index glycémique des aliments, en formant un filtre. Mais leur rôle majeur est prébiotique : elles nourrissent notre flore intestinale si importante pour notre santé globale. On y revient très vite ! Elles ont également le pouvoir de faire baisser le cholestérol et sont anti-inflammatoires.

Insolubles	Solubles
Céréales et son de blé	Psyllium
Fruits et légumes (la peau et les pépins/grains surtout) : framboise, fraise, ananas, chou-fleur, légumes à feuilles vertes	Pomme de terre et patate douce
Les oléagineux	Certaines légumineuses (haricots rouges, blancs...)
Les graines de lin	Fruits riches en pectine : pomme, poire, coing ainsi que la mangue et les agrumes
Certaines légumineuses (pois chiches et lentilles)	Certains légumes (choux, poireaux, oignons, carottes...)
	Pruneaux et figues séchées
	Orge, seigle et sarrasin
	Graines de chia et graines de lin
	Avoine et son d'avoine

À noter que les aliments contiennent souvent les deux types de fibres.

Et combien faut-il en consommer ?

Selon les recommandations actuelles : 30 g par jour, en variant leurs sources ! Une consommation régulière de fruits et légumes y participe grandement, mais si vous avez du mal à en manger, voici quelques sources supplémentaires. Attention à ne pas passer de 0 à 30 g du jour au lendemain, allez-y crescendo !

« Je n'aime pas les légumes »

Il y a encore quelques mois, on ne m'aurait pas fait manger de choux de Bruxelles. Je clamais haut et fort que je n'aimais pas ça. En réalité, c'était le petit Jeremy qui avait vécu une mauvaise expérience. Souvent, on n'aime pas un souvenir ou une expérience, mais le palais, les bourgeons du goût évoluent avec l'âge et il est tout à fait possible que vous aimiez. Soyez curieux et goûtez à nouveau ! S'il s'agit de phobie alimentaire, je vous invite à prendre contact avec un orthophoniste ou un ergothérapeute spécialisé en troubles de l'oralité.

« Je ne supporte pas les légumes ! »

Et il se peut que l'on ne supporte pas du tout les fibres d'un point de vue digestif. La tentation est alors de les supprimer. Mauvaise idée puisqu'elles nourrissent et assurent la pérennité de notre flore intestinale. Si vous avez besoin de les supprimer ou de trier les sources de fibres, en cas d'intestin irritable par exemple, je vous invite à consulter un diététicien spécialisé en FODMAP (groupe de glucides à chaîne courte) pour vous accompagner avec un protocole clair, précis et surtout adaptés.

QUELQUES SOURCES DE FIBRES POUR 100 G DE PRODUITS :

Psyllium : 81 g

Son de blé : 42 g

Graines de chia : 34 g

Son d'avoine : 16 g

Flageolets : 16 g

Amandes : 12 g

Noisettes : 11 g

Flocons d'avoine : 10 g

Cacahuètes : 9 g

Noix de cajou : 8 g

Abricots secs : 8 g

Lentilles et pois cassés : 8 g

Dattes : 7 g

Pâtes complètes : 4 g

Chapitre 8

Les micronutriments

Comme je vous le disais un peu plus haut, l'aliment est une matrice constituée de macronutriments mais aussi de micronutriments, qui sont indispensables à son action globale mais également à notre fonctionnement !

Bien souvent les personnes « comptent leurs macros » mais ne s'intéressent pas au microscopique. Pourtant, sans ces petites clés que l'on trouve au sein d'une alimentation équilibrée, variée et peu transformée, le moteur reste souvent bloqué !

FAISONS LE TOUR DE QUELQUES MICRONUTRIMENTS ESSENTIELS.

Le magnésium

C'est le micronutriment dont on parle le plus souvent. Il est incontournable puisqu'il est impliqué dans plus de 300 réactions enzymatiques et notamment dans la production d'énergie. Il permet au fer, au zinc et au calcium d'être métabolisés. Il permet également de lutter contre le stress, de lisser l'humeur et donc d'éviter les fringales émotionnelles. Enfin, il abaisse la tension artérielle et participe à la santé musculaire et osseuse.

On peut facilement repérer une carence en magnésium avec ces symptômes :

- Fatigue nerveuse et physique
- Paupière qui saute
- Crampes musculaires
- Fourmillements
- Difficulté à récupérer
- Irritabilité
- Anxiété
- Palpitations
- Difficultés de concentration
- Insomnie

Un des soucis majeurs avec le magnésium est qu'il est facile de tomber dans un cercle vicieux de déplétion. En effet, plus on est stressé et plus le magnésium fuit dans les urines. Or quand on est stressé, on a d'autant plus besoin de magnésium.

Que faire alors ? On soigne son assiette en première intention ! Voici les sources principales de magnésium :

- Oléagineux
- Chocolat (riche en cacao)
- Algues
- Fruits et légumes
- Céréales complètes
- Graine de lin et de chia
- Eau magnésienne : Hépar, Rozana, Contrex...

⚠ Attention à la consommation de café et de thé qui favorisent son élimination. Privilégiez la chicorée ! Au contraire la vitamine D et les vitamines du groupe B favorisent son assimilation.

Et en complément ? Il est souvent difficile de combler un gros déficit par l'alimentation. Une cure de magnésium peut alors aider. Veillez à choisir un bon magnésium. Les formes oxydes sont peu assimilées et entraînent souvent des troubles digestifs. Les formes bisglycinate, malate ou glycérophosphate sont beaucoup mieux tolérées et assimilées !

Les besoins sont, en général, de 6 mg/kg/j, soit environ 300 mg à 350 mg/j. Veillez à fractionner la prise sur la journée pour une meilleure assimilation, par exemple lors de repas riches en protéines et en graisses insaturées, qui favorisent son absorption.

♡ **Mes coups de cœur :**

- Magnésium (bisglycinate) des laboratoires NHCO
- P3-Stress des laboratoires Aragan, encore plus complet avec des souches microbiotiques et des vitamines et des acides aminés.

Un point sur les fringales

Bien souvent, quand vous signalez des fringales en pharmacie, on vous conseille le chrome. Il s'agit d'un oligoélément très intéressant dans la gestion de la glycémie, qui augmente la sensibilité à l'insuline. Ainsi, il évite les hypoglycémies réactionnelles qui pourraient donner des fringales.

On peut également le trouver dans l'alimentation :

- Levure de bière
- Germes de blé
- Céréales complètes
- Œufs (surtout le jaune)
- Les choux en général

Vous pouvez également vous supplémenter en chrome sous forme de picolinate en demandant conseil à votre pharmacien.

♡ **Mon coup de cœur :** Chrome picolinate de Solgar

Mais attention, le chrome fonctionne uniquement si les fringales sont dues à une mauvaise gestion de la glycémie, mais pas si les fringales sont purement émotionnelles. Pour ces dernières, on se tournera plutôt vers le tryptophane. Rappelez-vous, il fait partie des acides aminés essentiels. C'est le précurseur de la sérotonine. Lorsque l'on en manque, des fringales surviennent en fin de journée, s'accompagnant d'envies d'aliments sucrés et gras. La fameuse *comfort food*.

Pour éviter cela, on veillera à commencer la journée par un petit déjeuner protéiné et gras afin de favoriser la synthèse de sérotonine et de dopamine et on pourra ajouter une collation pour booster la sérotonine vers 16-17 h. Pour la collation idéale, on partira sur du chocolat noir (> 70 %), une petite poignée d'oléagineux et une banane. Shoot de bonheur assuré, à condition que la flore soit en bonne santé puisque l'intestin est le siège de la fabrication de la sérotonine.

La supplémentation est également possible avec du L-tryptophane de préférence accompagné de vitamines B3 et B6 pour augmenter son assimilation. Attention à ne pas l'associer avec des anxiolytiques ou des antidépresseurs. Demandez conseil à votre pharmacien.

♡ **Mes coups de cœur :**

- En cas d'absence de terrain inflammatoire : L-Tryptophane de NHCO
- En cas d'inflammation aiguë ou de bas grade connu, il est préférable d'utiliser le 5-HTP (issu du Griffonia de chez Pileje par exemple) directement. Le tryptophane étant dévié vers la voie des indoles dioxygénases (des enzymes), il sera moins biodisponible et pourrait même aggraver l'inflammation. Cette affirmation me permet d'insister sur l'importance de se renseigner avant d'acheter un complément alimentaire. Même s'ils sont disponibles en libre-service, ils ne sont pas toujours inoffensifs pour autant.

Et le konjac ? Beaucoup de personnes misent sur les gélules de konjac, qui agissent comme de petites éponges et gonflent dans l'estomac. La faim est mécaniquement coupée. Mais c'est une très mauvaise idée ! Tout comme avec le verre d'eau, la faim est cachée mais continue de croître. Quand l'estomac se vidange, la faim revient plus forte qu'auparavant, et surtout, s'il s'agit de faim émotionnelle, je peux vous assurer que konjac ou pas, vous mangerez ! Catastrophe assurée !

Le fer

Il entre dans la composition de l'hémoglobine de nos globules rouges dont le but est de transporter l'oxygène vers nos organes, et de la myoglobine qui oxygène nos muscles ! Il contribue au travail de la thyroïde et donc participe au métabolisme. Oui, une carence en fer peut engendrer une prise de poids mais également de la fatigue par déficit d'énergie. Enfin, il intervient également dans la synthèse de neuromédiateurs tels que la dopamine.

On peut repérer une carence en fer avec ces symptômes :

- Fatigue
- Essoufflement
- Pâleur
- Perte de cheveux
- Ongles cassants
- Tête qui tourne, vertiges
- Palpitations

Il existe des facteurs de risques, comme les règles abondantes, un accouchement récent avec hémorragie plus ou moins importante, ainsi que les maladies inflammatoires chroniques de l'intestin comme la maladie de Crohn ou la rectocolite hémorragique.

On veillera donc à apporter suffisamment de fer dans l'alimentation. Il existe deux sources de fer :

- **Héminique :** c'est le fer « animal ». C'est le mieux absorbé. On le trouve dans le boudin noir, les abats, la volaille, les œufs, les poissons et les crustacés.
- **Non héminique :** il est souvent plus abondant dans les végétaux mais beaucoup moins assimilé. On le trouve dans les légumineuses, les graines de lin, de sésame et de courge, les oléagineux, le tofu, le soja et le cacao (80 %).

Pour favoriser son assimilation, il est conseillé de consommer des aliments riches en vitamine C, ainsi que du cuivre, qui est très souvent apporté sans effort particulier.

Le thé et le café seront à prendre à distance des repas, ces derniers limitant son absorption.

Et en complément ? C'est assez délicat ! Une carence en fer est délétère mais un excès également, notamment pour le foie. Le plus sage est de faire un dosage de la ferritine et de la transferrine et de voir avec son médecin. J'ai tout de même un conseil quant à la supplémentation.

Les spécialités prescrites par les médecins comme le sulfate ferreux sont très mal assimilées (10 %), d'où les conséquences sur le transit. Encore une fois, demandez au médecin de vous orienter sur une forme bisglycinate, certes non remboursée, mais qui aura une réelle utilité, tout en restant confortable.

Mes coups de cœur :

- Fer bisglycinate de NHCO
- Iron Gentle de Solgar

Le zinc

Le zinc se rapproche du magnésium du fait de son rôle dans de nombreuses réactions métaboliques. Il module le système hormonal féminin, assure une bonne santé du système digestif notamment par ses vertus antioxydantes et anti-inflammatoires et booste l'immunité. Il participe à la synthèse de neuromédiateurs comme la sérotonine et prend soin des phanères (cheveux, ongles...).

Il joue également un grand rôle dans la régulation du poids puisqu'il facilite l'utilisation de l'insuline, limitant ainsi le stockage, et il est indispensable dans la synthèse musculaire.

On peut repérer une carence en zinc avec ces symptômes :

- Ongles cassants
- Cheveux ternes
- Perte de cheveux
- Taches blanches sur les ongles
- Baisse de l'immunité
- Difficultés de concentration
- Acné inflammatoire
- Prise de poids

Il existe des sources animales et végétales comme les huîtres, les crustacés et le poisson, le fromage, les abats, les œufs et la volaille ainsi que les graines de lin, les oléagineux, les légumineuses et les germes de blé.

Comme pour le fer, thé et le café diminue l'absorption du zinc.

Et en complément ? Si on a du mal à consommer les aliments riches en zinc, la supplémentation est possible ; veillez alors à choisir une forme bien tolérée et assimilée comme le gluconate, le bisglycinate ou encore le picolinate de zinc.

Mes coups de cœur :

- Zinc chélaté de Nature Attitude
- Zinc complexe de Vitall +

L'iode

Quand on parle d'iode, on pense très souvent à la thyroïde, le chef d'orchestre de l'organisme. Elle régule notamment l'énergie dont on a besoin pour assurer toutes les fonctions du corps. C'est pourquoi les symptômes d'une hypothyroïdie sont souvent des ralentissements des fonctions vitales avec des symptômes associés : constipation, bradycardie, rétention d'eau, gonflement du visage, fatigue, prise de poids...

L'iode étant le constituant majeur des hormones thyroïdiennes T3 et T4, les signes de carence sont souvent ceux d'une hypothyroïdie. Pour s'en assurer, on veillera à effectuer un dosage urinaire de l'iode, mais également une biologie sanguine de la TSH et du couple T3/T4, et pourquoi pas de la T3 reverse.

Les protocoles en place actuellement ne permettent pas de diagnostiquer correctement les dysfonctionnements thyroïdiens. En effet, on ne vérifie que la TSH en première intention. Or, il a été démontré à maintes reprises que l'on peut très bien avoir des taux de T3, T4 anormaux alors que la TSH est normale. De plus, la TSH est sécrétée par l'hypophyse : il est tout de même plus judicieux de doser les hormones fabriquées par la thyroïde lorsque l'on veut contrôler son fonctionnement. Insistez auprès de votre médecin surtout si vous présentez des symptômes.

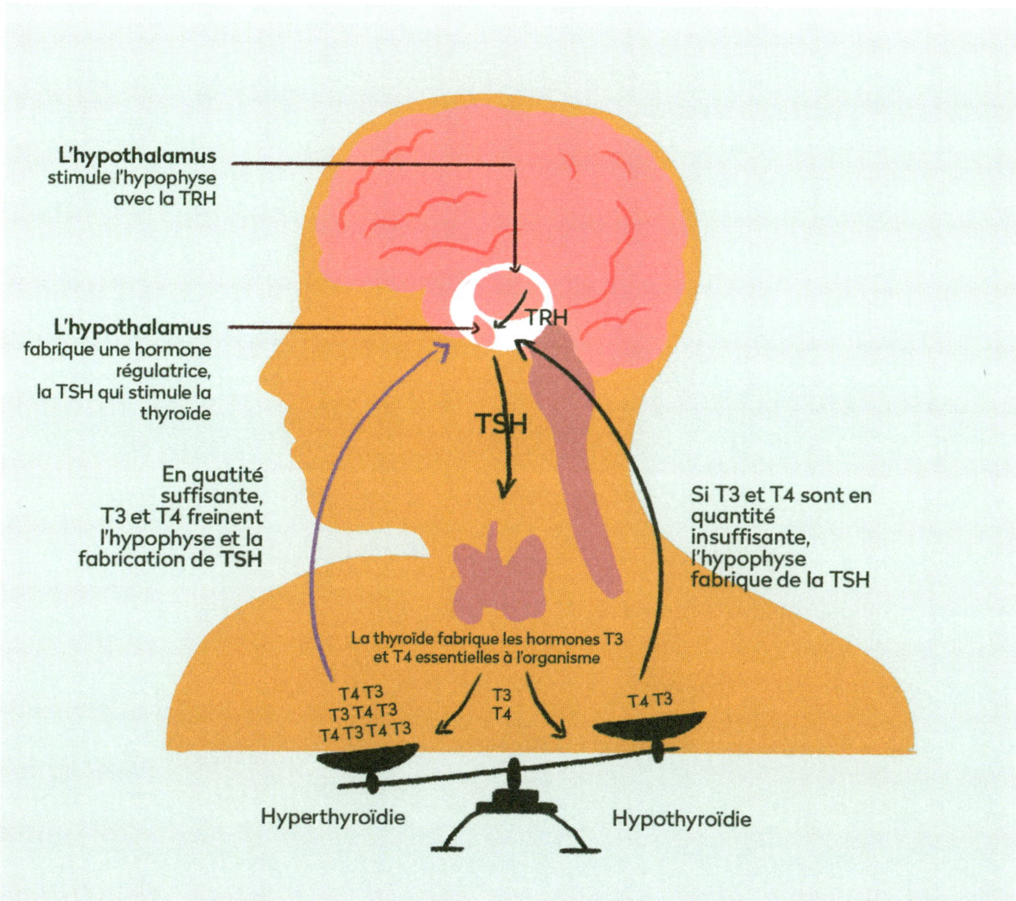

Pour revenir à notre iode, les sources sont surtout les produits marins comme les algues (nori, kombu, wakamé), les poissons, coquillages et crustacés mais aussi le lait, le fromage et les œufs. On pourra également utiliser du sel iodé en fin de cuisson.

Le sélénium

Le sélénium joue un grand rôle dans le métabolisme puisqu'il active les hormones thyroïdiennes. Des études montrent également qu'il est indispensable dans la sécrétion de l'insuline par le pancréas, donc dans la gestion de la glycémie et du poids.

Point supplémentaire, il est cofacteur de la lipolyse, c'est-à-dire qu'il est indispensable à l'activation de la réaction biochimique qui permet la destruction des graisses. Il régule également la prise alimentaire en modulant la synthèse de leptine, hormone de la satiété. Enfin, il s'agit d'un puissant antioxydant.

Pour en faire le plein, rien de plus simple : consommez 2 ou 3 noix du Brésil tous les jours. Et en cas d'allergie aux noix, vous pourrez en trouver également dans les produits de la mer, les abats et les légumineuses.

La vitamine D

Quand on parle de vitamine D, on l'associe d'abord à la fixation du calcium sur les os. Mais elle intervient également dans l'immunité, favorise l'assimilation du magnésium, du fer et du zinc dans l'intestin. Elle participe à l'équilibre de la glycémie et de l'insuline ainsi qu'à l'anabolisme musculaire. Donc encore une fois à la gestion du poids. D'ailleurs un déficit est très souvent observé chez les personnes souffrant d'obésité, mais également chez les personnes touchées par le syndrome des ovaires polykystiques.

On sait aujourd'hui qu'une majorité des Français est carencée en vitamine D. Surtout pour les habitants abonnés à la grisaille puisque l'on synthétise cette vitamine grâce aux UV captés par la peau. Il est donc fréquent d'être carencé quand arrive l'automne jusqu'au début du printemps, ce qui nous expose à la petite déprime saisonnière.

Il est d'ailleurs conseillé de s'exposer tous les jours durant 30 minutes avant 17 h. Malheureusement, vu nos habitudes et nos vies à 100 à l'heure, c'est rarement le cas. On peut alors essayer de combler les carences grâce à l'alimentation en consommant des poissons gras, des œufs, du poisson ou le foie de morue d'antan ainsi que des produits laitiers, mais c'est rarement suffisant. C'est pourquoi le médecin prescrit souvent des ampoules de vitamine D.

Tout comme le fer, ce n'est pas la meilleure option puisque l'efficacité n'est que temporaire, le corps n'arrivant pas à maintenir le taux de vitamine D. Il vaut mieux opter pour une supplémentation quotidienne sous forme de gouttes ou de comprimés de vitamine D3.

Mes coups de cœur :

- ErgyD plus de Nutergia
- Vitamine D3 + K2 MK7 de Nutripure

Vitamine B12

Cette vitamine du groupe B est essentielle puisqu'elle assure le bon fonctionnement du système nerveux en fabriquant notamment les neuromédiateurs, qui modulent l'humeur, la motivation ou encore le stress. Elle participe aussi à la synthèse de l'ADN et à la production d'énergie pour nos cellules.

Chez les femmes enceintes, elle est d'autant plus importante qu'elle est nécessaire pour activer la vitamine B9 durant la grossesse. Cette dernière joue un rôle essentiel dans la multiplication cellulaire nécessaire au développement du système nerveux de l'embryon, et notamment à la fermeture du tube neural.

On peut repérer une carence avec ces symptômes :

- Fatigue
- Essoufflement
- Fourmillement et engourdissement des extrémités
- Mémoire vacillante
- Difficultés de concentration
- Anémie
- Carence en B9

Attention si vous prenez des IPP pour l'estomac (Inexium, Mopral...), une prise chronique diminue l'absorption de B12.

La vitamine B12 est apportée exclusivement par les aliments d'origine animale, comme la viande, les œufs et le fromage. On en trouve dans la spiruline, mais celle-ci n'est pas biodisponible. Les végétaliens sont donc dans l'obligation de se supplémenter en B12 !

Mes coups de cœur :

- Ultra Vegan B pour un cocktail de vitamines du groupe B en prise quotidienne
- Méthylcobalamine (Vitamine B12) 1 000 µg de Solgar, pour une prise hebdomadaire

Les autres micronutriments

Micronutriments	Sources alimentaires	Rôles	Signes de carence
Vitamine A	Vitamine A : jaune d'œuf, beurre, abats Provitamine A (précurseur) : carottes, patate douce, melon, mangues	Acuité visuelle Renouvellement et croissance cellulaire Maintien de la peau et des muqueuses Antioxydant	Lésions cutanées et acné Troubles de la vision crépusculaire Sécheresse oculaire et de la peau Infections fréquentes
Vitamine E	Amandes, noisettes, arachides Pignon de pin Huile de colza Huile de carthame Huile de foie de morue	Antioxydant puissant Maintien des membranes cellulaires Protection des globules rouges	Anémie, vieillissement de la peau
Vitamine K	Légumes à feuilles vertes (cresson, épinard, salade...), abats, viande de bœuf, aliments fermentés Avocat	Coagulation sanguine et minéralisation osseuse	Saignements sous-cutanés provoquant des ecchymoses fréquentes Saignement du nez voire d'autres organes Fragilité osseuse

Micronutri-ments	Sources alimentaires	Rôles	Signes de carence
Calcium	Produits laitiers Algues Poissons en conserve de bonne qualité AVEC arrêtes Les choux Courmayeur, Hépar, Contrex	Minéralisation osseuse Contractilité	Crampes et raideurs musculaires Spasmes persistants Phanères fragiles Douleurs et fragilité osseuse (fracture fréquentes)
Potassium	Banane Chocolat (riche en cacao) Champignons Avocat Produits laitiers Légumineuses	Contractilité des muscles et notamment du cœur Transmissions nerveuses Métabolisme des protéines et des glucides Mouvement d'eau au sein des cellules	Fatigue Faiblesse et douleurs musculaires Troubles du rythme cardiaque Polyurie Rétention d'eau
Vitamine C	Persil, poivrons, citron, agrumes, kiwi Baies, fruits et légumes colorés en général	Antioxydant Assimilation du fer Vitalité Défenses immunitaires	Fatigue Cicatrisation lente Infections fréquentes

Micronutri-ments	**Sources alimentaires**	**Rôles**	**Signes de carence**
Vitamine B1	Céréales complètes (et dérivés) Viandes Oléagineux	Transformation des glucides en énergie Fonctionnement de la mémoire et du système nerveux	Troubles de la mémoire Fatigue chronique Maux de tête
Vitamine B2	Abats, œufs et produits laitiers	Production d'énergie *via* les protéines, lipides et glucides Croissance Entretien des muqueuses et de la peau	Lèvres sèches Fatigue chronique Problèmes de peau Sécheresse oculaire
Vitamine B3	Abats, viandes, produits de la mer, et céréales complètes (et dérivés)	Production d'énergie comme la B2 Beauté de la peau et des cheveux Synthèse des neuromédiateurs	Fatigue Sensibilité de la peau au soleil Humeur lunatique
Vitamine B5	Viande, pain, produits laitiers	Synthèse des neurotransmetteurs comme la sérotonine Cicatrisation	Troubles de l'humeur et du sommeil Fatigue Retard de cicatrisation

Micronutriments	Sources alimentaires	Rôles	Signes de carence
Vitamine B6	Céréales complètes, légumes, abats et viandes	Métabolisme des protéines Synthèse de l'ADN Métabolisme du magnésium	Stress et anxiété Humeur lunatique
Vitamine B8	Abats, œufs, champignons, céréales complètes et dérives.	Production d'énergie comme la B2 et la B3 Synthèse d'acide gras et d'acides aminés	Fatigue Perte d'appétit
Vitamine B9	Légumes à feuilles Légumineuses Foie Levure et germe de blé	Métabolisme des acides nucléique (ADN) Synthèse de neuromédiateurs Prévention du spina bifida chez le fœtus	Fatigue Retard de croissance Perte d'appétit

Un point sur le sodium

Le chlorure de sodium, plus connu sous le nom de sel, est de plus en plus présent dans nos assiettes. On le retrouve parfois en grandes quantités dans les plats préparés et les aliments ultra-transformés qui sont de plus en plus utilisés pour gagner du temps.

Bien sûr, comme tout, il ne faut pas le supprimer, puisque le chlorure et le sodium participent à la transmission des messages nerveux ou encore à la contraction musculaire. Il est également nécessaire pour la balance sodium/potassium et l'équilibre des mouvements d'eau dans nos cellules.

Cependant, un excès est reconnu comme facteur de risque de l'hypertension artérielle et des maladies cardiovasculaires et augmenterait le risque de fracture en favorisant l'élimination urinaire du calcium. Aujourd'hui, l'OMS recommande de ne pas dépasser 5 g de sel par jour. C'est peu, lorsque l'on regarde les étiquettes de nos produits en supermarché.

Pour réduire nos apports, on peut :

- Limiter les charcuteries, les bouillons, les plats préparés et les produits apéro.
- Privilégier la cuisine maison, en remplaçant une partie du sel par des épices, des aromates ou du gomasio.

L'INFO EN +

Choisissez un sel iodé, pour prévenir les possibles carences en iode !

Les antioxydants

Sans entrer dans des explications à en avoir des migraines, rappelons que l'on produit des radicaux libres, notamment lors du métabolisme énergétique. Il s'agit de produits obligatoires dont on ne peut stopper la production et qui sont indispensables, notamment dans les réactions immunitaires.

Mais parfois, l'équilibre se rompt et on est assiégé par ces radicaux libres. On appelle cela le stress oxydatif. En cause, une surexposition au soleil, le stress, le tabac, l'alcool, une alimentation déséquilibrée... Ces radicaux libres causent des dommages à nos cellules et peuvent affecter le collagène et l'acide hyaluronique, responsable du vieillissement de la peau ; mais aussi nos enzymes.

L'idée, pour limiter ces agressions, est d'apporter suffisamment d'antioxydants par l'alimentation. Et pour cela, rien de tel qu'un arc-en-ciel dans nos assiettes. Effectivement, les pigments qui colorent nos aliments sont source d'antioxydants !

- **Le rouge** est représenté par le lycopène, qui est un des plus grands antioxydants, et l'anthocyane, qui inhibe également les mécanismes inflammatoires : betterave, chou rouge, grenade, fruits rouges, tomates...
- **Le jaune orangé** est représenté par les caroténoïdes et la zéaxanthine. Ils luttent contre le vieillissement prématuré des yeux et de la peau notamment : carotte, citron, courges, mangue, jaune d'œuf, beurre...
- **Le vert** est témoin de la présence de lutéine et de chlorophylle, qui protègent notamment les yeux de la DMLA (dégénérescence maculaire liée à l'âge). Ils participent également à la phase II de la détoxification naturelle du corps : épinard, chou vert, asperge, concombre, avocat...

- **Le bleu/violet** indique la présence de flavonoïdes et d'anthocyanes à nouveau : aubergine, myrtilles, mûres, cassis...
- **Le marron** représente les acides phénoliques tandis que le blanc annonce les composés soufrés responsables de la détoxification et de la stimulation des défenses immunitaires : marron, champignon, ail, oignon, radis, artichaut, chou-fleur chou blanc, céréales non raffinées.

Imaginiez-vous de tels trésors dans nos assiettes ?

Les anti-nutriments

Il y a cependant quelques nuages à l'horizon ! Certaines substances inhibent l'absorption de ces micronutriments. On les appelle anti-nutriments ou facteurs anti-nutritionnels. Ils se retrouvent pour la plupart dans les céréales, les légumineuses et les oléagineux. Mais pourquoi des aliments nutritifs contiendraient des substances anti-nutritives ? Pour la même raison que nous produisons du sébum pour nous protéger des agressions extérieures : les plantes font de même !

Parmi les plus courants, on retrouve :

- **L'acide phytique,** qui inhibe l'absorption des minéraux : graines, céréales complètes et légumineuses.
- **Les lectines,** qui endommagent la muqueuse intestinale, responsables d'inflammation : légumes secs et céréales.
- **Les inhibiteurs de la trypsine,** qui inhibent la digestion des protéines : légumineuses et céréales
- **Les tanins,** qui inhibent la digestion des protéines et l'assimilation des ions métalliques comme le fer : thé, café, vin, chocolat

Attention, cependant, à ne pas tomber dans une diabolisation de ces aliments. Ces effets sont ressentis lorsque l'on les surconsomme et/ou qu'on les prépare mal. Or, dans l'alimentation équilibrée nous varions les différentes sources.

Pour contrecarrer cet effet, deux solutions :

- **Le trempage :** il consiste à immerger les graines, oléagineux ou encore les légumineuses dans l'eau, puis à jeter l'eau de trempage et à rincer les aliments. Le but est de ramollir l'enveloppe des aliments pour que les facteurs anti-nutritionnels fuient dans l'eau. On peut alors consommer les aliments, ou bien passer à la seconde solution.
- **La germination :** vous avez sans doute déjà vu ces petits bocaux germoirs en magasins bio ! L'intérêt de la germination est double : d'une part, on supprime les facteurs anti-nutritionnels, et d'autre part on potentialise l'effet des aliments qui sont d'autant plus digestes. En effet, la germination augmente la teneur en protéines et en antioxydants, tout simplement parce que nous consommons une plantule en début de vie, période où elle est la plus dense de façon nutritionnelle.

Pour ce qui est des tanins, il n'existe pas de moyens pour contrecarrer leurs effets, le seul conseil est de consommer ces aliments à distance du repas.

Enfin, vous l'aurez compris, pour faire le plein de micronutriments, l'objectif est de privilégier des aliments à hautes densités nutritionnelles. Il s'agit d'aliments qui contiennent énormément de nutriments pour peu de calories. On les oppose aux aliments à forte densité calorique, qui contiennent plus de calories que de nutriments.

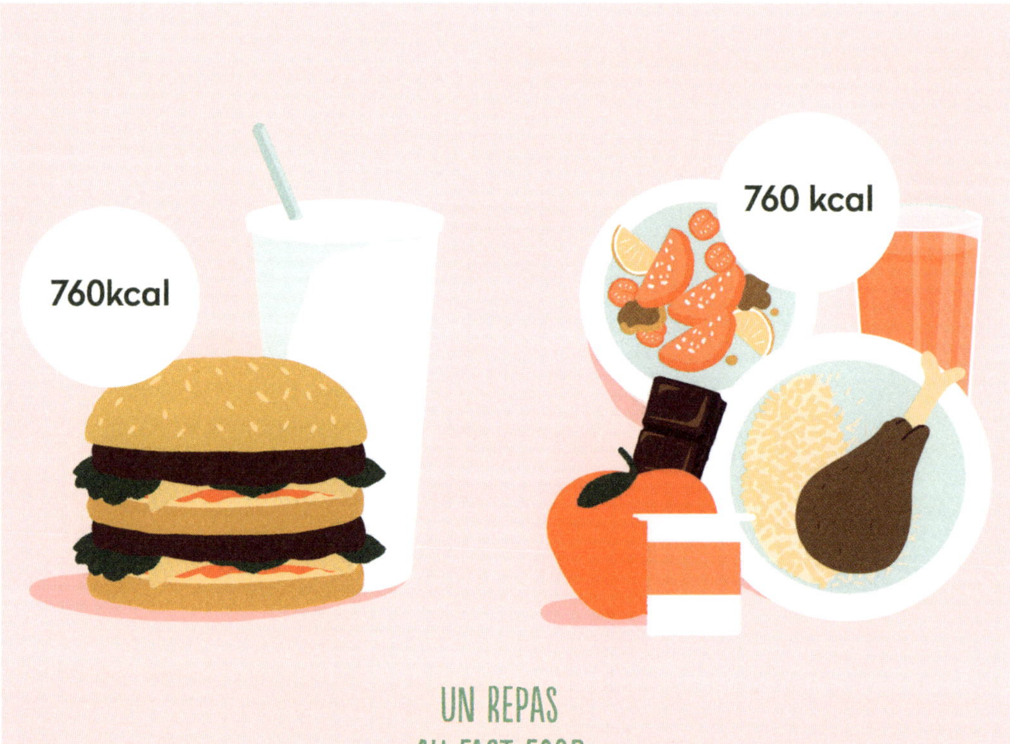

UN REPAS AU FAST-FOOD *VS* UN REPAS ÉQUILIBRÉ

Chapitre 9

Prendre soin de sa flore intestinale

Une fois que l'on a choisi les nutriments les plus efficaces, encore faut-il qu'ils franchissent le pas de la porte ! C'est là que l'intestin entre en jeu ! Comme vous avez pu le voir en librairie, on peut écrire des dizaines de livres sur le microbiote ! Je vais tâcher d'aller à l'essentiel !

Commençons par un peu d'anatomie !

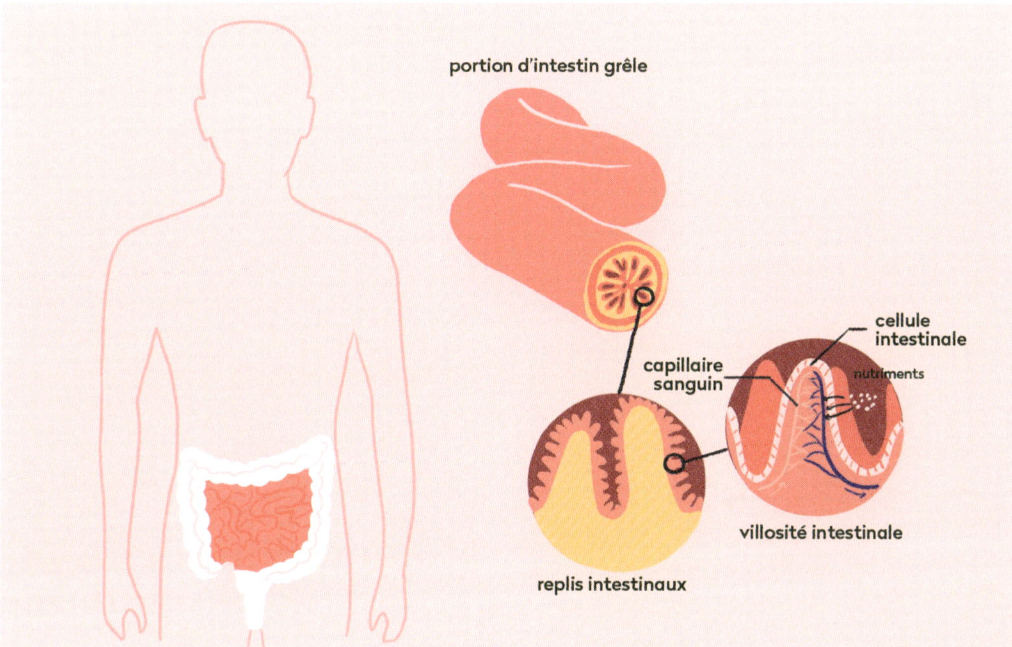

Voici une portion d'intestin. Une très petite portion, puisqu'il mesure 6 à 8 mètres et représente en superficie l'équivalent d'un terrain de tennis, ce qui lui permet une grande capacité d'absorption.

Si on zoome un peu, on peut apercevoir la muqueuse intestinale composée de replis intestinaux eux-mêmes constitués de villosités intestinales, elles-mêmes composées de microvillosités. C'est ici que sont absorbés les nutriments.

Si on zoome encore, on peut alors voir les entérocytes, les cellules de l'intestin qui sont liées les unes les autres grâce à des jonctions serrées qui font barrage aux grosses molécules mais aussi aux agents pathogènes et toxiques. Vous comprenez mieux pourquoi les grosses protéines sont fractionnées en plusieurs acides aminés avant de passer la frontière ! Il est question de cette étanchéité-là quand on aborde le sujet de la perméabilité intestinale !

Cette muqueuse est protégée par le mucus intestinal, très important, puisqu'il s'agit aussi de la cantine de notre microbiote !

Qu'est-ce que le microbiote ?

Vous voyez la Terre et ses habitants ? Eh bien notre intestin est la planète de milliards de bactéries. Et, comme sur Terre, il y a des bons et des méchants qui vont mettre le souk à différents niveaux.

Plus de 2 kg de bactéries, d'espèces différentes, cohabitent dans notre intestin. Il y a des bonnes bactéries et des bactéries pathogènes. Lorsque l'équilibre est rompu, on parle de dysbiose. Ce déséquilibre a alors des conséquences :

- **Sur l'immunité :** une flore fragile favorise le développement de pathologies, car les pathogènes peuvent s'implanter plus facilement sur la paroi intestinale, pas assez colonisée par les bonnes.
- **Sur la digestion,** puisque la flore régule l'absorption des acides gras et du magnésium.
- **Sur l'inflammation,** car la présence de certaines bactéries pro-inflammatoires peut altérer la paroi de l'intestin et engendrer ainsi des désordres métaboliques.
- **Sur le stress.** Eh oui... l'intestin est « notre deuxième cerveau » : une dysbiose peut empêcher la synthèse de sérotonine, régulant l'humeur et les envies de manger émotionnelles.
- **Et enfin sur le poids :** une dysbiose peut altérer la production d'hormones intestinales telles que la cholécystokinine et la GLP1, régulant l'insuline et la satiété.

Une dysbiose peut être identifiée dans la cuvette avec une alternance entre diarrhée et constipation, une consistance aléatoire, mais elle se traduit également par des ballonnements et/ou une mauvaise haleine pour la sphère digestive. Des infections et des allergies à répétition peuvent aussi être une alerte, tout comme le stress et les signes de carences en sérotonine.

VOUS L'AUREZ COMPRIS, IL FAUT PRENDRE SOIN DE SA FLORE POUR ÊTRE EN FORME GLOBALE.

Pour les causes, on retrouve l'environnement et le mode de vie (alimentation, stress, pollution…), la prise d'antibiotiques, qui détruit la flore, mais aussi la prise d'anti-inflammatoires non stéroïdiens.

Pour prendre soin de sa flore intestinale, adoptez une alimentation variée et vraie, riche en fibres et pauvre en aliments ultra-transformés. Réensemencez toujours votre flore avec une cure de probiotiques après des antibiotiques. Il est également important d'apporter régulièrement des probiotiques *via* l'alimentation grâce aux aliments fermentés. Sans oublier les fibres prébiotiques, substrats de nos petits colocs.

Les aliments fermentés

On en trouve de plus en plus dans les magasins bio, mais vous connaissez forcément le plat fermenté emblématique qu'est la choucroute !

La fermentation est un autre type de conservation au même titre que la conserve, mais avec un avantage en plus : la présence de bactéries. Le principe est simple, on laisse macérer les aliments sans oxygène. Commence alors la production de bactéries lactiques !

On peut les faire soi-même ou les acheter dans le commerce sous forme de choucroute, de légumes lacto-fermentés, de pickles, de cornichons… Le pain au levain, le miso, les yaourts nature et les fromages au lait cru de bonne qualité sont également des produits fermentés !

La fermentation permet aussi d'augmenter la concentration de vitamine B et de réduire la présence d'anti-nutriments comme l'acide phytique.

Si vous voulez en savoir plus, je vous conseille ce livre : *Un intestin heureux avec HappyBiote* de Virginie Gergès, First, 2019.

Chapitre 10

Un point sur l'alimentation ultra-transformée

Depuis toujours, nous transformons les aliments. Le problème vient de l'ultra-transformation de plus en plus présente. Il suffit de regarder les allées de nos grandes surfaces.

On distingue quatre types de produits :

- **Les aliments peu ou non transformés,** qui regroupent les aliments frais et bruts ou préparés sans additifs, comme les œufs, la viande et les poissons frais, le lait, les yaourts nature, le beurre, mais également les fruits et légumes surgelés ou séchés.
- **Les ingrédients culinaires transformés, pressés, raffinés, avec ou sans additifs,** comme le miel et le sirop d'érable, les huiles végétales, les amidons et fécules…
- **Les aliments transformés,** qui sont fabriqués à partir des précédents. Ils peuvent être additionnés de sel, de sucre, de matières grasses, de levain… mais ce sont toujours des produits simples. On classe dans ce groupe les conserves, le pain, les fromages, le saumon fumé ou les viandes séchées…
- **Et viennent enfin les aliments ultra-transformés (AUT).** On retrouve, au milieu d'une liste de cinq ingrédients et plus, des additifs et bien plus de sucres, de sel, pour augmenter leur conservation. Ce groupe inclut les céréales petit déjeuner, les biscuits, les plats préparés, les boissons sucrées, mais également un assez grand nombre de produits préparés qui n'ont plus rien de sain, comme certains steaks végétaux !

Vous l'aurez compris, il est préférable de consommer les trois premiers et de limiter la consommation d'AUT à un voire deux au grand maximum par jour. Ces derniers nuisent à notre santé intestinale, cardiovasculaire et pourraient augmenter les risques de cancer. La clé est donc de cuisiner autant que possible maison !

Pour vous aider à repérer les aliments ultra-transformés, vous pouvez utiliser l'application Siga-care qui prend en compte le degré de transformation des aliments, contrairement au Nutriscore qui n'a pas vraiment de sens, hormis pour les services marketing qui s'en servent pour promouvoir leurs produits.

Il n'y a donc aucun intérêt à comparer le Nutriscore d'un jus de fruits avec celui d'une charcuterie, ou celui d'une entrée avec celui d'un dessert quand vous l'utilisez. Il sert à comparer différents paquets de céréales par exemple. Mais ce que le Nutriscore ne prend pas en compte, c'est le degré de transformation. Or c'est le plus important aujourd'hui.

POUR RAPPEL : LE NUTRISCORE PERMET DE CLASSER DES ALIMENTS DE LA MÊME FAMILLE EN SE CONCENTRANT SUR LES TENEURS EN NUTRIMENTS ET ALIMENTS À FAVORISER (FIBRES, PROTÉINES, FRUITS ET LÉGUMES, LÉGUMES SECS...) ET CELLES À ÉVITER : CALORIES, SUCRES, ACIDES GRAS SATURÉS ET SEL.

Chapitre 11

Les compléments alimentaires : obligatoires ?

À l'ultra-transformation, qui ne nous aide pas à faire le plein de nutriments, s'ajoute une déficience liée à l'industrialisation. On ne respecte plus la saisonnalité, ni la maturation des fruits et légumes. Ce manque de maturité, mais aussi l'utilisation de pesticides, ne permet pas d'avoir de bons profils vitaminiques. Enfin, à cela s'ajoutent les techniques de cuisson à haute température et prolongées qui entraînent une perte vitaminique, mais également la présence de nouveaux composés toxiques.

Le tableau que je vous dresse donnerait de bonnes raisons de foncer en pharmacie acheter des multivitaminés ! Mais la micronutrition est bien plus complexe !

C'est quoi, la micronutrition ?

Il s'agit d'une science, étayée par des recherches et des publications scientifiques, qui vise à optimiser l'état de santé du patient en l'accompagnant dans ses choix alimentaires et en lui proposant au besoin une complémentation adaptée.

Ce que j'aime dans cette discipline, c'est que l'on s'intéresse à l'individu dans sa globalité et non à une seule caractéristique, comme son poids. C'est là toute la différence entre quelqu'un qui vous proposera une pilule magique pour maigrir sans vous demander d'où vient votre prise de poids et un micronutritionniste qui balayera votre histoire, vos habitudes, vos bilans sanguins, afin de trouver la cause et d'améliorer le terrain, sans éclipser bien sûr les traitements allopathiques que vous suivez. Il s'agit également de faire de la prévention, ce qui manque dans les prises en charge traditionnelles.

Vous l'aurez compris, je suis pour la supplémentation si elle est nécessaire, mais à une condition : que l'assiette et l'hygiène de vie suivent !

Comme leur nom l'indique, il ne s'agit que de compléments. Si les fondations ne sont pas établies en première intention, vous sentirez seulement les sommes astronomiques que vous dépenserez. Par exemple, beaucoup de personnes prennent des probiotiques mais ne mangent pas de fruits et légumes et/ou consomment beaucoup d'aliments ultra-transformés. Oui, on va réensemencer la flore, mais elle ne vivra pas longtemps.

Je dois également vous reparler de l'effet matrice des aliments avec un exemple concret : le calcium. Je vous disais auparavant qu'un nutriment considéré isolément n'avait pas les mêmes effets que lorsqu'il est au sein de la matrice originelle. Il en va de même pour les compléments alimentaires.

Des chercheurs ont étudié les effets d'une supplémentation en calcium chez 195 jeunes filles de 10 à 12 ans. Certaines prenaient un placebo, d'autres 1 g de calcium et 200 UI de vitamine D en gélules, d'autres encore 1 g de calcium sans vitamine D, et d'autres du fromage apportant 1 g de calcium. Les résultats montrent que le fromage garantit le plus gros gain de masse osseuse, alors que le calcium en supplémentation, accompagné ou non de vitamine D, n'est pas efficace.

On peut constater que ce n'est pas le calcium qui a une action mais bien la matrice entière de l'aliment. On peut éventuellement se supplémenter, mais l'efficacité sera toujours moindre si on la compare à de vrais aliments. L'idéal pour conserver l'effet matrice de l'aliment est de suivre la règle des 3V : végétal, vrai et varié.

- **Vrai :** les aliments consommés sont les moins transformés possibles. On fait la part belle aux plats cuisinés maison à partir d'aliments idéalement bio, locaux et de saison. On veille à ne pas dépasser 15 % de l'apport journalier total en produits ultra-transformés. Le fait que l'aliment soit brut ou très peu transformé conserve au maximum sa matrice.
- **Végétal :** idéalement, les produits d'origine animale ne devraient pas excéder 15 % de l'apport total et donc être remplacés par des légumineuses, des graines et oléagineux, des légumes et des tubercules… Le but n'étant pas de devenir végétalien, mais de réduire son apport en protéines animales progressivement pour sa santé et celle de la planète si ce sont des valeurs qui vous animent.

- **Varié :** les aliments d'une même catégorie doivent être variés. On consommera donc des légumes de nature et de couleurs différentes, des poissons « blancs » et « gras » par exemple. Le but étant de lutter contre les déficiences en certains micronutriments.

Ces notions sont abordées dans les divers travaux d'Anthony Fardet, ingénieur agroalimentaire, docteur en nutrition humaine[15].

Le but est également de traiter la cause et non le symptôme, contrairement aux produits minceur qui sont inefficaces.

Un point sur les compléments alimentaires minceur

Je ne juge pas, j'y suis passé. Je suis également passé derrière l'écran et j'ai vu les effets du marketing quand je travaillais en tant que préparateur en pharmacie.

> *Je me rappelle un jour de mai. Cette période où la préparation du #summerbody débute.*
>
> *Quatre femmes de 50 ans en moyenne sont devant le rayon diététique. Je m'approche de ces dames et je me présente comme diététicien. L'une d'elles me questionne : "Combien vais-je perdre avec ça ?" Je lui réponds : "90 euros." Et j'enchaîne en présentant la réalité : la pilule miracle n'existe pas.*
>
> *Le pire, trois femmes n'ont pas compris l'intérêt du produit qu'elles ont en main. L'une d'entre elles allait dépenser 90 euros pour un capteur de graisses alors qu'elle n'en mange pas.*
>
> *Je leur présente d'autres produits qui sont beaucoup plus efficaces, non marketés, adaptés à leurs besoins avec quelques conseils diététiques, et moins chers de surcroît. Trois des femmes repartiront quand même avec les produits passant à la télé, malgré la mise en garde d'un vrai professionnel de santé.*

15. A. Fardet, R. Rock, « Alimentation : protégez votre santé (et la planète) grâce à la règle des "3V" », *The Conversation*, 2019, URL : https://theconversation.com/alimentation-protegez-votre-sante-et-la-plan-ete-grace-a-la-regle-des-3v-117033 ; A. Fardet, E. Rock, « How to protect both health and food system sustainability? A holistic 'global-health'-based approach *via* the 3V rule proposal », *Public Health Nutrition*, vol. 23, n° 16, 2020, p. 3028-3044.

Le marketing est puissant. Mais tout cela ne fonctionne pas. À la rigueur, vous allez perdre un peu d'eau. Comme je vous le disais au début de cet ouvrage le poids est un symptôme. Ce qu'il faut traiter, c'est la cause, donc le stress, les carences... Une fois ces paramètres traités, le poids diminuera s'il doit diminuer.

Si vous me connaissez déjà grâce aux réseaux sociaux, vous devez vous questionner. Il parle d'écoute de soi, mais il nous donne toutes ces règles. Mon travail est d'informer. Je pense qu'il est nécessaire d'avoir toutes les infos en sa possession pour faire ses propres choix. En conscience. Mais quelles sont les options exactement ? On compte ses calories ou on s'écoute !

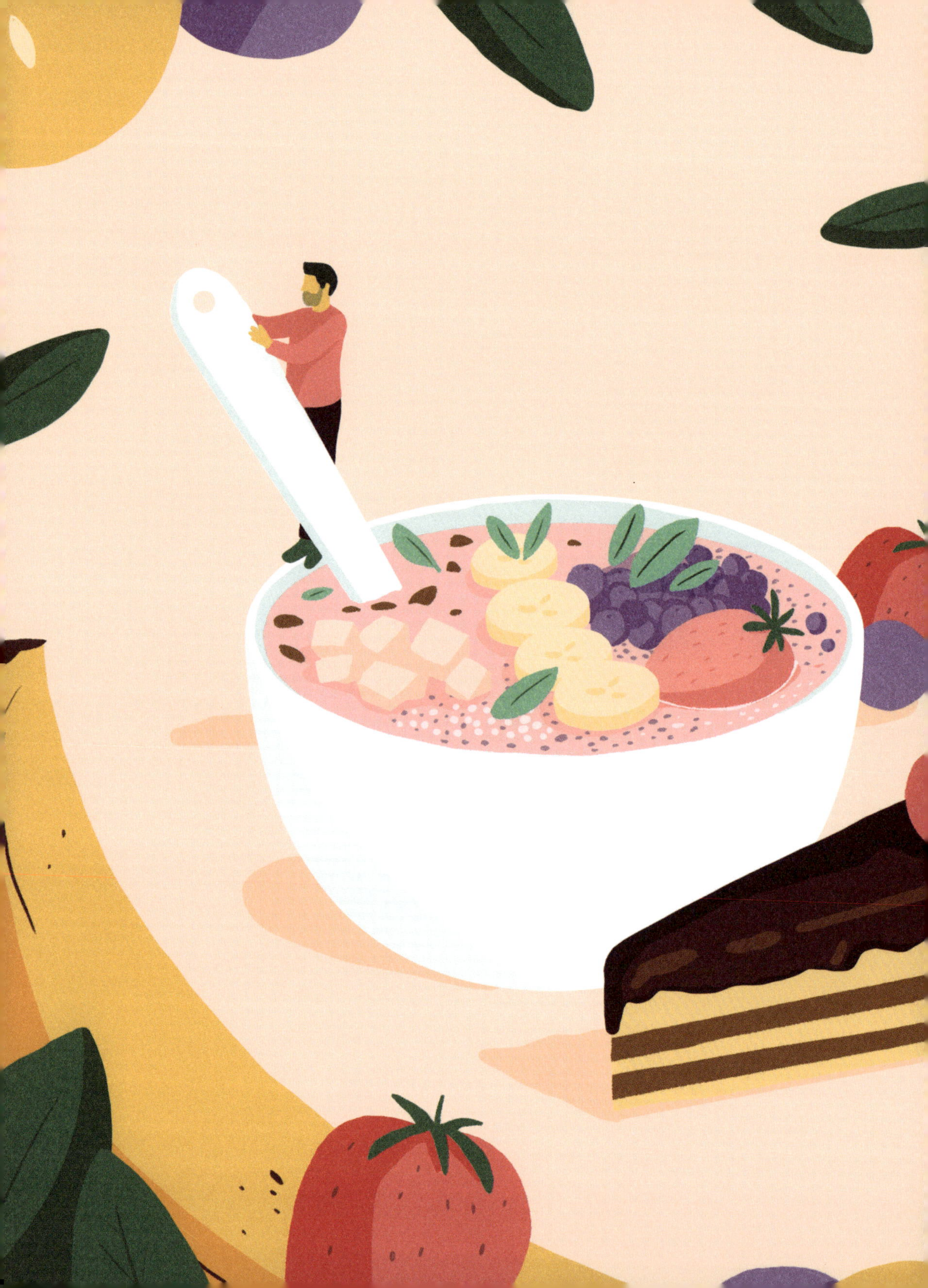

PARTIE 3

Compter ses calories ou écouter ses sensations, telle est la question !

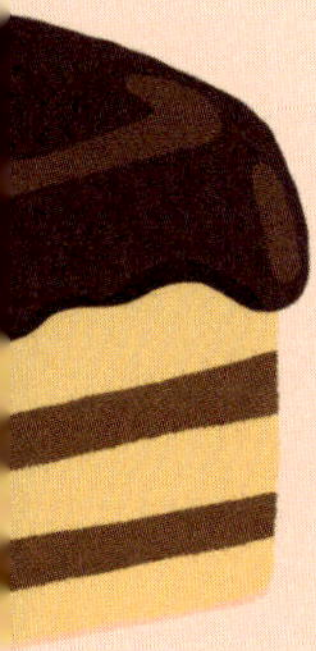

Bon nombre de personnes sont tiraillées entre un extrême et un autre. C'est souvent noir ou blanc, et pas qu'en diététique, cela touche toutes les sphères de la vie. Depuis quelques années, on oppose les régimes/rééquilibrages et le comptage de calories à l'alimentation intuitive, à l'écoute des sensations. Si bien que les personnes sont perdues. Certaines en viennent même à culpabiliser de contrôler un minimum leur assiette. Pourtant parfois, il s'agit d'une bonne chose lorsqu'il y a un besoin particulier ou un dérèglement, tant que l'obstination n'est pas dominante et que la flexibilité a encore sa place.

Je ne le répèterais jamais assez, mais pour faire les meilleurs choix, il faut connaître toutes les options. Et parmi ces options, on peut parfois en trouver une qui rallie deux extrêmes. Au service de soi. Gardez à l'esprit : nuance et flexibilité.

Chapitre 12

Compter ses calories

Avant toute chose, reprenons les bases !

La notion de calorie

Un peu plus haut, nous avons parlé des macronutriments. Ces derniers contiennent de l'énergie ! Cette énergie est mesurée en calories.

Par définition, une calorie est la quantité approximative d'énergie nécessaire pour augmenter d'un degré Celsius la température d'un gramme d'eau. C'est bien beau tout ça, mais dans l'assiette ça donne quoi ?

- **1 g de protéines apporte 4 kcal**
- **1 g de lipides apporte 9 kcal**
- **1 g de glucides apporte 4 kcal**

L'énergie entre donc dans notre corps sous forme d'aliments. Le corps en a besoin pour bouger, produire de la chaleur et effectuer des centaines de réactions chimiques indispensables au bon fonctionnement de l'organisme.

Le métabolisme de base

Si vous vous intéressez à la diététique, vous avez sûrement entendu parler du métabolisme de base. Très souvent, les personnes se mettent ou sont mises à la #diet avec des régimes à moins de 1 000 ou 1 200 kcal. Grosse erreur, car comme vous pouvez le voir ci-dessus, le métabolisme de base est la quantité d'énergie minimum et quotidienne nécessaire pour faire fonctionner le corps en position allongée et sans activité, hormis nos fonctions vitales.

Le fait d'apporter moins d'énergie que ses besoins minimums plonge le corps dans un grand stress et le force à s'adapter en mode « épargne ». Couplez cela avec les carences en micronutriments et c'est la cata au niveau du métabolisme ! Une cata qui n'est heureusement pas irréversible.

Le métabolisme de base (MB) dépend de plusieurs facteurs, comme l'âge, le niveau d'activité physique, le sexe, l'état de santé, la composition corporelle... Plusieurs formules existent pour le calculer, notamment celle de Harris et Benedict :

- **Homme** : (13,707 × P) + (492,3 × T) – (6,673 × A) + 77,607
- **Femme** : (9,740 × P) + (172,9 × T) – (4,737 × A) + 667,051

P pour poids en kilogramme
T pour taille en mètre
A pour âge en année

Prenons un exemple

Kevin mesure 1,72 m pour 72 kg et a 32 ans.
(13,707 × 72) + (492,3 × 1,72) – (6,673 × 32) + 77,607 = 1697.
Kevin a besoin de 1 697 kcal rien que pour assurer ses fonctions vitales.

Le calcul n'est donc pas terminé puisque Kevin ne passe pas sa vie au lit ! On va prendre en compte son niveau d'activité physique : on parle de NAP. Il réunit les dépenses énergétiques issues de l'activité physique mais également celles du quotidien, comme sortir le chien, travailler debout, ou encore danser sur *Crazy in Love* de Beyoncé en se brossant les dents !

On a donc plusieurs NAP de référence :

- Inactif : travail et transport assis, pas d'activité physique. NAP : 1,3-1,5
- Activité moyenne : travail assis mais petits déplacements ou travail debout, activités de loisir de temps à autre. NAP : 1,6-1,7
- Activité importante : travail actif (exemple : infirmière), minimum 3 heures de sport par semaine, déplacements à pied. NAP : 1,8-1,9
- Activité très importante : travail très actif et intensif (exemple : travail de chantier), minimum 6 heures de sport par semaine et/ou nombreux loisirs. NAP : › 2

À partir de cela, nous pouvons calculer théoriquement notre dépense énergétique journalière (DEJ) grâce à cette formule :

DEJ : MB × NAP

Kevin est comptable. Il reste assis une grande partie de la journée, mais il va au travail à vélo (une heure par jour au total) et fait trois heures de *cross fit* par semaine. Le week-end, il est assez actif avec son compagnon. Son NAP se rapproche donc de 1,7 voire 1,8 !

Calculons sa DEJ :

1 697 × 1,8 = 3055

Sa dépense énergétique journalière totale est donc de 3 055 kcal.

Théoriquement, et dans l'esprit de beaucoup de monde :

- Consommer plus que ses besoins fait prendre du poids.
- Consommer moins que ses besoins / faire un déficit calorique entraîne une perte de poids (un déficit de 5 % est déjà largement suffisant).
- Consommer exactement selon ses besoins maintient le poids.

Théoriquement... En fait, beaucoup de personnes tentent de calculer leur total calorique avec un déficit de 200 à 500 kcal, sans succès, car encore une fois, manger/bouger ne suffit plus aujourd'hui. Il faut s'intéresser à son métabolisme, son système hormonal, son stress, son sommeil, mais également à la qualité des calories ingérées. Effectivement, consommer 2 000 kcal de lipides ne fera pas le même effet que consommer 2 000 kcal de protéines ou encore consommer 2 000 kcal d'un mélange de protéines, lipides et glucides.

Reprenons nos calculs !

Les protéines. Selon notre activité, nous avons besoin de 0,8-1 g à 2,2 g par kilo. Kevin souhaite au minimum maintenir sa masse musculaire : beaucoup d'études affirment que le maintien de la masse musculaire est assuré avec un minimum de 1,6 g/kg/j.

Soit 1,6 × 72 = 115 g, soit 115 g × 4 kcal = 460 kcal

Les lipides. Pour assurer un fonctionnement minimum, on ne descendra jamais en dessous de 1 g/kg/j.

Soit 72 g pour Kevin, soit 72g × 9 kcal = 648 kcal

Les glucides. Ils représentent le reste des calories totales.

Les lipides et les protéines apportent :

460 + 648 = 1 108 kcal

Il suffit de faire la différence avec le total calorique :

3 055 – 1 108 = 1 947 kcal

1 g de glucides correspondant à 4 kcal, Kevin aura besoin de :

1 947 / 4 kcal = 487 g de glucides.

Pour résumer, Kevin aura besoin de 3 055 kcal apportées par 115 g de protéines, de 72 g de lipides et de 487 g de glucides pour maintenir son poids. Il peut également créer un léger déficit pour perdre du poids, en enlevant 5 % à ses besoins par exemple, puis calculer ses besoins en macronutriments.

Il ne reste plus qu'à additionner le plus d'aliments vrais possible, j'en ai des sueurs rien qu'en imaginant le faire tous les jours ! Pour cela, l'application MyFitnessPal est bien faite, mais on peut se demander si c'est vraiment sain de compter toute la journée, de contrôler, voire de se priver quand le quota est dépassé ?

J'ai tellement contrôlé qu'aujourd'hui je ne me verrais plus compter mes calories, j'aimerais donc vous parler d'une autre « méthode ». Il y a un autre compteur de calories qui fonctionne assez bien !

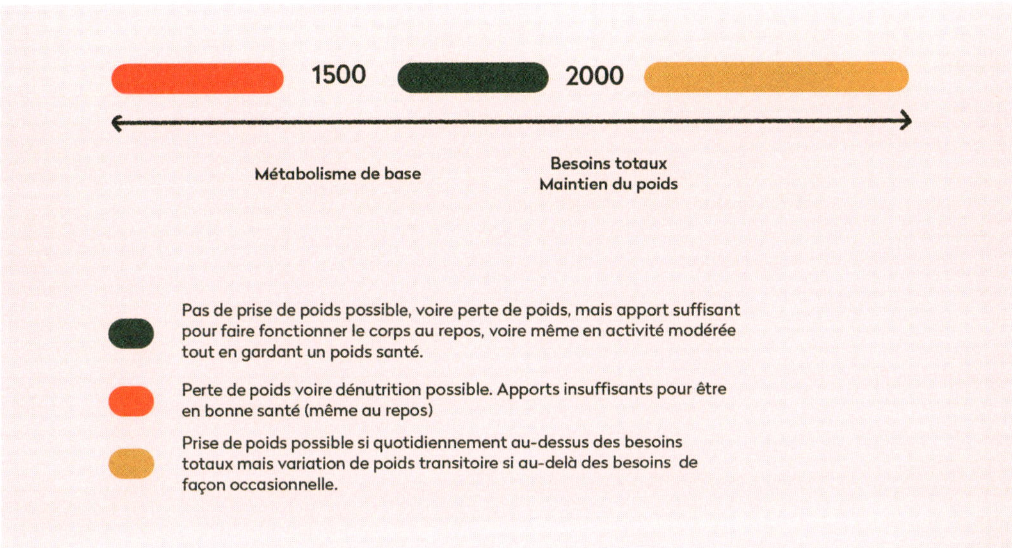

Chapitre 13

Se faire confiance et s'écouter

Avant toute chose, lorsque l'on parle de psycho-nutrition, d'écoute de ses sensations, ou encore d'alimentation intuitive, le but n'est pas de perdre du poids mais plutôt de se reconnecter à soi et de s'éloigner de la culture des régimes.

Même si elle n'est pas obligatoire, une perte de poids est alors possible, jusqu'à une certaine limite. Prenons le cas d'une personne dont le poids serait supérieur à son poids d'équilibre. Rappelons que ce dernier est un poids assez stable qui peut varier de deux ou trois kg, et qu'il s'atteint lorsque l'on écoute ses sensations de faim et de satiété, sans restriction ni frustration qui engendreraient des craquages par exemple.

Le fait d'être plus proche de ses besoins en écoutant ses sensations va permettre à cette personne de perdre du poids par déficit calorique. Bien sûr, un déficit par rapport au total calorique qui la maintenait à son poids actuel ou la faisait grossir. Elle atteindra donc son poids d'équilibre, mais ne pourra pas aller vers son poids « rêvé », s'il est inférieur, sans créer un déficit artificiel contrôlé.

Dans cette partie, nous allons parler de pleine conscience, d'écoute des sensations de faim, de satiété, de plaisir, tout ce que nous avons perdu au cours de notre vie à cause de notre éducation, de notre rythme de vie et des règles imposées par les régimes. Le nourrisson, par exemple, sait exactement quand il doit prendre ou lâcher le sein de sa maman. Il se gère, seul. Vous le pouvez aussi.

D'ailleurs, des adultes le font aussi. Vous avez sans doute des amis qui n'ont pas de « problèmes de poids ». Comptent-ils leurs calories toute la journée ou vivent-ils relax ? (La majorité vit relax.) Et si vous tentiez de faire comme eux ?

Mais, d'abord, c'est quoi manger ?

Dans le journal d'observation de mes patients, je vois parfois de la culpabilité à manger lorsqu'il y a eu des crises, un repas de famille, une absence à la séance de sport... J'ai l'impression que, pour beaucoup, manger se mérite. On arrête tout et on reprend avec quelques définitions du dictionnaire !

> *Mériter : être, par sa conduite, en droit d'obtenir un avantage ou exposé à subir un inconvénient.*

Pendant des années, j'ai dû faire du sport pour mériter mon burger du vendredi. J'ai dû mériter la soirée pizza avec mes potes en me mettant au régime toute la semaine. J'ai dû mériter mon repas de famille en sautant le petit déj. J'ai dû mériter mon repas du soir, en mentant à mon entourage et en ne mangeant pas au self le midi au lycée !

La question est de savoir si j'obtenais un avantage ou si je subissais mon alimentation. En tout cas, je ne méritais pas de m'infliger ça ! Personne ne le mérite ! Reprenons !

> *Manger/Se nourrir : action quotidienne et vitale d'absorber différents nutriments afin de pourvoir aux besoins vitaux de l'organisme.*

Se nourrir n'est pas un avantage ! C'est une nécessité ! C'est un besoin vital. Par conséquent : se nourrir se mérite-t-il ? JAMAIS ! Que vous ayez mangé au McDo la veille. Que vous ayez pris un « gros petit déj ». Que vous n'ayez pas fait de sport. Que vous ayez goûté à 17 h. Que vous pesiez 50 ou 140 kg, que sais-je ! Que vous ayez fait une crise d'hyperphagie. Que vous n'ayez pas couru les 8 kilomètres que vous vous étiez fixés. Et la liste pourrait être longue !

VOUS ET VOTRE CORPS MÉRITEZ D'ÊTRE NOURRIS QUAND VOUS EN RESSENTEZ LE BESOIN. VOUS ME COPIEREZ DONC 100 FOIS, L'AFFIRMATION POSITIVE SUIVANTE :
« JE MÉRITE DE ME NOURRIR QUOI QU'IL ARRIVE. »
(*DEADLINE* : DEMAIN 8 H SUR MON BUREAU)

Posez-vous la question : est-ce que j'affamerais mon enfant ou un être que j'aime ? J'en doute fort ! **Manger est un acte d'amour inconditionnel.**

Les différents types de faim

Pour manger, il est d'abord nécessaire d'avoir faim. Enfin de la ressentir. Malheureusement aujourd'hui, nous mangeons surtout parce que c'est l'heure. Explorons un peu toutes les sortes de faim !

La faim physique/physiologique

C'est la plus connue. Les gargouillis, l'estomac creux, la salivation, et parfois même la tête qui tourne, le coup de pompe, l'irritabilité, quand on attend un peu trop. C'est la faim qu'il faut absolument écouter. Même si elle survient plusieurs fois dans la journée. Oui, on arrête le « trois repas et puis c'est tout » ou encore « le goûter c'est pour les enfants ».

Oui, je suis en train de vous dire que si vous avez faim cinq ou six fois, vous pouvez manger vos deux ou trois repas par jour, ainsi que des collations. La faim est LE signal que votre corps nous donne pour signaler qu'il a besoin de vous ! Honorez-le et surtout ne le laissez pas tomber. Si vous avez faim, il faut manger.

LE GOÛTER OU LA COLLATION SONT, POUR CHAQUE PERSONNE QUI RESSENT LA FAIM ENTRE DEUX REPAS, UN PHÉNOMÈNE TOUT À FAIT NORMAL !

Aujourd'hui, les personnes craignent d'avoir faim parce que manger est associé à grossir. Ainsi, le soir elles pensent : « Je n'ai pas besoin de manger beaucoup, comme je dors ensuite. » On arrête tout ! La nuit, on ne s'éteint pas ! On se répare, on digère, le foie travaille, on rêve... souvenez-vous du métabolisme de base ! Et surtout, un autre angle est à explorer : on ne mange pas pour tenir. On mange pour se recharger. Au dîner, on ne mange pas pour tenir la nuit, on dîne pour recharger les batteries vidées au cours de l'après-midi qui vient de se terminer ! Si on entre dans les détails, la faim est déclenchée par une baisse de la glycémie. Ce signal est capté par le cerveau, dans l'hypothalamus. Cette information va mettre en marche un réseau de neurones dit orexigène, provoquant ainsi la sensation de faim. Le but est alors de se recharger en glucose notamment.

« Oui mais si j'écoute ma faim, je mange tout le temps ! »

Cela dépend de la faim dont on parle ! Pour la faim physiologique, le système est bien rodé ! Faites confiance à votre corps !

Voyons comment ça marche !

Les signaux de faim physique ne permettent pas de savoir quelle quantité ingérer. Ils donnent seulement le top départ de la prise alimentaire. Ce qui va permettre la fin de la prise alimentaire, c'est la distension de l'estomac, mais également les signaux gastro-intestinaux. Il faut imaginer comme un petit compteur qui décompte les bouchées qui arrivent dans l'estomac. Une fois le quota atteint, un message est envoyé au cerveau pour dire stop. L'arrêt est aussi déterminé par la remontée des statuts nutritionnels et énergétiques. Information de nouveau captée par l'hypothalamus grâce à un système de neurones.

Les signaux de faim physiologique sont donc indispensables pour savoir quand s'arrêter : pas de fin sans faim ! Vous vous rappelez l'analogie avec la voiture ? Eh bien, les signaux de faim sont un peu comme le voyant orange qui vous signale que vous n'avez plus d'essence. Et tout comme notre corps, la voiture nous signale que nous arrivons au maximum avec le petit « clac ».

La faim dépend aussi du poids. Rappelez-vous ce poids d'équilibre que l'on ne choisit pas. Il est régulé par les mécanismes de la faim et de la satiété. Comparons le poids à une bouée, qui est censée flotter. Pour l'immerger, il faut exercer une pression constante, mais quand on la relâche, la bouée remonte à la surface. C'est pareil avec un poids d'équilibre qui descendrait trop bas.

Une personne peut évidemment perdre du poids, mais comme pour la bouée, une fois que l'on arrête d'exercer cette pression, si la personne a été en dessous de son poids d'équilibre, son corps se débrouillera pour revenir au *set point*. C'est pourquoi les gens qui sont minces « non naturellement » ont souvent faim : ils doivent revenir à leur poids, programmé depuis longtemps. De la même façon, les personnes en surpoids ou en obésité auront rarement *vraiment* faim (sauf troubles métaboliques), leur organisme possédant des réserves et cherchant à redescendre vers son poids d'équilibre.

La faim hédonique

L'odeur du croissant que l'on sent en passant devant la boulangerie, le paquet de bonbons en vue sur la table de réunion, le bruit du pain croustillant... La faim des sens est éveillée.

Cette faim ne répond à aucun besoin physiologique du corps mais elle est pourtant nécessaire. Tout le monde est sujet à l'envie de manger et il ne s'agit pas d'un trouble.

Nous avons parlé de la dopamine, le neuromédiateur impliqué dans la motivation et dans l'action. Eh bien, cette faim hédonique provoque une sécrétion de dopamine également puisqu'elle active une des sphères du circuit de la récompense. C'est pourquoi nous ressentons tant de plaisir quand nous mangeons un croissant alors que nous n'avons pas particulièrement faim.

Vous allez me dire que ça n'arrange pas vos affaires, car ce croissant, chaque matin, ne vous permet pas de perdre du poids. Oui et non. Tout dépend du total calorique et de l'équilibre sur la semaine. Mais surtout, ce système est indispensable pour notre survie. Sans dopamine, pas d'action. Sans action, pas de prises alimentaires. Cette faim est donc indispensable, qu'on le veuille ou non, et participe à notre équilibre.

La faim émotionnelle

C'est le fameux « Je mange mes émotions ». On a tendance à bien plus parler d'elle que de la notion de faim ces dernières années.

La faim émotionnelle est un transfert de sentiments et/ou d'émotions sur la nourriture. On va alors manger parce que l'on est en colère ou triste, parce que l'on s'ennuie, que l'on a besoin de courage pour se lancer dans une tâche ; mais aussi parce que l'on est heureux, pour valider et prolonger une émotion agréable.

C'est tout à fait normal et nous sommes absolument tous des mangeurs émotionnels. Manger parce que l'on est triste n'est pas synonyme de trouble du comportement alimentaire. Encore une fois, c'est un signe d'humanité. Le tout est d'apprendre à accepter cette faim émotionnelle qui se régule tout aussi bien que la faim physiologique lorsque l'on fait confiance à son corps.

Bien évidemment, cela n'est pas toujours rose, et des personnes répondent à leurs émotions systématiquement avec de la nourriture, ce qui entraîne une prise de poids et pèse sur l'estime de soi. Tout l'enjeu va être d'apprendre à vivre et gérer ses émotions pour ne plus les manger systématiquement. Nous verrons un peu plus loin comment faire !

La quatrième faim, souvent inconnue

Aujourd'hui, avec toutes les injonctions, on en vient à culpabiliser de manger des féculents le soir. Je vais prendre l'exemple le plus parlant.

Mes patients ont accès à une application où ils peuvent noter leurs repas, leurs émotions, leurs victoires, etc. Bien souvent, le soir, quand ils se « lâchent », ils se justifient de se servir plus de féculents en invoquant une journée particulièrement stressante. Et quand je cherche, je vois que leurs repas précédents ne comprenaient aucun féculent ou glucide.

Une étude montre que la culpabilité l'emporte et que bien souvent les émotions sont une « excuse ». C'est plus simple de dire « j'en avais besoin, car j'étais triste » que « j'en avais besoin, car mon corps me le réclame ». C'est quand même dramatique ce que la culture des régimes nous pousse à faire ! En effet, le corps réclame juste son dû le soir : il n'a pas eu de glucides de la journée, il a fait comme il a pu, avec les réserves, il faut donc le recharger d'autant plus. C'est encore une fois physiologique, normal.

Cette faim dépend des besoins nutritionnels de nos cellules. Ainsi, un athlète aura envie de bouillon aux vermicelles s'il épuise une grande partie de son sodium en courant un marathon. Une femme enceinte qui n'arrêtera pas d'avoir des envies de yaourt au deuxième trimestre n'aura pas une nouvelle lubie. Elle aura juste besoin de recharger le calcium qu'elle fournit à bébé pour construire son squelette. Fascinant non ? Vous pourrez également faire le lien avec le chocolat réconfortant quand vous ressentez un stress : il contient du magnésium. **C'est la faim cellulaire.**

S'entraîner à écouter sa faim

Ces quatre faims sont indispensables à l'équilibre. Pour manger sainement, il faut apprendre à les accueillir, toutes.

Ces premières informations permettent de déconstruire une pensée que beaucoup ont : **« Je mange constamment sans avoir faim. »** Eh bien si justement. Vous mangez parce que vous ressentez une des quatre faims décrites précédemment, le premier travail va être de la reconnaître en vous posant des questions :

- Ai-je des symptômes de faim physiologique (gargouillis, creux, coup de barre...) ?
- Si non, comment je me sens, quelles émotions me parcourent ? Est-ce que j'ai la pensée que des bonbons ou des chips me feraient du bien ? ou est-ce que je pourrais manger n'importe quoi (y compris mes deux œufs durs et mes haricots verts) ?
- Si tout va bien, est-ce que je perçois dans mon environnement des odeurs agréables, le bruit d'un paquet de gâteaux, la vision d'un plat attrayant ? Ai-je faim ? Pourrais-je vider mon Tupperware là maintenant, ou est-ce que j'ai uniquement envie de ce que je vois ou sens ?

Allez vers ces différentes faims, en privilégiant la faim physiologique, mais ne reniez pas les autres. Le danger de l'écoute de ses sensations est souvent de tomber dans un nouveau régime restrictif : celui de la faim. « Je dois manger UNIQUEMENT quand j'ai vraiment faim. » Il n'y a plus vraiment d'écoute et c'est le retour de la frustration puisque nous nous privons d'un croissant qui nous fait envie parce que la faim n'est pas là.

Si vous avez peur de toujours aller vers la faim hédonique, l'exercice de la négociation peut vous aider :

- J'ai envie de ce croissant, mais j'en mange tous les jours ces derniers temps et mon corps me montre qu'il le vit mal. Je le laisse pour l'instant pour honorer ma valeur de santé, mais je reste ouverte à l'idée de le consommer.
- Mon coach me dit que je ne devrais pas, car cela me fait mal au ventre en général, mais mon corps en a envie et ça fait longtemps. Pour honorer ma santé mentale, je décide de me faire plaisir.

Une fois que vous avez repéré la faim physiologique, je vais vous inviter à vous entraîner à observer son intensité.

Exercice • Noter l'intensité de sa faim

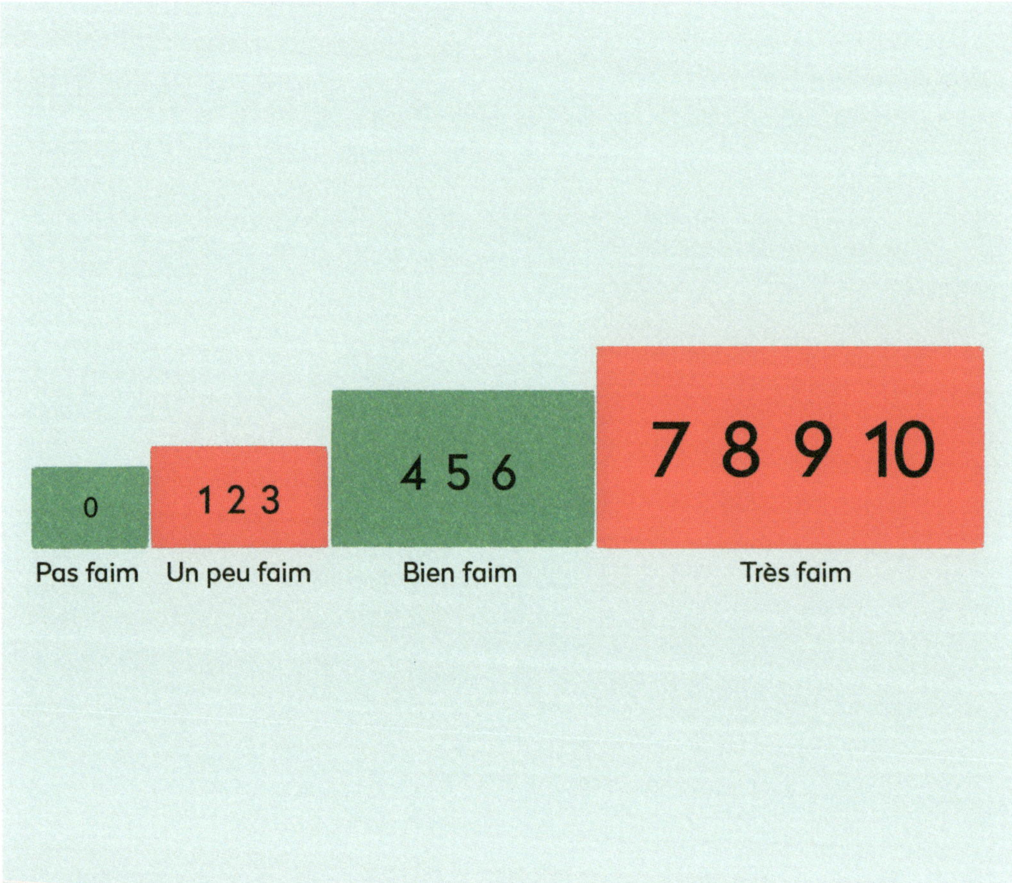

Cet exercice m'a beaucoup aidé quand j'ai commencé mon activité libérale et que je ne m'écoutais plus du tout :

Le samedi, c'est ma grosse journée au cabinet. J'accueille mes patients de 9 h à 20 h avec 30 minutes de pause.

Le matin, je ne petit déjeune pas forcément. J'ai rarement faim et il est facile pour moi d'attendre midi.

Au déjeuner, je mange souvent un poke bowl *en dix minutes pour pouvoir faire mes comptes rendus de la matinée avant de reprendre. Je mange très vite et ne prends pas de plaisir. Je vais également au-delà de mon rassasiement. C'est le coup de barre assuré. Mon après-midi devient alors très difficile. 14 h - 20 h, c'est long en tant que thérapeute.*

Ma faim est retombée à zéro avec le poke bowl. *Puis la journée passe et ma faim réaugmente progressivement. Je suis souvent en retard et le patient suivant attend. C'est stressant. Ma faim hédonique est aussi élevée, car on parle de nourriture. Les patients me donnent souvent envie de manger. J'ai également une sensation de soif, car je parle beaucoup.*

Quel est le résultat à 20 h finalement ?

Une faim ressentie à 12/10, entre faim physique et faim hédonique. Et parfois une faim émotionnelle si la journée a été difficile. Ma fatigue nerveuse est élevée.

Je me rue donc sur mon plat au dîner, je mange très vite, je me ressers. Si je vais au restaurant, je prends entrée, plat et dessert.

On est dans le trop, car je n'ai pas su gérer la journée. Je décompresse dans mon assiette.

Je vais donc vous proposer un deuxième exercice pour appuyer sur pause !

Exercice • Reconnexion de demi-journée

Mettez un petit réveil à 10 h et un autre entre 15 h et 17 h. Vous pouvez retarder ou avancer la pause selon les sensations que vous avez déjà analysées ou l'heure du prochain repas.

Essayez de prendre 15 minutes. Ces 15 minutes sont à vous. Rappelez-vous, pas de pression, vous pouvez commencer par cinq minutes de pause, deux ou trois fois dans la semaine !

Coupez le téléphone, les e-mails, fermez la porte de votre bureau. Josiane et ses problèmes de couple attendront également. C'est uniquement VOUS.

Je vais vous inviter à faire cinq minutes de cohérence cardiaque grâce à l'application Respirelax (Android) ou Petit Bambou. Il existe aussi des vidéos sur YouTube. Vous pouvez simplement prendre quelques respirations ou effectuer un exercice d'ancrage.

La cohérence cardiaque

La cohérence cardiaque est un autotraitement pour la gestion du stress et des émotions. Je conseille très souvent cette technique de respiration à mes patients dont les résultats sont stupéfiants (et appuyés par des études scientifiques).

Le principe est simple. Notez « 3-6-5 » comme moyen mnémotechnique : trois fois par jour – six cycles de respirations par minute (soit cinq secondes d'inspiration et cinq secondes d'expiration) – pendant cinq minutes.

Les résultats optimaux se ressentent avec une pratique de 3 × 5 minutes par jour, mais l'exercice est bénéfique dès les premières minutes. En effet, cinq minutes de respiration augmentent la résistance au stress durant quatre heures !

Comment ça marche ? Notre fréquence cardiaque varie en permanence selon les stimuli internes et externes. Le rythme cardiaque va s'accélérer en cas de frayeur et il va ralentir lorsque nous nous détendons sur la plage par exemple. Ce mécanisme est régi par le système nerveux autonome, qui se divise en deux branches antagonistes : le système nerveux sympathique responsable de l'action (se préparer à fuir) et le système nerveux parasympathique, qui ralentit au contraire les fonctions de l'organisme pour conserver l'énergie (le temps calme à la plage). Le rythme cardiaque reflète donc notre état émotionnel.

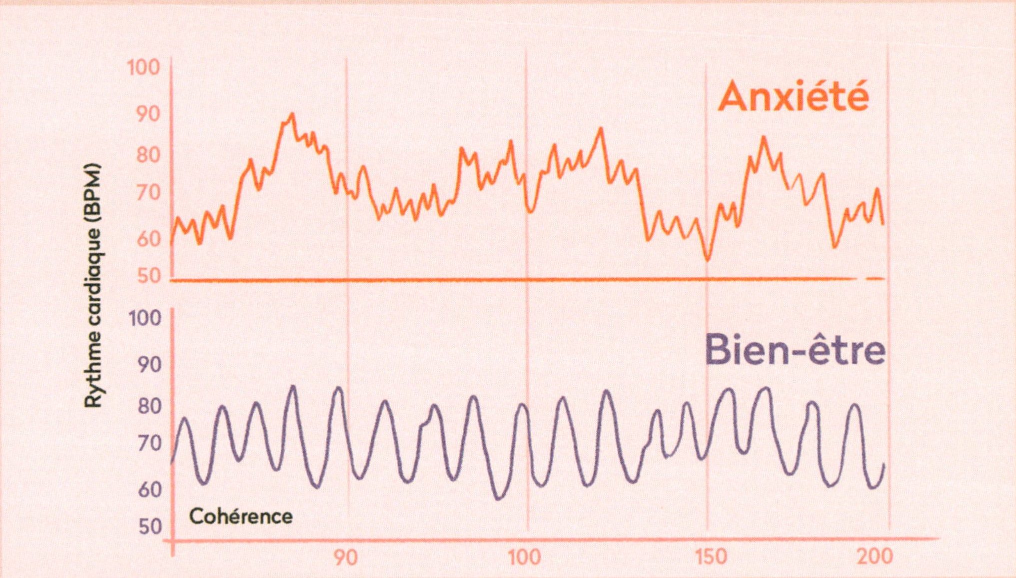

Mais quel est le rapport avec la respiration ? La régulation du rythme cardiaque est influencée par la respiration. Inspirer inhibe le parasympathique et accélère le rythme cardiaque, et expirer stimule le parasympathique pour diminuer le rythme cardiaque. Les oscillations rythmiques de cet exercice de respiration nous amènent à un équilibre parfait que l'on appelle cohérence cardiaque.

Rappelons le lien entre cœur et cerveau. Ce lien marche dans les deux sens, et c'est là tout le principe de la cohérence cardiaque. En régulant le rythme cardiaque, on peut exercer une influence sur son état émotionnel.

Parmi les autres bénéfices, on remarque une diminution du cortisol, un effet sur la digestion et le transit par stimulation de la motilité intestinale, une augmentation de la sécrétion de sérotonine et de dopamine, une diminution des fringales, une augmentation de la DHEA (hormone de la longévité), de la mémoire, de l'immunité, et j'en passe !

Une fois les cinq minutes de respiration réalisées, reconnectez-vous à vos sensations : Que ressentez-vous dans l'estomac, dans la bouche, etc. ? Vous l'aurez compris, je vais vous inviter à noter la faim entre les repas. Vous pouvez aussi vous demander si vous avez soif, envie d'aller aux toilettes, ou encore prendre votre météo intérieure pour éventuellement gérer vos émotions.

Heure	**Sensations de faim/ soif ?**	**Envie de manger ?**	**Comment je me sens ?**	**Que puis-je faire pour me sentir mieux ?**
....	....	....	....	....
....	....	....	....	....
....	....	....	....	....
....	....	....	....	....
....	....	....	....	....
....	....	....	....	....

En cas de faim, il faudra honorer ces sensations avec une collation (et une boisson si vous avez soif). Souvent la collation s'accompagne de la crainte de calories supplémentaires. C'est une impression, mais certainement pas une vérité.

« Si tu as faim, bois de l'eau ! »

Avez-vous déjà suivi ce conseil ? Au bout de combien de temps votre faim est-elle réapparue ? Était-elle la même ou était-elle encore plus grande ?

Boire un verre d'eau ne coupe pas la faim, puisque l'eau est dépourvue de calories. Quand l'estomac se vidange, au bout d'une dizaine de minutes pour les liquides acaloriques, la faim réapparaît, parfois plus forte, car elle a le temps d'augmenter discrètement.

À la rigueur, boire un verre d'eau permet de voir s'il ne s'agit pas d'une fausse sensation de faim, qui serait en fin de compte de la soif, mais ne permet en aucun cas de se rassasier.

Reprenons ma journée du samedi :

« *J'ai à présent positionné une pause systématique à 17 h sur mon planning. J'ai mis en place la cohérence cardiaque et je m'éloigne des écrans durant ma pause. Je prends le temps de m'écouter et j'honore ma faim avec une collation.*

Résultat *: Je suis beaucoup moins stressé, je prends le temps de m'installer pour manger ma collation. En rentrant, ma faim n'est qu'à 6/10 et je ne me jette pas sur mon assiette. Je peux davantage écouter ma faim lors du repas.*

La collation me permet de moins manger au repas, on a donc fractionné la prise en limitant le trop-plein. »

Et ce croissant dont on parlait tout à l'heure peut être bon lui aussi ! De la même façon que la collation, il va influencer le niveau de faim. Ce ne sont pas forcément des calories en plus, puisqu'il va potentiellement vous faire manger moins à midi. La régulation va s'opérer.

Attention, néanmoins, pour les personnes résistantes à l'insuline : la régulation étant perturbée, la consommation de produits sucrés peut provoquer des hypoglycémies réactionnelles stimulant la faim et donc la prise alimentaire à répétition !

« Oui mais je ne ressens pas la faim physique ! »

Pour essayer de renouer avec ses sensations, le GROS (Groupe de réflexion sur l'obésité et le surpoids) propose divers exercices dont je m'inspire grandement en consultation.

RAPPELEZ-VOUS : RALENTIR, OBSERVER, CHOISIR. CE PRINCIPE A TOUTE SA PLACE DANS NOTRE COMPORTEMENT ALIMENTAIRE ÉGALEMENT. JE FAIS UNE PAUSE, JE M'OBSERVE ET JE CHOISIS CE QUI EST BON POUR MOI.

Exercice • retrouver les sensations de faim

Durant au moins quatre jours, vous allez manger uniquement quand la faim est présente, quitte à supprimer le petit déjeuner voire le déjeuner. Promis, c'est la seule fois où je vous demanderai de mettre en sourdine les envies de manger émotionnelles et hédoniques.

Durant la phase d'attente, vous avez tout de même droit aux boissons : eau, café, thé, mais sans sources de calories supplémentaires (sucre, lait, crème...). Préparez-vous également une collation au cas où la faim viendrait entre deux repas.

Lorsque les signaux de faim apparaissent, identifiez les sensations corporelles mais aussi émotionnelles ainsi que vos pensées. Vous pouvez vous servir de ce tableau pour réaliser cette expérience :

Jour	**Heure de manifestation de la faim**	**Sensation de faim de 1 à 10**	**Signaux ressentis (physique, émotionnel, cognitif)**
Jour 1	7 h 50	3	Gargouillis, creux, pensées obsessionnelles Je pense que mon petit déjeuner va me faire du bien, j'ai hâte de manger.
Jour 2	....	....	....
Jour 3	....	....	....
Jour 4	....	....	....

Si vous n'arrivez pas à tenir ou à attendre la faim, peut-être qu'il se cache **une peur de manquer !** Une peur résultant de nombreuses restrictions par le passé ou d'une éducation marquée par des difficultés financières durant l'enfance, etc.

Essayez de prendre de la distance avec ces pensées irrationnelles, tant la nourriture est abondante aujourd'hui. Et rassurez-vous en affirmant que plus jamais vous ne vous affamerez. Pour vous le prouver, prenez l'habitude d'emporter une collation avec vous. Bien souvent, vous verrez que vous n'y toucherez même pas et que tout se passe bien.

Vous allez peut-être vous rendre compte que cette faim n'est jamais la même. C'est normal. Parfois on est occupé et on oublie d'y prêter attention. On se retrouve avec une faim de loup, qui nous fait manger outre mesure. Et au contraire, si on attend les tout premiers signaux, on peut être amené à manger très souvent mais en très petites quantités.

Si l'on pousse un peu l'exercice, on peut expérimenter les différents niveaux de faim et leurs conséquences, puis trouver sa faim idéale.

Je vous propose une suite au premier exercice :

LE BUT DE L'EXERCICE EST DONC D'ATTENDRE LA FAIM

Si la faim apparaît entre les repas, n'hésitez pas à consommer la collation après avoir noté l'heure et les symptômes. L'exercice prend fin. Essayez alors de remanger à la prochaine réapparition de la faim pour vous entraîner à la ressentir et à explorer ses différentes intensités.

Si la faim surgit vers une heure « conventionnelle », prenez votre repas après avoir noté l'heure et les symptômes. L'exercice prend fin de la même façon. L'objectif étant d'attendre de nouveau les signaux de faim pour manger.

Jour	Heure d'apparition	Minutes/ heures d'attente	Intensité de la faim	Signaux physiques et émotionnels et pensées	Déroulement du repas : Vitesse du repas / intensité Plaisir de manger Respect de la satiété
Jour 1			Petite : /10		
Jour 2			Moyenne : /10		
Jour 3	7 h 30	6 h	Grande : 9/10	Creux presque douloureux Maux de tête Irritabilité	Je saute sur mon assiette, je ne contrôle plus rien. Je ne vois pas passer l'assiette. Plaisir ?? Je ne sais pas... J'ai mal au ventre j'ai trop mangé.

L'exercice se corse un petit peu, puisque, même si la faim se manifeste, il va falloir attendre et explorer les différentes intensités.

De ce fait, le matin en vous levant, hydratez-vous et attendez d'avoir, respectivement pour les jours 1, 2 et 3, une petite, une moyenne et une grande faim pour pouvoir noter toutes les différences sur les sensations mais également leur effet sur votre prise alimentaire :

- Êtes-vous rassasié-e plus rapidement ou plus lentement selon la faim ?
- Est-ce que, malgré la satiété, vous continuez à manger ? Votre comportement vis-à-vis de l'assiette est-il le même en fonction de l'intensité de la faim ?

Et surtout, quelle est votre faim idéale ?

- La petite faim, qui vous fait manger peu ? mais qui vous oblige à manger toutes les heures ?
- La faim moyenne, qui est une faim tolérable et qui vous permet de manger sereinement et d'espacer les prises alimentaires ?
- La grande faim, qui vous met dans un état d'urgence et ne vous permet pas de vous écouter, au point de vous faire ressentir un inconfort après le repas ?

Le but sera ensuite d'essayer de manger le plus souvent possible à l'intensité de votre faim idéale.

Une fois les sensations retrouvées, je vous invite vraiment à leur prêter attention durant 15 jours à trois semaines pour adopter de nouveaux réflexes, quitte à noter toutes vos observations dans votre carnet au début, avant que cela ne devienne naturel.

« C'est bien beau tout ça, mais j'ai des horaires imposés, je ne peux pas manger quand je veux ! »

On n'oublie pas le mot magique : flexibilité ! On ne peut pas exercer un contrôle sur tout. Si le quotidien est rythmé par des repas et des pauses à heure fixe, on peut tout à fait effectuer des prévisions. C'est souvent le cas avec la pause déjeuner au travail ou encore la vie de famille :

- Si je sais que je mange à 13 h et que ma faim est souvent à 8/10 et me fait trop manger, je prévois une collation à la pause de 10 h.
- Si je sais que ma pause est à 11 h et que ma faim est trop petite pour manger suffisamment, je peux moduler la quantité de ma collation (voire celle du petit déjeuner) ou la supprimer pour avoir suffisamment faim à 11 h.

Un exemple concret : le travail de nuit

Parlons tout d'abord de chronobiologie. Il s'agit de l'étude des rythmes biologiques auxquels nous sommes soumis.

Nous sommes des êtres diurnes, programmés pour être actifs la journée et endormis la nuit. Le dérèglement de ces rythmes conduit donc à un dérèglement de nos fonctions biologiques et peut entraîner des symptômes voire des pathologies.

Voici ce qu'il se passe :

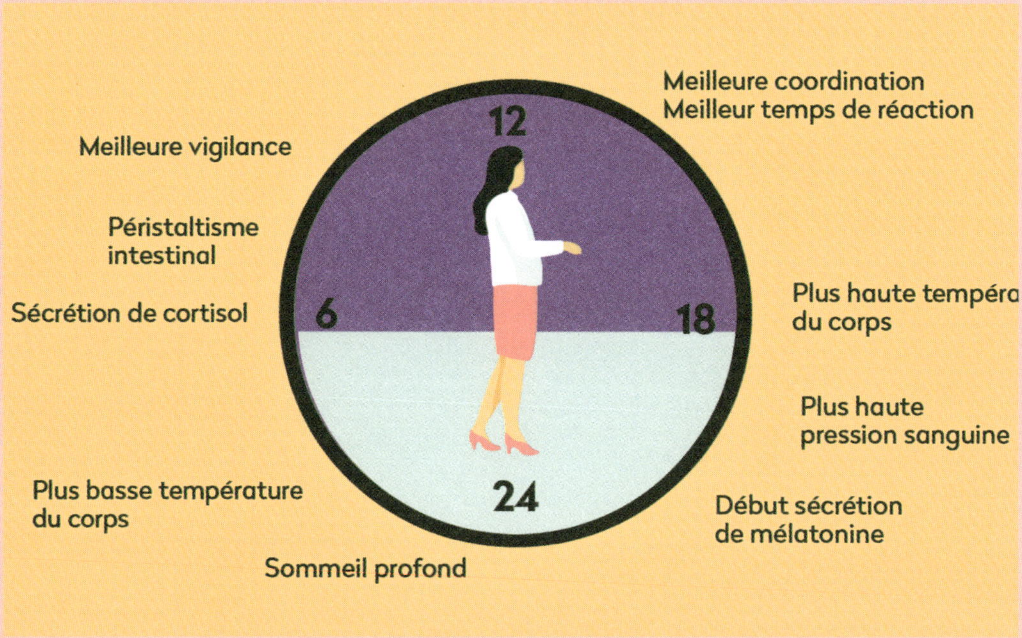

- Phase d'éveil entre 5 h et 8 h : la température corporelle augmente progressivement. La mélatonine chute et le cortisol atteint son pic pour activer notre vigilance. La digestion se réactive, d'où l'arrivée de la faim durant cette période.
- Phase de repli 1 entre 11 h et 14 h : le métabolisme ralentit et la température baisse légèrement. Le symptôme principal est une légère fatigue, qui peut être accentuée par une hypoglycémie réactionnelle et la digestion du déjeuner. C'est le moment idéal pour une microsieste.

- Phase d'éveil 2 entre 15 h et 20 h : le système nerveux et le système cardiovasculaire sont les plus actifs. La pression artérielle augmente et débute à son pic vers 17 h. Il s'agit de la période idéale pour pratiquer du sport puisque les muscles seront plus facilement nourris.

- Phase de repli 2 entre 23 h et 5 h : la digestion et les sensations de soif sont progressivement interrompues. La mélatonine est synthétisée et atteint vers 3 h un pic qui maintient le sommeil profond. L'hormone de croissance atteint également un pic. La nuit est le moment de la réparation des tissus. C'est aussi celui où le corps se prépare pour la journée suivante !

Ce rythme est synchronisé avec :

- La lumière. C'est le principal synchroniseur. Le problème est que nous sommes de moins en moins exposés. Je pense notamment à l'hiver quand nous commençons tôt le matin dans l'obscurité et que nous quittons le travail à 18 h au moment où il fait déjà nuit. À cela s'ajoute une grande exposition à la lumière artificielle des écrans qui nous coupent parfois du monde extérieur.
- L'obscurité et le sommeil. L'obscurité est complémentaire de la lumière puisqu'elle permet de synthétiser l'hormone du sommeil : la mélatonine. La lumière quant à elle inhibe cette synthèse. L'une et l'autre sont donc extrêmement importantes pour réguler le rythme circadien, dont nous reparlerons un peu plus loin.
- Les horaires de repas. Comme nous l'avons vu plus haut, la digestion s'arrête la nuit. Il est donc indispensable de manger durant la journée et de jeûner la nuit pour ne pas perturber le sommeil et le tube digestif, et notamment la flore intestinale. Il a été démontré que le microbiote a lui aussi son rythme. Des horaires décalés peuvent altérer la composition du microbiote, la motilité intestinale, ou encore la sécrétion de certaines molécules qui participent au métabolisme des macronutriments et notamment celui des glucides. Ainsi, un dérèglement chronique pourrait entraîner un diabète de type 2.

Vous l'aurez compris, le travail de nuit perturbe ce rythme si important pour le bon fonctionnement de notre corps. Une étude menée par l'Inserm montre que le travail de nuit induit une désynchronisation de l'horloge biologique en raison d'une exposition à la lumière limitée et d'une dette de sommeil. Les troubles du rythme circadiens sont notamment associés à des troubles du sommeil, des troubles cardiométaboliques (hypertension, diabète de type 2, obésité), des cancers, une dépression et/ou de l'anxiété et des troubles cognitifs.

Alors, que faire si on travaille de nuit ?

Pour préserver sa santé, dans ce cas-là, il est préférable de conserver le rythme d'une journée de travail classique. Cela permet de réguler les hormones et le métabolisme sans interférer sur la digestion.

- Fin de nuit : on prend un petit déjeuner complet et digeste (voir « Bien démarrer la journée », p. 78) pour avoir le temps de digérer avant de rentrer chez soi et d'aller se coucher. Sur le chemin, évitez une trop grande exposition à la lumière, puisqu'elle inhibe la synthèse de mélatonine. N'hésitez pas à porter des lunettes de soleil et à fuir les écrans avant d'aller vous coucher. *Exit* le café ou le thé, on choisit plutôt une infusion de plante relaxante comme la valériane ou la passiflore (attention, si vous prenez la route !). Pour maximiser la récupération, on veillera à se coucher dans le noir absolu, en portant des boules Quies.
- Au lever, vers 14-15 h : il est temps de faire son repas le plus complet en se basant sur le principe de l'assiette équilibrée. Profitez de l'après-midi pour vous exposer le plus possible à la lumière du soleil.
- Vers 17-18 h : avant de repartir, on peut s'accorder une collation complète.
- Entre 20 h et 23 h : avant la prise de service, ou si c'est possible, en début de soirée, l'idéal est de faire un dîner protéiné et gras pour tenir au mieux. Le but est d'éviter un repas trop riche après 22-23 h, la digestion étant ralentie physiologiquement après cette heure-ci. Attention à ne pas trop consommer de glucides, non parce qu'ils font grossir le soir mais parce que la sensibilité à l'insuline est réduite la nuit. On veillera à choisir des aliments à IG bas ou au moins à les accompagner d'une protéine et de légumes.
- La nuit : une collation protéinée est cependant autorisée. On peut également faire une microsieste si c'est possible.

Ce sont des habitudes parfois difficiles à prendre, mais je vous invite à essayer durant deux à trois semaines et à observer les changements. Avec les conséquences du travail de nuit, l'écoute des sensations peut être plus délétère, il vaut mieux dans ce cas-là adopter un rythme qui paraît moins naturel.

L'observation de la faim se poursuit et, pour cela, il est indispensable de mettre le focus sur quelques points !

Le lever : point de départ de la journée !

Le petit déjeuner est souvent le repas le plus facile à prendre tranquillement, à condition de se lever en avance pour profiter de ce moment. C'est là tout le problème : on préfère souvent repousser le réveil. Je vous invite vraiment à vous lever 15 puis 30 minutes plus tôt, quitte à adopter progressivement une nouvelle routine.

Au réveil, il est intéressant d'établir une première connexion avec son corps par le biais de quelques étirements, en prêtant attention aux tensions, aux points encore froids, à ceux qui commencent à se réchauffer. Se réhydrater permet de réveiller le corps et de mettre en marche le système digestif encore endormi. Cela peut également calmer la fausse faim que l'on ressent parfois, et qui n'est en réalité que de la soif.

Ensuite, dirigez votre attention vers votre estomac. Que vous raconte-t-il ? Essayez de noter la faim sur 10, comme nous l'avons vu précédemment. Selon son intensité, vous adapterez les quantités sans oublier un point : on ne mange pas pour tenir le plus longtemps possible mais pour recharger les batteries ! Le petit déjeuner est fait pour casser le jeûne, et non pour se constituer des réserves jusqu'à midi.

Si vous n'avez pas faim. Je vous invite à expérimenter une matinée sans petit déjeuner.

« Mais si je ne mange, pas je ne tiens pas ! »

Cette pensée est ancrée dans notre esprit à cause des messages publicitaires et de l'injonction de ne pas sortir le ventre vide rabâchée chaque matin par nos parents. Rappelez-vous, vous n'êtes pas votre passé. Je vous invite vraiment à tester la théorie en passant à la pratique. Sautez le petit déjeuner si vous n'avez pas faim. Vous travaillerez quand même. Certaines personnes sont même plus efficaces le ventre vide. Et, pour rassurer cette peur de manquer ou de défaillir, prenez toujours avec vous une collation.

Attention tout de même à ne pas en faire une règle rigide. Le but encore une fois est de voir ce qui fonctionne ou pas pour vous. Demandez-moi d'écouter ma faim alors que mon *crush* m'a préparé un super petit déj et vous aurez droit à mes plus gros yeux !

Les repas

Réhabiliter le repas : un rituel

Aujourd'hui, le repas a perdu de sa valeur. Nous mangeons parce que c'est l'heure, avant de reprendre la course effrénée de notre journée. Le repas dure 5-10 minutes, parfois devant nos écrans, tandis que nous continuons à travailler. Nous ne prenons aucun plaisir. Nous n'avons pas conscience de ce que nous faisons.

L'acte de manger consiste pourtant à honorer son corps, à respecter un besoin, à recharger les batteries physiques et psychologiques tout en se faisant plaisir. C'est avoir la chance de se nourrir des légumes cultivés par l'agriculteur, du fromage affiné par l'artisan fromager, du repas préparé avec amour par son partenaire ou par soi-même... #gratitude

Ce n'est pas un acte banal à cocher dans la journée. En y ajoutant de la conscience, tout le monde y gagnerait. De la préparation à la digestion ! On essaie ?

Préparer des repas attrayants

> *Dans la cuisine, il y a un acte d'amour. Je suis sûr que quand vous invitez quelqu'un chez vous, vous donnez le meilleur de vous-même. Il faut que ce soit exactement la même chose pour nous.*
>
> *Joël Robuchon*

J'ajouterai même que la cuisine est sensuelle. Finalement, quelles différences entre la cuisine et un moment agréable avec votre *crush* ? Ces moments où vous effleurez sa peau douce et chaude, où vous sentez son parfum, où vous voyez ses poils se dresser, où vous entendez l'écho d'un baiser tout en goûtant ses lèvres ?

J'ai cuisiné hier et je me souviens de chaque détail :

- Mes mains qui glissent entre les patates encore pleines de terre, parfois rugueuses, les grains de sel qui dansent entre mes doigts, le manche de la casserole tiède que je saisis timidement par peur de me brûler, les branches de persil encore humides...
- Mon regard voguant sur les courbes généreuses de mes tubercules ponctués d'une multitude de teintes.

- Mon nez excité par un bouquet d'odeurs qui évoluent de la préparation de la viande encore crue à sa cuisson dans le beurre.
- Le crépitement de ce dernier chantant pour mes oreilles.
- Les saveurs qui se dégagent de la viande avant et après assaisonnement. La différence de température entre l'extérieur, doré, et la chair encore saignante...

Pour moi, la cuisine c'est ça, et ce « steak patate » me parle, m'émeut, me donne du plaisir de sa confection à sa dégustation.

Il est difficile de faire intervenir ses sens, de créer des émotions et du plaisir avec des plats insipides, ou des aliments à peine déballés. Je me rappelle d'ailleurs mes tranches de jambon mangées à même l'emballage durant mes multiples régimes... Pourtant le plaisir est un élément crucial du rassasiement !

Il va donc falloir préparer des repas qui vont éveiller tous vos sens. Je vous ai concocté des recettes pour vous y entraîner !

Cuisiner au bon moment

Il est important de commencer à cuisiner un peu avant votre faim idéale. Je vous conseille de commencer la préparation quand les premières sensations de faim commencent à s'installer pour éviter de grignoter pendant la préparation. Le problème n'est pas de se mettre à manger, vu que vous avez faim, mais c'est de le faire debout dans la cuisine, tout en cuisinant. Il devient difficile de s'arrêter.

Pour éviter cela, essayez de vous organiser de manière à avoir toujours quelque chose de prêt dans le frigo si votre faim est déjà trop importante à votre retour, ou faites une collation et retardez le dîner si c'est possible.

Le *batch cooking*, qui consiste à cuisiner les repas de la semaine en quelques heures le week-end, peut être une bonne option mais ne doit pas être une obligation. À chacun de trouver son organisation. L'éventuel problème est que l'envie d'un plat cuisiné le dimanche ne sera peut-être pas au rendez-vous le mercredi quand il faudra le manger ! Ce qui marche le plus souvent pour mes patients, c'est cette proposition :

- Je cuisine le dimanche pour le lundi et le mardi.
- Le mercredi je cuisine pour le jeudi et vendredi.
- Je commande ou vais au restau le mercredi soir.
- Le weekend est intuitif !

L'importance du contexte

Dressez une assiette colorée, décorée de quelques herbes aromatiques ou d'épices, et n'oubliez pas de prendre le temps de soigner l'environnement. Avant de passer à table, dressez-la également avec de jolies assiettes, ou un plateau, une jolie nappe. Suivez votre inspiration pour aménager un coin paisible, où vous vous sentez bien et en sécurité.

S'ancrer

Qui n'a jamais pris son petit déj debout en se rendant à la station de métro ou n'a jamais avalé son sandwich en regagnant le bureau... On mange extrêmement vite et parfois trop, le sandwich dévoré finissant d'ailleurs souvent par peser sur l'estomac.

Pendant les trois semaines qui vont suivre, je vais vous inviter à vous asseoir. Oui, le conseil paraît bête, mais c'est LE conseil essentiel. S'asseoir marque la volonté de prendre le temps. Je vous vois venir ! Il n'est pas question d'être assis au bord de la chaise, prêt à s'enfuir pour retrouver sa chaise de bureau. Je veux vous voir ancré-e. Dos droit, fessier au fond de la chaise et les pieds plantés dans le sol !

En bonus, si vous souhaitez profiter calmement de votre repas, je vous conseille de faire cinq minutes de cohérence cardiaque pour obtenir une détente physiologique. Si vous manquez de temps, prenez juste quelques respirations profondes avant de manger.

S'éloigner des écrans

Plusieurs études montrent que manger en regardant la télé ou en travaillant fait grossir. Combien de fois, après un épisode de *Friends*, j'ai baissé la tête vers mon assiette, et surprise, j'avais déjà terminé, ne me souvenant de rien, la peau du ventre un peu trop tendue !

Essayez de remplacer la télé, les e-mails, le travail par votre petit carnet pour noter ce qu'il se passe pendant le repas : vos sensations, émotions, vos ressentis... Notez votre plaisir.

Maintenant, faisons une petite expérience : au cours d'un repas, avec la télé ou une autre distraction numérique, essayez de faire le précédent exercice de mémoire !

Quel a été le plaisir ? Est-il plus important lorsque vous prêtez attention à vos cinq sens, ou non ?

Se servir en conscience

Avez-vous remarqué que vous vous servez bien souvent les mêmes quantités ? Il n'y a pas de problème lorsque l'on arrive à laisser son assiette quand on n'a plus faim, mais bien souvent, ce n'est pas le cas.

Avant toute chose, il est important d'apprendre à se servir selon sa faim. Pour cela, je vous invite à noter celle-ci sur 10 comme pour le petit déjeuner. Pour la petite et la moyenne faim, adaptez votre façon de vous servir : petite quantité pour petite faim et assiette moyenne pour l'autre. Si vous avez très faim, je vous recommande tout d'abord de revenir aux conseils d'écoute en dehors des repas.

Si vous êtes déjà au sommet de l'organisation, on peut agir sur le repas. Servez-vous une assiette moyenne, et prenez d'autant plus le temps de déguster. Rien ne vous empêchera de vous resservir si besoin !

« Oui, mais je finis tout le temps mon assiette quoi qu'il arrive ! »

Voici une méthode que j'utilise encore aujourd'hui : je me sers comme d'habitude et je fais des contrôles à la moitié et à l'avant-dernier quart.

Pour cela, quand j'arrive à ces étapes, je pose ma fourchette ou mon verre d'eau, et je fais une pause de cinq minutes, quitte à réchauffer mon assiette. Une fois les 5 minutes écoulées, je me demande si j'ai encore des sensations de faim et encore l'envie de manger.

Il y a une autre méthode un peu plus radicale : se servir un quart d'assiette, puis faire le point sur la faim et l'envie avant de se resservir chaque quart.

La priorité : prendre le temps !

Le repas doit durer 20 minutes. C'est le temps nécessaire pour ressentir la satiété et le rassasiement.

Les notions de rassasiement et de satiété

LE RASSASIEMENT

Il correspond au moment l'on n'a plus faim ni envie de manger. Il commence dès les premières bouchées et il est progressif. On distingue :

- Le rassasiement mécanique : dès que l'on commence à manger, un compteur s'enclenche dans l'estomac et se met à envoyer des messages par voie nerveuse au cerveau. Plus l'estomac se distend, plus les signaux affluent pour dire stop.
- Le rassasiement hormonal : après plus de 15 minutes, le contenu de l'estomac commence à être distillé en petites quantités vers l'intestin pour la poursuite de sa digestion et l'assimilation des nutriments. C'est à ce moment que les signaux sont envoyés au cerveau pour signaler le rassasiement.
- Le rassasiement sensoriel spécifique (RSS) : chaque aliment possède un potentiel plaisir. Celui-ci disparaît progressivement au cours du repas. Si, si, je vous assure, un plat de pâtes peut passer de « fabuleux » à « ce sont juste des coquillettes… ». Le RSS est donc défini par la diminution de l'attrait exercé par un aliment particulier du repas. Effectivement, vous pouvez ne plus avoir envie de pâtes, mais envie d'un yaourt.

Petit point sur les aliments ultra-transformés et les fast-foods : vous l'avez sans doute expérimenté, on a souvent du mal à s'arrêter lorsque l'on commande son menu Maxi Best-of ou un paquet de chips. Comme si les signaux de fin ne venaient pas. Eh bien, une étude australienne[1] a démontré que ces aliments agissent sur la régulation du poids en altérant

1. A. C. Reichelt, M. J. Morris, R. F. Westbrook, « Cafeteria diet impairs expression of sensory-specific satiety

l'autocontrôle du cerveau normalement influencé par le rassasiement sensoriel spécifique. L'étude montre notamment qu'un régime composé d'aliments riches en matières grasses et à haute palatabilité (le caractère plaisant de l'aliment pour le palais) rend insuffisante l'expression du RSS. D'où l'importance de varier son alimentation, en cuisinant maison et de consommer occasionnellement ce genre de produits.

LA SATIÉTÉ

La satiété est bien plus simple : elle correspond au moment où l'on n'a pas faim. Aucun signal. C'est une sensation physique alors que le rassasiement est plus mental.

Vous l'aurez compris, et vous le savez déjà, tellement on le répète : il faut du temps pour que les signaux de fin de repas soient perceptibles. Prenez le temps de mâcher !

Un point sur la mastication

La mastication est primordiale pour tout mammifère. Chez l'homme, 80 % des problèmes intestinaux (RGO, ballonnements, etc.) sont consécutifs à un manque de mastication. Nous envoyons les aliments presque entiers dans l'estomac, entraînant ainsi un effort musculaire et une plus grande sécrétion d'acide chlorhydrique pour qu'il « mâche » à notre place. Cela consomme beaucoup d'énergie et donc crée de la fatigue. La digestion sera aussi beaucoup plus lente, car la salive n'aura pas eu le temps de faire son travail (elle contient des enzymes qui commencent à digérer certains nutriments). Il en résultera des ballonnements ou des douleurs.

Le fait de mâcher améliore donc la digestion, favorise la santé du microbiote et permet de manger selon ses besoins. Mais ce n'est pas tout puisque mastiquer diminuerait le stress, en limitant la sécrétion de cortisol et d'adrénaline.

Plusieurs méthodes pour vous aider à mieux digérer et assimiler les nutriments :

- Avaler quand les aliments forment une purée ou un liquide. (Oui, ce sera très rapide avec les légumes et cela prendra plus de temps avec la viande par exemple.)
- Poser la fourchette entre chaque bouchée. J'avoue que je n'y arrive pas. Par conséquent, j'attends que ma bouche soit vide avant de reprendre une bouchée.

---

and stimulus-outcome learning », *Frontiers in Psychology*, vol. 27, n° 5, 2014, p. 852.

JE VOUS INVITE À FAIRE ATTENTION À VOTRE MASTICATION PENDANT QUELQUES REPAS :

COMBIEN DE FOIS AVEZ-VOUS MÂCHÉ CHAQUE BOUCHÉE ?

Repas 1 :

Repas 2 :

Repas 3 :

Pour information, on recommande 15 à 20 mastications par bouchée.

Vous pouvez aussi éviter ces méthodes très scolaires, et infantilisantes, en mangeant en pleine conscience.

Manger en pleine conscience

Il s'agit de manger dans l'instant présent en sollicitant tous ses sens, sans porter de jugements. Pas de « je mange trop », « cet aliment est interdit »... Juste savourer avec ses yeux, ses oreilles, son nez, ses doigts... Il s'agit de déguster comme si vous étiez au restaurant gastronomique ou si vous étiez un petit Martien qui découvre la nourriture pour la première fois.

L'art de la dégustation

Afin de vous entraîner à manger en pleine conscience, je vais vous proposer de noter au cours du repas ce que vous ressentez, et de décrire le plus précisément possible ce que vous mangez. Pour vous aider, voici une liste non exhaustive d'adjectifs.

NB : Recourir à l'écrit dans un premier temps vous permet de vraiment vous focaliser sur votre repas, le contexte, l'environnement. Mais à terme, il faudra vous passer du carnet pour parvenir à une pleine présence.

Textures	Aérien, Astringent, Collant, Crémeux, Croquant, Croustillant, Dense, Dur, Élastique, Feuilleté, Fondant, Gras, Sec
Températures	Tiède, Brûlant, Froid, Frais, Ambiant
Arômes	Animal, Boisé, Chimique, Fermenté, Épicé (cannelle, clou de girofle, poivre...), Empyreumatique (café, tabac, pain grillé...), Floral, Fruité, Iodé
Saveurs	Acide, Amer, Salé, Sucré
Intensités	Fade, Fort, Très fort, Insipide
Couleurs	Une palette immense s'offre à vous !

QUELQUES ADJECTIFS POUR DÉCRIRE UN ALIMENT

Exercice • La dégustation guidée du chocolat

Je vous invite à expérimenter la dégustation avec le chocolat : noir ou au lait, mais privilégiez un chocolat de qualité.

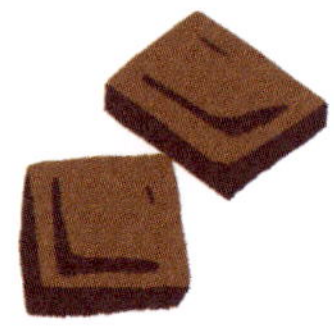

Heure de début de la dégustation :
Je me sens :
Mes sensations physiques et mes émotions :
Mes pensées :
Ce que je pense du chocolat en général :
La bande-annonce qui se crée dans ma tête à la vue de ce chocolat :

AVANT DE LE METTRE DANS LA BOUCHE :

Mes yeux :

- Couleur : brun, marron, bleuté, orangé, foncé, clair, très foncé
- Aspect : lisse, rugueux, brillant, poudré, marqué, motifs
- Forme : carré, irrégulier, régulier, arrondi

Mes doigts :

- Texture : lisse, râpeux, fondant, collant, gras
- Son poids : léger, lourd
- Température : ambiante, froid, frais, chaud, tiède

Mon nez :

- Odeur fruitée (framboise, cassis...), empyreumatique (café, biscuité, brûlé, torréfié...), épicée (cannelle, poivre...), animale (cuir, lait, beurre...), florale (rose, violette...), végétale (terre, herbe coupée, foin...)

Est-ce que des souvenirs me reviennent ?

- (Personnellement, quand je mange du chocolat Lindt 85 %, je sens une odeur de framboise qui me rappelle les Pim's chez ma mémé !)

Émotions induites :

- **Porter ensuite le chocolat à la bouche, en le laissant fondre dans un premier temps :**
- Saveurs : sucré, salé, amer, acide
- Quelle intensité ?
- Texture : lisse, râpeux, collant, fondant
- Température : froid, chaud, ambiant...
- Les arômes (voir les odeurs)
- Sensations : piquant, brûlant, fraîcheur, astringence, longueur en bouche...
- Retentez l'expérience immédiatement **en croquant et en mâchant rapidement** le chocolat.
- Quelle différence ?

Bilan :

- Mes sensations :
- Mes émotions :
- Heure de fin de la dégustation :
- Conclusion :
- Quantité consommée :

Je vous invite maintenant à tenter l'expérience au cours de quelques repas en notant tout ce qu'il se passe précisément :

Repas	Contenu du repas	Mes yeux	Mon nez	Mes oreilles	Mes doigts	Ma bouche	Mon plaisir (noté sur 10)	Mon rassasiement (en %)
1	....	....	....	....	....	....	....	....
	....	....	....	....	....	....	....	....
	....	....	....	....	....	....	....	....
2	....	....	....	....	....	....	....	....
	....	....	....	....	....	....	....	....
	....	....	....	....	....	....	....	....
3	....	....	....	....	....	....	....	....
	....	....	....	....	....	....	....	....
	....	....	....	....	....	....	....	....
4	....	....	....	....	....	....	....	....
	....	....	....	....	....	....	....	....
	....	....	....	....	....	....	....	....
5	....	....	....	....	....	....	....	....
	....	....	....	....	....	....	....	....
	....	....	....	....	....	....	....	....

Notez-vous un effet sur le rassasiement ?

Pour continuer à s'entraîner

Vous pouvez tester le pouvoir de vos cinq sens en prenant un des repas dans le noir ou avec un bandeau sur les yeux, de manière à éviter les distractions. Tentez l'expérience. Comparez en notant les sensations physiques et les émotions d'un repas pris les yeux bandés et opposez-les avec les sensations et ressentis d'un repas pris les yeux ouverts et parasité par la télé par exemple.

Voici d'autres propositions :

- **Si vous êtes en couple ou en famille :** vous pouvez rendre l'exercice ludique. L'idée est de proposer à son partenaire de cuisiner le repas. Un repas de préférence plein de saveurs et un peu élaboré. Votre rôle sera de déguster et de deviner tous les ingrédients qu'il ou elle aura utilisés.
- **Si vous êtes en famille :** préparez le repas à l'abri du regard des enfants et demandez-leur ce qu'il y a dans le plat. Ils vont proposer des réponses qui seront peut-être fausses. Cela vous permet de vous concentrer sur la dégustation et de vous demander ce qui a bien pu induire cette réponse. Cette méthode, bien plus ludique, permet également d'élargir le panel de saveurs et le vocabulaire des enfants !
- **Si vous mangez seul,** le premier exercice peut être intéressant avec une livraison à domicile : essayez de déguster le plus possible pour tenter d'identifier chaque ingrédient que le chef a utilisé pour la recette. L'avantage est qu'en livraison ou au restaurant, ce sont souvent des repas que vous n'avez pas l'habitude de cuisiner. Cela renforce la difficulté et vous pousse à prêter plus d'attention.

« MAIS ÇA NE ME DIT PAS QUAND JE DOIS ARRÊTER DE MANGER TOUT ÇA ! »

Eh bien si ! L'acte de déguster fait gagner de précieuses minutes pour laisser le temps à l'estomac d'envoyer les signaux de fin de prise alimentaire, mais pas seulement. Lorsque l'on a faim et que l'on mange, on cherche effectivement de l'énergie et des nutriments, mais n'oublions pas un autre élément crucial : le plaisir !

Je me rappelle quand j'étais au régime et que je me forçais à manger des légumes alors que je n'en avais pas forcément envie. Je pouvais être sûr de manger des grosses quantités au cours du repas ou de fouiller dans les placards ensuite pour trouver le plaisir que je n'avais pas trouvé dans mon assiette.

Mes patients ont également souvent peur de ne pas pouvoir s'arrêter quand le plat est excellent.

La crainte de manger sans faim ou sans fin

« Non mais si j'achète ou si je fais ce plat, je vais tout manger »

Vous avez sans doute réalisé un de vos projets ou construit quelque chose qui vous tenait vraiment à cœur. Vous avez travaillé, appris, et vous n'avez pas lâché tant que vous n'aviez pas cette chose que vous désiriez tant. Pour la nourriture, c'est pareil. Si le plaisir ne vient pas, le corps le cherche indéfiniment ! « Le dîner n'était pas fou ce soir. Oh tiens, si je me faisais un (qui se transforme en plusieurs) carré de chocolat praliné noisette ! »

D'accord, je ne vous dis pas qu'un repas répondant à votre plaisir vous empêchera forcément de prendre le chocolat ensuite, mais je vous invite à expérimenter et observer les différences de comportements qui en découlent.

Pour travailler sur le plaisir, je vous suggère de ralentir encore une fois lors des repas, d'observer et pourquoi pas de choisir pour les prochaines fois. Dans un premier temps, décrivez le contenu du repas ; vous pouvez associer l'exercice de la dégustation si vous êtes à l'aise. Ensuite, en fin de repas, notez le plaisir que vous avez ressenti sur 10 ou la frustration. Bien souvent, les deux sont inversement proportionnels !

Si le plaisir manque à l'appel, imaginez (tout comme pour les pensées alternatives) ce que vous pourriez changer la prochaine fois, puis expérimentez votre idée !

Exercice • À la recherche du plaisir

Repas	Contenu	Mes ressentis	Plaisir et/ou frustration	Ce que je pourrais changer la prochaine fois
1	Légumes vapeur, blanc de poulet et pâtes complètes	Les légumes vapeur ne me dérangent pas, mais la texture des pâtes complètes ne me plaît pas du tout. Ça manque de sauce ou d'épices.	Plaisir : 4/10	Faire une sauce tomate épicée pour le poulet et prendre des pâtes blanches.
2				
3				
4				
5				

« C'est beaucoup trop bon, je n'arrive pas à m'arrêter ! »

Ce plaisir que vous avez noté est sûrement flou. Et c'est normal, il faut s'entraîner pour voir les nuances. Que se passerait-il (vraiment) si je vous servais, à chaque repas, votre plat préféré ? Personnellement j'adore la blanquette de ma maman, mais, de façon tout à fait normale, désolé maman, j'en serais lassé au bout d'un moment, car le plaisir diminuerait.

Plus vous consommez un aliment, et plus le plaisir diminue. Et ce, au sein d'un seul repas. Il y a un point de bascule entre « C'est merveilleux » et « C'est de la blanquette quoi... ». L'idée est alors de s'arrêter et de garder les restes du plat pour plus tard quand la faim et l'envie seront de nouveau là afin de retrouver les émotions et ressentis agréables des premières bouchées.

Pour vous entraîner à ce sujet, voici un dernier exercice qui m'a été transmis lors de mon diplôme universitaire :

Exercice • Dégustation de la pizza

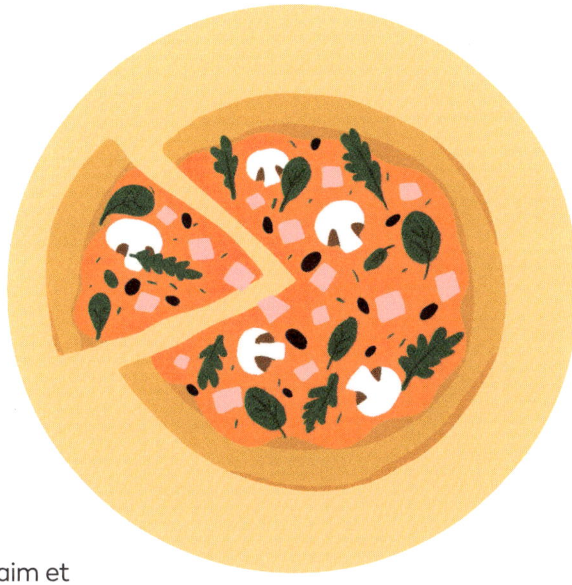

- Choisir une pizza, sans contraintes nutritionnelles. Uniquement avec le plaisir. Couper la pizza en six parts égales.
- Dans un premier temps, noter l'état émotionnel (content, anxieux...), l'envie de manger la pizza et la faim sur 10.
- Noter le nombre de parts que vous pensez manger :
- Déguster en pleine conscience. Chaque part doit être mangée en cinq minutes. (Oui, vous allez me détester.)
- Avant chaque part, noter le plaisir, la faim et l'envie de manger la pizza : observer la faim, l'envie et le plaisir diminuer.
- Noter le nombre de parts consommées au final :
- Avez-vous envie d'autre chose ?

Il se peut que vous ayez expérimenté ces outils, mais que vous n'arriviez toujours pas à vous arrêter ou que vous mangiez sans faim. Voici les situations qui reviennent le plus souvent chez mes patients.

« Je n'arrive pas à laisser les restes dans mon assiette »

« Tu ne sors pas de table tant que tu n'as pas fini ton assiette ! » Cela en a marqué plus d'un, cette éducation à tout finir transmise de génération en génération. Cette injonction à ne pas gaspiller vient des temps de guerre où il était difficile de se procurer de la nourriture. On peut alors se demander si, en 2022, cette pensée est rationnelle. Je ne dis pas qu'il faut gaspiller, mais aujourd'hui nous ne manquons de rien, et nous avons à notre disposition du matériel de conservation. Frigo, congélateur et Tupperware (en verre si possible !).

Parlons calories. Si à chaque repas, vous allez au-delà de vos sensations, juste parce qu'il ne faut pas gâcher : une ou deux cuillères par repas, trois repas par jour, sur sept jours, cela peut constituer un excès calorique suffisant à la prise de poids. Entraînez-vous à conserver les restes, même s'il ne s'agit que d'une cuillère. Et si ça ne se garde pas, eh bien malheureusement on jette – vous n'êtes pas la poubelle de table –, vous adapterez les quantités pour les prochaines fois.

Pour plus de facilité, je vous conseille de vous servir en plus petites quantités et de vous resservir uniquement après avoir réanalysé vos sensations.

Quid de l'assiette à dessert ?

Beaucoup de personnes mangent dans ces assiettes pour gérer les quantités. Il s'agit pour moi de restriction cognitive. On se sert dans une petite assiette, donc on se formate à manger moins. Est-ce que nous nous écoutons pour autant ? Je ne pense pas. Faites-vous confiance ! De plus, dans la sphère sociale, chez vos amis, au restaurant, vous mangez dans des assiettes normales. Le fait de manger dans des assiettes à dessert à la maison crée un écart qui ne normalise pas la prise alimentaire.

« Si je ne me remplis pas, je ne tiens pas ! »

C'est une pensée ou une vérité ? Peut-être que oui, peut-être que non, mais vous ne le saurez pas si vous ne testez pas.

Pensez toujours INSTANT T. Si je n'ai plus faim maintenant, je m'arrête, si j'ai faim plus tard, je mangerai. Pour cela, prenez toujours une collation avec vous au cas où.

Ce qui peut vous pousser à manger plus

La vision des aliments sur la table (faim hédonique)

Quand un aliment est disposé à l'avance sur la table, vous vous conditionnez à le manger. Laissez les desserts au frigo et ne laissez pas la casserole sur la table. Laissez parler vos sensations et envies pour vous resservir ou pour passer, ou pas, au dessert.

Pour le dessert, s'il est pris de façon systématique, je vous conseille de faire une pause supplémentaire de cinq minutes, débarrassez, rangez, et ensuite posez-vous la question : ai-je encore faim ou envie d'un dessert ? Si cela vous frustre de ne pas le consommer, dites-vous qu'il n'est pas perdu et qu'il peut être consommé quand la faim réapparaîtra. Il vous fera d'autant plus plaisir, ou alors vous aurez totalement envie d'autre chose ! Autorisez-vous à expérimenter différentes possibilités et observez toujours les conséquences (positives comme négatives).

Les douceurs apportées par les collègues

Une chouquette ou deux, ou un croissant de temps en temps n'ont jamais tué personne ! Faites-vous plaisir ! Vous pouvez réaliser l'exercice de dégustation à ce moment pour vous aider.

Vous pouvez également faire intervenir la valeur de santé, nous avons vu que les viennoiseries n'étaient pas forcément les meilleurs alliés pour le microbiote par exemple. Cela peut être une bonne motivation pour les laisser sur le côté la plupart du temps et ne les consommer que quand vous en avez vraiment envie.

Rappelez-vous également d'un point essentiel : vous avez LE DROIT de remercier votre collègue en lui disant que vous n'avez pas faim pour le moment. On reparlera de l'affirmation de soi un peu plus loin !

Par ailleurs, savez-vous que votre tête est encore plus douée que Spielberg pour vous pondre des bandes-annonces alléchantes ? Je me souviens de toutes les fois où, après une journée difficile psychologiquement, je me commandais un seau de poulet chez KFC. Ma tête imaginait une panure goûteuse, croustillante, dorée, un poulet cuit à point, juteux, bien assaisonné. Des frites croustillantes à l'extérieur et moelleuses à l'intérieur...

Et finalement, je récupérais des morceaux de poulet rances et presque insipides. Et ne parlons pas des frites... Ou bien tout était frais, mais ce n'était pas aussi *waouh* que ce que me disait ma tête. Le film était bien pourri par rapport à la bande-annonce ! La déception.

Voici un exercice que j'aime beaucoup donner à mes patients et que j'ai découvert dans les formations de Florian Saffer. Il permet de prendre de la distance avec ses pensées et d'être attentif à ses sensations.

Revenons à nos douceurs, rappelez-vous un point essentiel : vous avez LE DROIT de remercier votre collègue en lui disant que vous n'avez pas faim pour le moment. Peut-être plus tard ! On en reparle dans le dernier chapitre !

L'aliment ou le plat qui me fait rêver	Ce que ma tête me dit (la bande-annonce)	Ce que la réalité raconte (le film)
....	....	....
....	....	....
....	....	....
....	....	....
....	....	....
....	....	....
....	....	....
....	....	....
....	....	....
....	....	....
....	....	....
....	....	....
....	....	....
....	....	....
....	....	....
....	....	....
....	....	....
....	....	....
....	....	....
....	....	....
....	....	....

Chapitre 14

Les envies de manger émotionnelles (EME)

Quand j'accompagne des patients ayant une alimentation troublée, la honte et la culpabilité sont souvent présentes. Pourtant, manger ses émotions ou suivre ses envies de manger émotionnelles est un besoin naturel. Cela permet la régulation des émotions et la préservation de l'équilibre psychologique.

Ces émotions peuvent être « agréables » – je valide une bonne semaine avec un paris-brest –, ou « désagréables » – j'ai besoin de me remplir, car je me sens seul. Bien sûr, nous pourrions pleurer, crier, boxer, peindre, etc., au lieu de manger, mais il faut aussi accepter que ce pouvoir réconfortant de l'alimentation existe bel et bien. Le tout va être d'accueillir ces EME pour qu'elles ne se transforment pas en crises.

La psycho-nutrition peut faire beaucoup de choses, mais il est impossible de supprimer les envies de manger émotionnelles. Elles font partie de nous. On peut néanmoins apprendre à vivre avec elles et à les vivre de façon fonctionnelle. Pour cela, il est primordial de les accepter. Vous savez comment cela finit quand vous luttez. Alors oui, c'est du travail. On a peur aussi : « Et si je n'arrive plus à m'arrêter ? »

Cette acceptation se fait par étapes. Il faut dédiaboliser les aliments réconfortants, travailler sur la peur de grossir, et sur l'instant présent, pour déguster et ressentir le plaisir, car c'est le but de l'envie de manger émotionnelle. Faites-vous accompagner d'un professionnel spécialisé pour vous aider.

Ces étapes vous permettront d'aller vers vos envies. De manger ce qui vous fait envie. Gras, sucré ou pas. De déguster et kiffer, d'honorer cette envie pour réguler l'humeur et pouvoir passer à autre chose. Mais s'il y a une chose à retenir : l'EME est un processus normal, que chaque être humain pourvu d'une âme, peut ressentir.

J'ai tenté de résumer en deux schémas ce qui peut se passer quand on accepte directement l'EME et quand on l'évite.

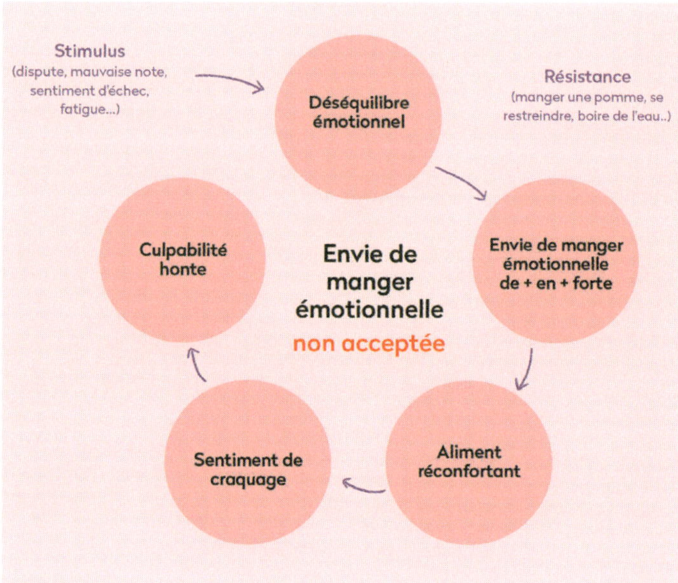

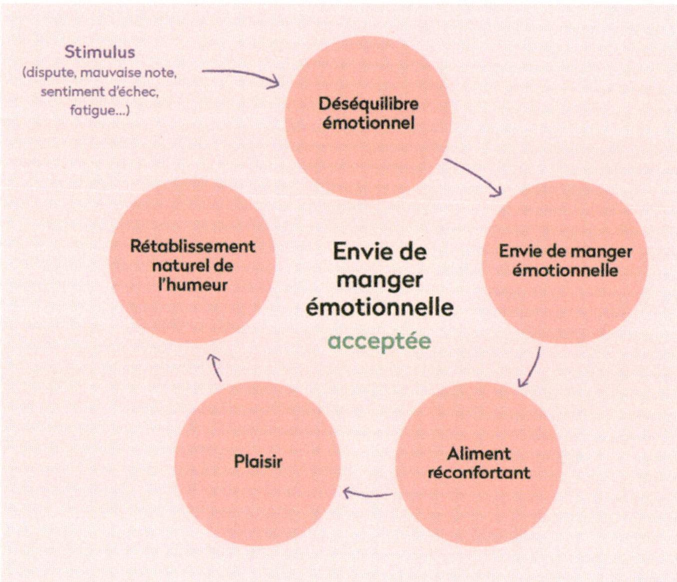

On peut voir que lorsque l'on n'accepte pas l'envie ou que l'on n'est pas serein avec l'aliment qui serait réconfortant, on finit par craquer. Souvent plus fort. On commençait par une émotion inconfortable et on finit avec une ou deux émotions intolérables supplémentaires, qui nous font possiblement entrer en crise d'hyperphagie.

Si on regarde le schéma 2, on voit au contraire que l'humeur est régulée, et que l'épisode s'arrête. L'aliment a joué son rôle.

On peut passer à autre chose. Et il n'y a pas grand risque de prise de poids, car tout va se réguler les prochains jours.

En définitive, que risquez-vous à essayer d'accepter ces envies de manger ? Bien sûr, tout paraît simple ainsi, mais quelques obstacles sont à surmonter : il faut d'abord travailler sur quelques freins.

Levez vos freins psychologiques

Faites la paix avec les aliments

Bien souvent, c'est parce qu'un aliment est considéré comme faisant grossir et donc comme culpabilisant que l'envie de manger émotionnelle devient une torture.

Exercice • Réintégrer les aliments grossissants

- Prenez un aliment qui vous fait peur. S'il y en a plusieurs, commencez par le moins effrayant et allez-y crescendo.
- Il y a sans doute au contraire des aliments que vous consommez quotidiennement et sereinement. Un yaourt et un fruit, deux carreaux de chocolat noir, un muffin complet avec une banane et une cuillère à café de beurre de cacahuète, que sais-je ?
- L'objectif est de remplacer les aliments que vous pensez safe/healthy/bon par l'aliment « diabolique » à calories égales.
- L'expérience est à faire pendant quatre jours, sans modifier le reste de vos habitudes.
- En vous pesant le premier et le 4e jour, vous verrez que rien n'a bougé.
- Alors non, je ne dis pas du tout que toutes les calories se valent. Mais occasionnellement, pour une fraction calorique de la journée, un aliment ne fait pas plus grossir qu'un autre.
- Exemple : tous les soirs je mange quatre carreaux de chocolat noir 70 %, soit environ 210 kcal. J'adorais le chocolat au lait praliné feuilleté qui contient 544 kcal pour 100 g, mais aujourd'hui j'ai peur de grossir si j'en mange. Petit produit en croix :

100 G = 544 KCAL

X G = 210 KCAL

X = 210 × 100/544

X = 38,6 G

- Durant quatre jours, je remplace mes quatre carreaux par 38,6 g de mon chocolat praliné, soit un tout petit peu plus que deux carreaux. Encore faut-il se résoudre à l'acheter !

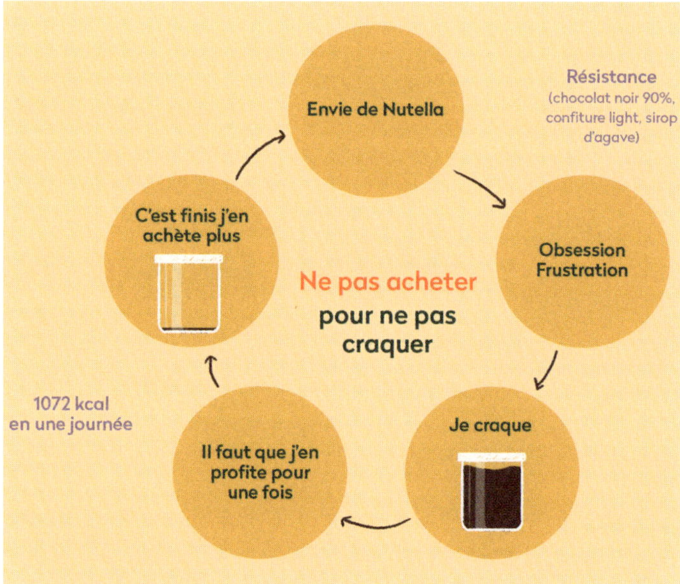

« Oui mais si j'achète un produit que j'aime, je ne peux pas résister »

Vous avez déjà eu une relation à distance ? Je me souviens quand je retrouvais mon *crush* toutes les deux semaines. On ne quittait pas la chambre ! Puis on a vécu ensemble et la chambre s'est nettement éloignée ! C'est pareil pour les aliments. Est-ce que vous consommez du riz toute la journée sans pouvoir vous arrêter ? Non, car le paquet est là, à votre disposition si vous en avez vraiment envie.

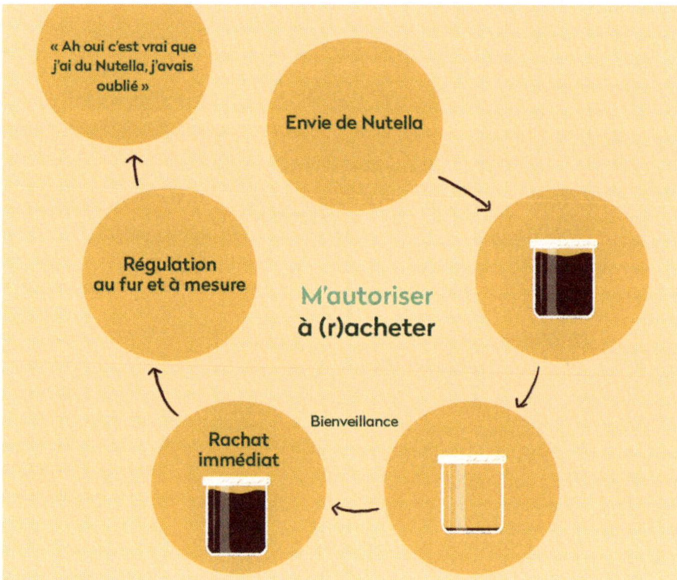

Par conséquent, faites de même avec tous les aliments, en les réintégrant petit à petit pour éviter les frustrations qui font que vous ne pouvez pas y résister les seules petites fois où vous vous l'autorisez. Oui, ça fait peur, parfois il faut un petit temps pour que le comportement se régule, et on prend quelques grammes, mais ne lâchez rien et rachetez le produit immédiatement.

« Je n'en achète plus, je suis totalement accro au sucre ! »

Vous avez sans doute entendu parler des études qui, comparant le sucre et la cocaïne à l'aide des rats de laboratoire, permettent aux chercheurs de considérer le sucre comme une substance addictive. Mais est-ce vraiment le cas ? De la même façon que nous ne sommes pas des veaux, ni des chameaux, nous ne sommes pas des rats ! Un point important qui permet déjà de prendre de la distance.

De plus, quand ces rats avaient le choix entre sucre ou drogue, ils étaient privés plus ou moins longtemps de nourriture. Le sucre contenant de l'énergie contrairement à la cocaïne, il paraît évident que, dans un souci de survie, le rat choisisse une source d'énergie.

Mais il y a un point encore plus important. Lorsque l'on mange un produit sucré, le cerveau libère de la dopamine, qui provoque une sensation agréable. Le cerveau associe alors ce produit au plaisir. C'est de nouveau le système de la récompense qui intervient. La dopamine est alors réabsorbée et un signal indique au cerveau de limiter les apports alimentaires. Tout se régule naturellement. Les drogues, elles, stimulent également le système de récompense, mais la quantité de dopamine libérée est monumentale. Comme elles court-circuitent aussi le système de régulation, le flux continu libéré nécessite des doses toujours plus importantes.

Beaucoup de mes patients se déclarent « accro au sucre » : il s'agit d'un abus de langage. On parle plutôt d'addiction comportementale. D'ailleurs, entre le début des consultations et la fin, le mot « addiction » disparaît spontanément. Pourtant je n'ai sevré personne, nous avons juste travaillé sur le rapport aux aliments sucrés, nous avons levé les restrictions et les frustrations, et travaillé la gestion des émotions.

Et ma valeur santé dans tout cela ?

Vous allez me dire, un diététicien qui conseille de ne pas arrêter le sucre, alors que l'on sait que c'est nocif… C'est vrai, les produits sucrés (gâteaux industriels, sodas, bonbons ou confiseries), en plus d'être inintéressants d'un point de vue nutritionnel, peuvent être nocifs. Mais l'interdiction et les règles trop rigides sont aussi néfastes pour la santé mentale.

Parlons à présent d'une des maladies du siècle, la stéatose hépatique : une personne sur cinq en souffrirait. On l'appelle plus communément le « foie gras ». Or le foie est un organe vital qui assure plus de 500 fonctions essentielles. Il permet notamment de fabriquer la bile (à partir du cholestérol) qui est indispensable pour bien digérer. Il permet de stocker la vitamine B12, il est le carrefour du métabolisme que nous avons abordé en début d'ouvrage, et notamment celui des glucides. En effet, une partie du glucose est métabolisée en glycogène et est conservée dans le foie.

Cependant avec notre mode de vie actuel, et la hausse de consommation de produits sucrés, notre foie sature. Il faut l'imaginer comme un tiroir. Quand nous rangeons, il arrive que nous n'ayons plus de place à force d'accumuler, si bien que nous trouvons une autre solution. Le foie fait la même chose : quand il n'a plus de place pour le glycogène, il transforme le sucre en graisse et le stocke. Le foie devient alors gras. Rappelons que la graisse est pro-inflammatoire. Et là, c'est le début des ennuis.

Malheureusement, il s'agit d'un mal silencieux. Le foie étant sympa, il tient pas mal de temps. Mais une fois que ses capacités sont bien entamées, des symptômes peuvent apparaître : nausées, mauvaise digestion, mauvaise haleine et langue pâteuse... Des symptômes que l'on retrouve dans beaucoup d'autres pathologies courantes. Cette maladie peut évoluer en stéatohépatite non alcoolique lorsque l'inflammation est bien présente. Cette situation est encore réversible. Mais si rien n'est fait, elle évolue en fibrose puis en cirrhose.
Il est donc important de consulter si vous avez ces symptômes. Et si vous souffrez de surpoids ou d'obésité, et que votre alimentation est déséquilibrée, je vous invite à consulter un médecin pour déceler une possible stéatose silencieuse et agir rapidement. Il pourra vous prescrire un bilan sanguin et une échographie abdominale pour constater l'état du foie. La palpation d'une hépatomégalie (gros foie) peut être un indice également.

Donc, en suivant la valeur de santé mentale, supprimer un aliment ne sert à rien, car quelques produits sucrés de temps à autre procurent du plaisir. Mais quand c'est trop souvent, se demander « suis-je en accord avec ma valeur de santé globale ? » peut être un bon compromis pour trouver d'autres solutions.

Place à la dégustation

Une fois que les freins se sont envolés, on peut passer à la dégustation. Encore une fois, autant que possible je vous invite à décomposer vos actions.

- Identifiez vos besoins : « De quoi ai-je envie ? » (Vraiment.)
- Une fois l'aliment choisi, on le prépare, à défaut d'aller le chercher dans une excellente pâtisserie. Et je vous conseille de choisir des produits de qualité. Ensuite, de même que pour les repas – oui, il s'agit tout de même de se nourrir –, on prépare un beau plateau, ou au moins un contexte favorable : le plaid avec un peu de musique, un banc dans un joli parc...
- Puis on passe à la dégustation, comme si c'était la première fois. Comme vous avez appris à le faire juste avant ! L'objectif est d'avoir un maximum de plaisir et de

réguler les émotions pour mettre fin à cette faim du cœur.

- Ensuite, comme d'habitude, on régule en observant ce qu'il se passe plus tard. « J'ai mangé mes émotions à 17 h, OK, c'est le passé ! Maintenant il est 19 h et je dois manger, car je suis en famille. Quel est mon niveau de faim ? Qu'est-ce que je fais ? »

Le problème ne réside pas dans l'EME, mais dans la loi du « foutu pour foutu » !

Prenez votre temps

Je vous ai donné beaucoup de *tips* à tester selon vos besoins et votre rythme ! N'essayez pas de tout faire en même temps. Lorsque l'on est partout, on n'est nulle part ! Les énoncés semblent simples au prime abord. Mais dans la pratique, il y a le travail, les horaires imposés, les enfants à gérer !

Je vous invite vraiment à prendre le temps. Le temps n'est plus quelque chose que l'on a en 2022, mais on peut le prendre. C'est une question d'organisation et de lâcher-prise ! Bien souvent on s'ajoute des tâches qui ne sont pas forcément utiles !

PETITE ASTUCE POUR VOUS DÉGAGER DU TEMPS

Sur une semaine, notez toutes les tâches que vous réalisez. Des tâches du travail aux lessives en passant par votre temps sur les réseaux.

En bonus, pour prendre conscience que vous ne vous laissez pas beaucoup de place : soulignez d'une couleur ce que vous faites pour vous, ce qui honore vos valeurs.

Ensuite, classez les tâches dans cette matrice, issue de la méthode Eisenhower, un outil incontournable pour la gestion du temps et l'organisation :

Important et urgent **(À traiter immédiatement)** **Par exemple : rendre mon mémoire**	**Important mais pas urgent** **(À planifier pour plus tard)** **Par exemple : la séance de sport et de méditation si importante pour moi**
Urgent mais pas important **Par exemple : un e-mail qui arrive à la dernière minute**	**Ni important ni urgent** **Par exemple : scroller sur les réseaux sociaux pendant des heures**

Deux possibilités s'offrent à vous :

- Déléguer les tâches urgentes mais pas importantes.
- Supprimer les tâches ni importantes ni urgentes et les remplacer par du temps pour vous.

Pour ce qui est des horaires imposés, n'oubliez pas la flexibilité ! Si vous ne pouvez pas prendre votre pause quand vous le souhaitez, ou même dîner quand vous le voulez, le but n'étant pas de s'isoler alors que toute la famille dîne ensemble, n'hésitez pas à anticiper.

Vous pouvez très bien adapter les quantités de la collation pour avoir un niveau de faim qui vous permet de manger en famille ou encore sauter ou réduire les quantités du petit déjeuner si à 11 h 30, déjeuner imposé, vous n'avez pas du tout faim. Et si parfois, vous n'avez pas faim du tout, c'est OK. Rien ne vous empêche de rester à table avec les enfants ou votre partenaire, autour d'une infusion ou d'un bouillon par exemple.

Faites taire la culpabilité

Bien souvent, quand j'incite mes patients à s'observer entre deux consultations, ils me signalent de la culpabilité. Soit de ne pas arriver à observer leur comportement, soit de ne pas réussir à s'écouter et à respecter leurs sensations. Bien souvent, ces mêmes personnes ont fait des années de régime, ont passé des années éloignées d'elles-mêmes. Il est alors tout à fait normal que cela prenne du temps de renouer avec soi.

L'apprentissage demande du temps et de la patience. N'oubliez pas que, durant vos études, vous avez eu quelquefois des accidents de parcours : vous n'en avez pas moins décroché votre diplôme. Encore une fois, que diriez-vous à une amie qui expérimente et qui est dure avec elle-même ?

FAITES PREUVE D'INDULGENCE AVEC VOUS COMME VOUS LE FERIEZ AVEC CEUX QUE VOUS AIMEZ.

Et effectivement, il y aura quelques fois où l'écoute ne sera pas votre priorité. On ne peut pas avoir le contrôle sur tout, tout le temps ! Replacez toujours vos actions dans un contexte. Oui, parfois, on ne va pas regarder ce que l'on mange, car on fête l'anniversaire de son enfant. Ce n'est pas pour autant que tout est gâché. Son anniversaire n'a lieu qu'une fois par an, on parle d'un jour perdu au milieu de 364 autres. Peut-être que la valeur « famille » a pris le dessus et que vous vouliez tout simplement participer comme il se doit à l'anniversaire de votre petit. Une de vos valeurs est honorée. Point.

Peut-être que vous aurez mangé de la raclette à vous en « faire péter la panse » comme on dit, eh bien c'est OK aussi, combien de temps passez-vous dans un chalet avec vos amis durant toute l'année, combien de jours êtes-vous en congés sur 365 ?

Vous l'aurez compris, vu le développement de ce chapitre, j'ai une nette préférence pour la reconnexion à soi plutôt que pour le comptage des calories et les plans alimentaires, mais il y a tout de même des limites à l'écoute de ses sensations, surtout en cas de passif de régime et de TCA. Ce n'est pas pour autant impossible de renouer avec ses sensations, je vous conseillerais juste de vous faire accompagner.

Par ailleurs, les personnes qui n'ont pas l'habitude d'une alimentation variée et naturelle et qui ont été nourries avec des produits majoritairement transformés ont du mal à s'écouter. En partie parce que leur faim cellulaire a été mal « paramétrée ». Il est, en effet, difficile de reconnaître des aliments et leurs nutriments quand la viande est remplacée par des substituts et des arômes pour en réduire le prix par exemple. L'éducation alimentaire et nutritionnelle me paraît indispensable pour permettre de faire les meilleurs choix.

Chapitre 15

Choisissez ce qui est bon pour vous !

Vous allez me dire… Compter ses calories *vs* s'écouter et se détacher du reste… Noir *vs* blanc. Oui, et je n'aime pas ces principes binaires ! Un humain est unique et complexe en bien des points. Ce qui fonctionne, c'est expérimenter. Foncer tête baissée vers l'alimentation intuitive est pour moi la même chose que de foncer dans un régime.

Une méthode n'exclut pas l'autre

Dans un monde idéal, pour un humain vierge et bien nourri dès le début, bien sûr que l'alimentation intuitive fonctionne, mais pour un individu qui a une histoire particulière, qui a été nourri, éduqué d'une manière bien précise, dans notre nouveau monde de surconsommation, et qui pourrait en subir les conséquences, comme une résistance à l'insuline, même si l'écoute de soi reste possible avec un accompagnement, des règles flexibles seront à observer, pour sa valeur de santé par exemple.

Dans mon exercice, il n'y a jamais une façon unique de faire. Le diététicien n'est pas là pour imposer un mode de vie : compter ou s'écouter. Il est là pour vous accompagner dans vos objectifs, sans jugement, et dans le sens de votre santé physique et mentale.

De ce fait, il m'arrive aussi bien d'utiliser la psychonutrition que la bonne vieille ration quand c'est nécessaire. Et parfois les deux. Je peux débuter par l'écoute des sensations pour atténuer la charge mentale après toutes les années de régimes et de frustration et permettre de renouer avec soi. Cela prend du temps. Et puis au fur et à mesure on peut être amené à se rendre compte de manques importants en termes de nutrition. On travaille alors sur des règles qui sont éthiques et flexibles. Ces règles sont alors à suivre quand il le faut et à laisser de côté quand c'est nécessaire aussi. Le but étant de rester dans le paradigme du prendre soin de soi.

Le plan alimentaire est parfois rassurant et donne des indices sur une alimentation bonne pour la santé. Le but du patient est alors d'expérimenter le plan en n'oubliant pas ce qui a été fait auparavant. Si par exemple, je lui impose 300 g de féculents, le patient a-t-il suffisamment d'appétit pour tout manger à cet instant ? Est-ce qu'il ne peut pas plutôt s'arrêter avant et se resservir plus tard ? Est-ce qu'il a vraiment faim pour la collation, ou peut-il s'en passer pour l'instant et la prendre dans la soirée ou pas du tout même ? Etc.

Rien n'est tout noir et tout blanc. Certaines personnes vivront mieux avec un lâcher-prise total et d'autres auront un réel besoin de contrôle pour se rassurer et c'est OK. Bien souvent ce n'est pas le contrôle qui pose un problème, c'est l'obstination. Le tout est de trouver ce qui nous convient, ce qui est nourrissant. Je vous invite vraiment à vous faire accompagner par un diététicien travaillant sur le comportement alimentaire pour vous aider à trouver votre voie.

Éviter l'entêtement

Parfois on est bloqué dans le noir. Le comptage des calories a été poussé à l'extrême. Quitte à se couper socialement et à ne jamais se séparer de son application. Un besoin innocent au début a pu se transformer en obsession. En obstination. Et on a peur de lâcher, même en bonne compagnie.

On peut alors dégainer notre exercice d'ancrage lors d'un repas un peu stressant : être dans l'instant présent et dézoomer des calories ; observer la cheminée du chalet, entendre les flammes qui crépitent au milieu des rires des amis, la chaleur de la pièce sur sa peau, l'odeur du feu de cheminée et le goût du vin restant sur le palais.

Cet exercice fonctionne à la plage aussi. Plutôt que de se focaliser sur le corps en maillot et les pensées négatives et de jugement qui en découlent, si nous prenions conscience de la chaleur, du vent ou de l'eau fraîche sur nos cuisses ?

« OUI, MAIS LE COMPTAGE DES CALORIES, IL N'Y A QUE CELA QUI MARCHE ! »

VOUS ÊTES SÛR-E ? EST-CE QUE CE N'EST PAS ENCORE UNE PENSÉE ?

Voici un autre exercice qui peut vous servir dans le quotidien et dans différentes sphères de vie. Un moyen de nuancer votre point de vue :

VALEUR (MANGER INTUITIVEMENT)		ANTIVALEUR (COMPTER SES CALORIES)	
Avantages	**Inconvénients**	**Avantages**	**Inconvénients**

Remplissez ce tableau en opposant le comptage des calories à l'écoute de soi. Lequel a le plus d'avantages pour peu d'inconvénients ?

Vous pouvez réaliser cet exercice dans toutes les sphères de vie :

- Restez en poste VS Démissionner et me mettre à mon compte
- Continuer le sport en salle alors que je déteste
- ou me mettre à la boxe, le sport de mes rêves
- etc etc...

Selon diverses études, il est clair et net que l'alimentation intuitive est associée à un IMC moins élevé et à un bien-être psychologique non négligeable. Et il semblerait même, encore d'après des études, que cette méthode induit une consommation accrue de fruits et légumes ! Comme quoi ! Le corps sait.

Mais la nutrition est-elle pour autant à laisser de côté, comme c'est parfois le cas ? D'après moi, ce n'est plus possible dans notre environnement actuel qui a perturbé nos besoins et comportements alimentaires. Mais encore une fois, je n'ai pas, et personne n'a à vous dire de manger de telle ou telle manière. Votre corps, vos choix ! Toujours !

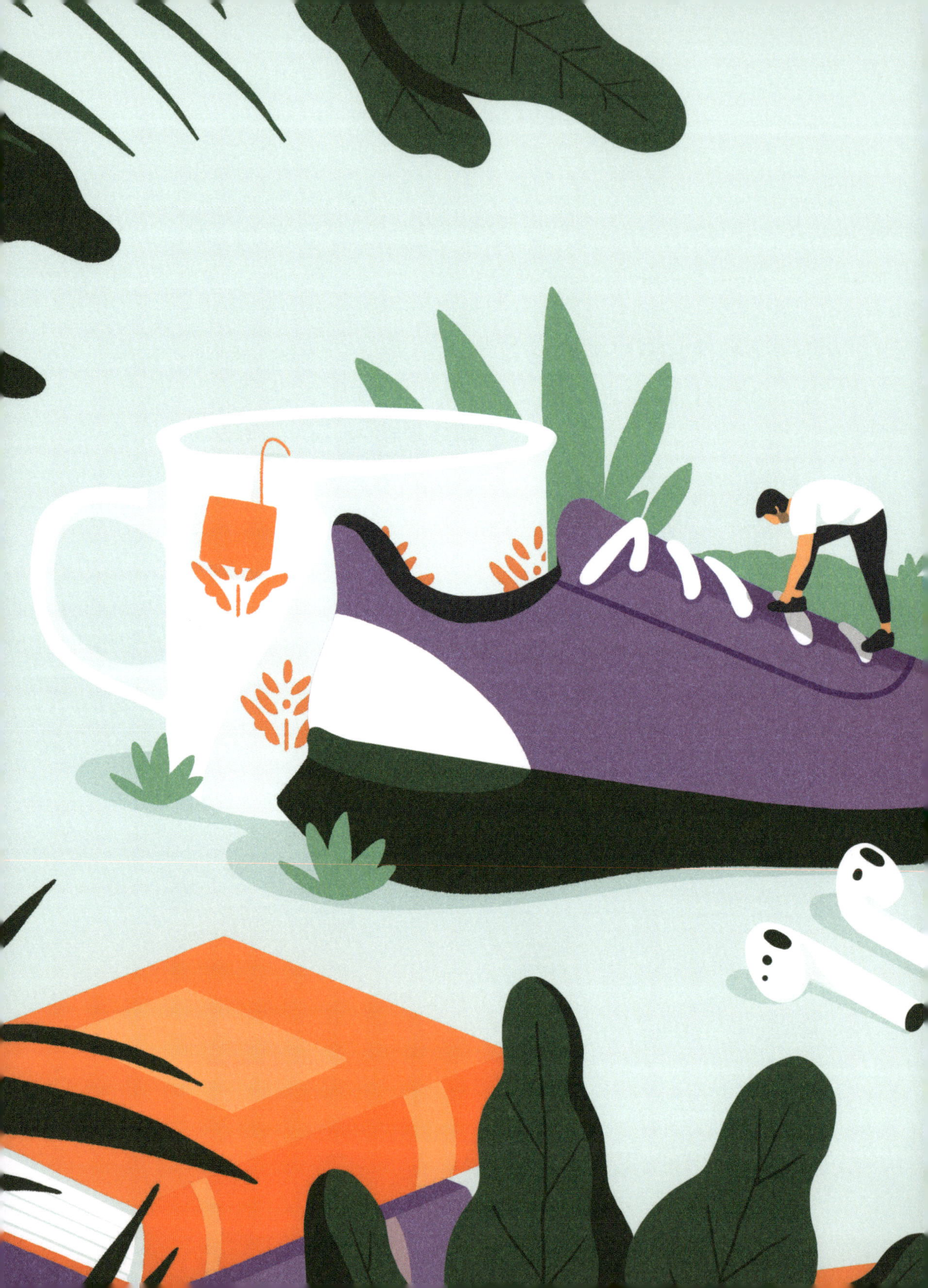

PARTIE 4

Vous êtes au centre de votre bien-être

Un vinyle de Lana Del Rey, *Burning Desire*, résonne dans la pièce. Je suis allongé. Sur le dos. Torse nu et en boxer. Je la regarde. J'hésite.

Je sens un léger stress. C'est la première fois avec elle. Je cale mes épaules, mon dos. Je m'ancre sur cette surface agréable. Je peux sentir mes omoplates, et chaque vertèbre de ma colonne se dérouler.

Je ferme les yeux une dernière fois. Il faut y aller.

Je la saisis, fermement, avec les deux mains et je la rapproche de moi. Je tremble. L'émotion. Chaque muscle se met en mouvement. Je ressens de la chaleur et de l'énergie se propager depuis mes épaules jusqu'à mes mains qui la maintiennent. En sécurité.

Les va-et-vient commence. Ma respiration s'intensifie.

Je souffle. Je reprends ma respiration dès que je le peux. Et plus c'est intense et plus les soupirs sont bestiaux.

J'en tremble. J'ai chaud.

Nous sommes de plus en plus trempés de sueur. Le bas du dos, l'intérieur de mes cuisses.

La chaleur réchauffe la pièce, laissant cette odeur si particulière.

Mes muscles sont de plus en plus chauds, je prends de plus en plus de plaisir. Je tremble de plus en plus. Jusqu'à atteindre, au bout de 45 minutes, cet état de fatigue qui me fait tant de bien.

Chapitre 16

Le corps en mouvement

Vous avez cru que je parlais de sexe, avouez ! Il n'en était pas question. Je décrivais ma dernière séance de musculation avec ma nouvelle barre de traction. Oupsi Auriez-vous pu voir l'activité physique comme cela ?

D'après l'Organisation mondiale de la santé (OMS), le manque d'activité physique est un important facteur de risques de maladies non transmissibles, comme le diabète de type 2, le cancer, ou encore d'AVC. Or dans le monde actuel, 23 % des adultes et 81 % des adolescents scolarisés ne sont pas assez actifs physiquement. Ce constat se vérifie dans le métro et les grands magasins : comptez le nombre de personnes prenant l'escalier quand un escalator se trouve à côté.

Mais parlons de choses plus positives ! Selon l'OMS, la pratique régulière d'une activité physique permet de réduire le stress ainsi que les risques de dépression et les troubles du sommeil. Elle permet de lutter contre le surpoids et l'obésité et elle est également un excellent traitement des douleurs ou problèmes articulaires et musculaires quand elle est bien encadrée et adaptée. Elle réduit également les risques d'ostéoporose et donc de fracture.

Même si l'on peut vivre sans faire de sport, le vrai danger est la sédentarité. Celle-ci est définie par une activité faible voire nulle et une dépense énergétique faible. Cette sédentarité a d'ailleurs bien augmenté avec les confinements, et les kinés ont pu observer des conséquences assez rapidement sur le dos et les articulations.

Comment lutter contre la sédentarité ?

Voici quelques pistes :

- Si vous travaillez sur un ordinateur une bonne partie de la journée, faites comme moi, je suis en ce moment en train d'écrire debout sur mon plan de travail ! Il existe du matériel très accessible pour surélever votre bureau.
- Faites les cent pas lorsque vous passez un appel.
- Pensez à vous étirer et à faire quelques pas quand vous prenez votre petite pause du matin et de l'après-midi.
- Si vous avez du temps à la pause déjeuner, prenez-le pour vous aérer.
- Empruntez les escaliers au lieu de l'ascenseur et de l'escalator. Vous pouvez également descendre un arrêt avant en transport en commun et finir le trajet en écoutant un podcast ou une musique motivante le matin, ou plus reposante le soir !
- Et puis il y a la promenade des animaux de compagnie, le shopping... même si l'intensité de l'exercice est plus modérée, c'est toujours ça de pris !

Alors oui, l'objectif est de marcher, mais revenons quelques secondes à la pleine conscience. Vous êtes-vous déjà promené-e en mobilisant tous vos sens ? Je vous suggère de tenter l'expérience sans tarder !

Petit exercice en plus : lorsque vous bougez, soyez à l'écoute de vos sensations ! Plus vous vous connecterez souvent à votre corps, et plus vous lui accorderez naturellement de l'attention pour répondre à vos besoins.

Et le sport ?

Il doit rester un plaisir. Je me rappelle quand je faisais du sport pour maigrir ou pour « ressembler à ». Un enfer ! Dans la période la plus extrême j'allais à la salle deux fois par jour, cinq jours sur sept ! Sans envie. Ma seule motivation était la photo de moi, torse nu, que j'avais affichée sur le frigo. Quelle violence quand j'y repense.

Aujourd'hui, j'ai repris le sport. Je cours. Fait inespéré tant j'ai détesté ça quand j'étais au collège et que le prof me hurlait dessus. Et summum... Je nage. Après vingt-sept ans passés à me cacher, de tout le monde, même de mes proches. Le plus chouette, c'est que je ne me le suis pas imposé. C'est venu à moi, quand je me suis écouté. Je ressentais le besoin de bouger. Alors j'ai foncé. Non sans peine, comme en témoigne ce texte :

> *C'est pas possible, il va y avoir plein de mecs "bien foutus" qui font 5 km de crawl avec leur Garmin.*
>
> *Lundi. 11 h 15. Je suis dans la cabine en moule-bite. J'ai attendu exactement 12 minutes avant d'en sortir le buste à peine relevé. J'ai repensé, les larmes aux yeux, à la piscine, enfant. Et puis je me suis dit que c'était il y a vingt-cinq ans ! J'ai grandi, j'ai travaillé sur moi. Je suis sorti de la cabine et j'ai marché droit devant ! Pas après pas. Alors oui il y avait des mecs "bien foutus". Oui j'ai fait trois ou quatre allers-retours sur la ligne olympique et j'en ai chié ! Mais malgré mes peurs, je suis sorti de cette piscine avec le sourire et surtout avec fierté.*

Oui, c'est stressant et désagréable de sortir de sa zone de confort mais une fois que c'est fait... WAOUH ! Et vous savez quoi, personne ne m'a regardé, tout le monde était concentré sur sa Garmin !

Depuis, je nage régulièrement 2 à 3 km avec du matériel. Il en a été de même pour la course à pied. La première fois, je suis allé courir 2 minutes 53 ! Je me suis d'abord senti très nul et puis je me suis rappelé les conseils que je donne à mes patients : « Peu importe le temps, le poids, la distance. » J'y suis retourné et j'ai adoré les sensations. J'ai adoré mon sourire et mes yeux humides à chaque nouveau record jusqu'à ce que je réussisse mon premier 10 kilomètres, dont je me souviens encore parfaitement :

> *Oui, certains commencent par un 5 km. Oui, certains ont fait le semi voire le marathon. Oui, j'aurais pu aller plus vite. Oui, j'aurais dû aller moins vite au début pour tout donner à la fin aussi. Oui j'aurais pu faire l'effort de travailler plus pour ne pas m'inscrire dans le dernier sas. Et j'aurais pu ne pas y aller.*
>
> *La seule chose que je retiens, c'est que je l'ai fait. Peu importe le reste. JE L'AI FAIT !!!*
>
> *Moi qui ai détesté le sport, ou plutôt ce qu'il représentait, pendant plus de vingt ans. Jusqu'à préférer rater le bus, plutôt que courir.*

Pour moi, c'est cela le sport. En écrivant ces mots, je ne vous dis pas de faire du sport, ni même de courir ou de nager. C'est à vous de trouver votre sport idéal, si vous le souhaitez. Je vous invite à essayer. À trouver une activité qui vous rendra heureux, qui vous nourrira, et qui honorera encore une fois vos belles valeurs, sans oublier une chose : tout le monde a commencé ou a recommencé un jour !

Ne vous fixez pas des objectifs démesurés dès le début, allez-y par étapes réalisables. En n'oubliant pas de vous féliciter et d'observer ce qu'il se passe en vous. Ne vous comparez pas, y compris avec votre ancien vous, au contraire valorisez-vous : « OK, je ne soulève plus 70 kg, mais j'ai arrêté le sport pendant trois ans, c'est génial que j'y revienne et je vais vite retrouver mes performances. » (Si évidemment la performance fait partie de vos valeurs motrices !)

Élaborez plusieurs plans, autorisez-vous plusieurs options !

Cet exercice fonctionne bien pour le sport, mais il est valable également pour toutes les sphères de vie : imaginez plusieurs plans de secours.

Votre plan A peut faire peur et être un peu trop ambitieux, par exemple : « Me remettre au yoga, 45 minutes, comme avant. » Depuis, il y a eu une prise de poids et une grossesse. Difficile de s'y remettre. Le risque est de se dire que l'on n'y arrivera jamais et de ne rien faire du tout.

« CHANGER MES HABITUDES ALIMENTAIRES, TRAVAILLER SUR MOI, ME METTRE À L'ACTIVITÉ PHYSIQUE… ÇA ME PARAÎT ÊTRE UN PROGRAMME EXCESSIF ET INSURMONTABLE ! »

Essayez de trouver un plan B voire un plan C. Quelques idées :

- Plan B : faire 10 minutes de yoga avec bébé.
- Plan C : si c'est trop difficile, commencer tout simplement par de la mobilité à la sortie du lit.

Encore une fois, n'oubliez pas de vous féliciter. Cela booste l'estime de soi et cette autocongratulation vous donnera de l'énergie et l'envie de vous rapprocher du plan B pour réaliser votre objectif initial.

Et on peut voir les choses autrement, et je vais vous donner un nouvel exemple. Quand j'ai repris le sport, c'était par besoin de mouvement. J'ai pu constater les bénéfices sur mon stress, ma fatigue… Ensuite, je n'ai eu aucun effort à fournir pour prendre soin de moi à travers l'alimentation. Mon corps m'avait rendu fier. Cette remise au sport nous avait reconnectés un peu plus, cela m'avait rappelé à quel point je l'aimais finalement. Et veiller à mon alimentation était devenu un besoin évident, naturel.

Ce n'était plus un « je dois » purement diététique, c'était un « mon corps me permet de courir, d'être bien, que puis-je lui apporter pour le nourrir ? » On est en plein dans l'estime de soi. Il est très difficile de prendre soin de quelqu'un quand on le déteste. Le fait d'être fier de mon corps m'a amené facilement, tout naturellement, à modifier le contenu de mon assiette.

Lorsque l'on commence à prendre soin de soi dans une des sphères de sa vie, il se produit un effet domino sur les autres !

Chapitre 17
La gestion du stress et des émotions

Les émotions

> *Il est 6 h 45, le réveil m'oppresse. C'est une journée difficile qui s'annonce, je relève la couette en plein désespoir et me rendors illico. Jusqu'à ce que le téléphone sonne, une collègue au bout du fil. Là, c'est le stress, je prends ma douche en panique, je me fais un café qui finit par terre, tachant le bas de mon pantalon. Je dois me changer ! Au même moment un ami m'écrit et annule notre* afterwork *qui était ma seule échappatoire de ce boulot qui ne me convient plus. J'oscille alors entre colère contre moi d'être si maladroit, stress, frustration et tristesse de me sentir abandonné par mon ami, mais j'éprouve aussi de la compassion pour lui qui est usé par son travail également. Une fois arrivé au travail, j'ouvre mes e-mails et je vois que le représentant d'un labo que je gère accepte l'offre la plus haute pour une nouvelle implantation. Joie et soulagement.*

Il n'est que 11 heures et mille émotions sont déjà passées par là. Pas toujours facile de les gérer ! Deux options s'offraient à moi : exploser, hurler et faire des reproches à chaud à mon ami, qui n'y est pour rien, ou tout garder en moi (et exploser). Voici une image que je donne souvent : celle du château d'eau. Imaginez cet immense réservoir qui alimente un robinet *via* un énorme tuyau. Que se passe-t-il si vous bloquez le tuyau ? La pression s'accumule jusqu'à ce que tout lâche, laissant s'échapper un torrent d'eau incontrôlable. Vient alors la troisième option : essayer de comprendre mes émotions et les accepter.

Comprendre leur rôle

Le mot émotion vient du latin *emovere* : « mettre en mouvement ». Fondamentalement, une émotion sert à passer à l'action ! Elle engage un mouvement et des manifestations corporelles.

« HORMIS ME FAIRE PLEURER OU MANGER, MES ÉMOTIONS NE SERVENT À RIEN ! »

Les émotions servent de messagers ! Si on reprend mon histoire, le désespoir, la frustration de devoir aller au travail m'informe que ce travail ne me convient plus. La tristesse de ne pas voir mon amie m'informe que j'avais besoin d'une oreille attentive peut-être.

Ces émotions nous informent, mais informent aussi les autres et jouent donc un rôle social. Elles peuvent, par exemple, servir à faire naître de la compassion chez notre interlocuteur quand nous paraissons tristes. Des études anthropologiques montrent d'ailleurs que cette fonction est universelle et que les émotions activent les mêmes muscles du visage chez tous les humains, quel que soit le pays dans lequel ils se trouvent, quelle que soit leur culture.

D'ailleurs, il ne fait aucun doute que vous arriverez à comprendre les émotions de ces six personnages :

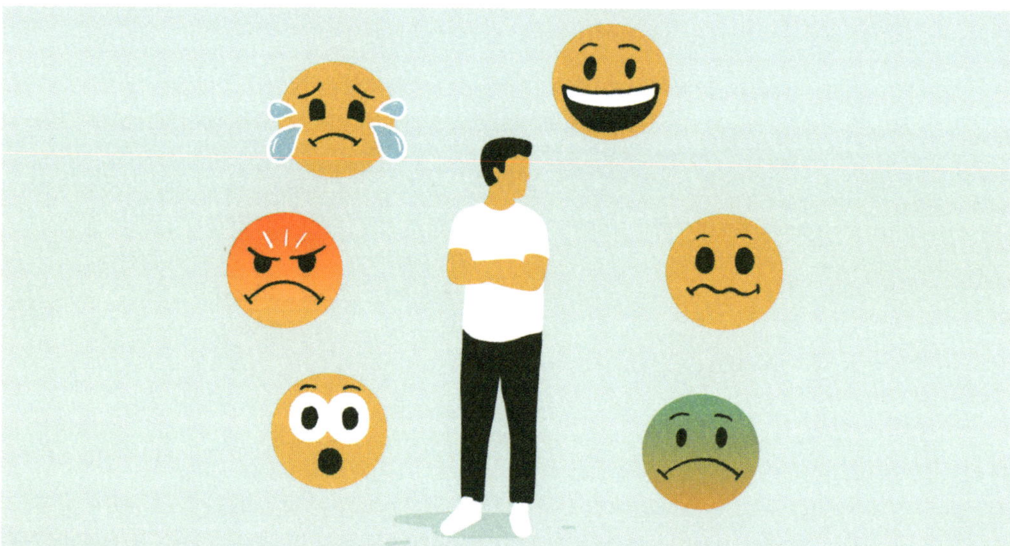

Si je vous demandais de les classer, vous auriez sans doute tendance à les répartir en « positives » *vs* « négatives ». La joie et la surprise pour les émotions positives et la tristesse, le dégoût et la colère pour les émotions négatives.

Ce n'est pas tout à fait faux, puisque des études neurologiques montrent que les émotions « positives » ne sont pas traitées de la même façon. En effet, les molécules impliquées sont dirigées vers un des systèmes de récompense et provoquent une sécrétion de dopamine. Mais il est tout de même réducteur de les classer de la sorte. La nuance est toujours importante, étant donné que les émotions peuvent venir par paires, positives comme négatives. Je me rappelle notamment que la tristesse de quitter mes collègues était associée au soulagement et à la joie de quitter mon dernier poste.

Quand je parle des émotions avec mes patients, je préfère les aborder en tant qu'émotions agréables et désagréables voire intolérables. Cela me permet d'interroger leurs ressentis corporels afin de favoriser la connexion au corps.

Par ailleurs, comme les émotions sont liées à notre mémoire et à notre passé, des raccourcis sont faits. Je repense à mon rapport au sport. Dans ma mémoire, celui-ci était associé à des émotions très négatives : dégoût, tristesse, honte... Si j'avais écouté ma mémoire, je ne serais jamais allé courir. Mais si je me connecte à mes sensations aujourd'hui, courir me provoque satisfaction, excitation, euphorie, des émotions dérivées de la joie finalement. Encore une fois cette émotion me permet de prendre conscience de l'importance du sport dans ma vie aujourd'hui.

Apprendre à les maîtriser pour pouvoir agir

La meilleure façon de gérer ses émotions, c'est de les accepter. Et comme pour les pensées, de prendre de la distance.

Lorsque vous êtes triste, vous n'êtes pas la tristesse. Ce n'est pas figé. Vous ressentez de la tristesse **pour l'instant**. Imaginez vos émotions comme un nuage. Lorsqu'il pleut, j'ai un nuage chargé de pluie au-dessus de la tête. Mais ce nuage se déplace. L'émotion, de la même façon, n'est que de passage.

Pour vous familiariser avec vos émotions, je vous invite vraiment à les noter et à explorer.

LA MÉTHODE RAIN, DÉVELOPPÉE PAR MICHELLE MCDONALD, PROFESSEURE DE MÉDITATION, BASÉE SUR LE PRINCIPE DE LA PLEINE CONSCIENCE ET DE LA POSITIVITÉ, PEUT ÉGALEMENT VOUS AIDER :

R pour Reconnaître ce qui est en train de se passer : admettre de manière consciente qu'en ce moment vous ressentez des petites vagues ou de gros tumultes. Prenez le temps de les reconnaître sans jugements : peur, colère, tristesse...

Encore une fois, identifier les émotions ne les fait pas croître, au contraire, des recherches montrent qu'étiqueter nos émotions permet de les atténuer.

A pour accepter ce que vous vivez actuellement. « OK, je suis en colère et triste parce que j'ai pris 20 kg. Maintenant, c'est fait, je ne peux revenir en arrière. » On en revient à cette acceptation si nécessaire pour avancer. Bien souvent on cherche à fuir. En ACT, la métaphore des sables mouvants est souvent utilisée. Lorsque l'on est dedans, on a tendance à se débattre dans tous les sens. Plus on se débat et plus on s'enfonce, alors que se relaxer et rester immobile permet d'être sauf.

Accueillez vos ressentis et vos émotions, qu'ils soient désagréables ou non, sans les juger. Effectivement cela fait peur, les émotions sont parfois renversantes, mais dans tous les cas elles finissent par s'apaiser et disparaître.

I pour investiguer : une fois que vous arrivez à accueillir vos émotions, le travail n'est pas fini. Interrogez-vous sur ce qui les déclenche :

- Est-ce que j'ai déjà ressenti cela ?
- À quelle occasion ?
- Qu'est-ce qui fait que je me sens comme ça ?
- Est-ce que c'est cet événement qui a déclenché mes émotions ou est-ce juste une goutte d'eau qui a fait déborder le vase ?
- Est-ce mon repas de midi qui influence mes émotions ?
- Qu'est-ce que j'essaie de calmer avec ma tablette de chocolat ?

Posez-vous toutes les questions nécessaires pour comprendre votre fonctionnement. Le but n'étant pas de le changer mais de savoir comment vous fonctionnez pour réagir de façon fonctionnelle.

N pour Ne pas s'identifier : comme je vous le disais, vous n'êtes pas vos émotions. Nous pouvons très bien être en colère un instant sans que l'adjectif « colérique » nous caractérise.

Tout cela vous permet d'observer sans incarner et cette prise de distance permet l'action.

« Oui mais la seule action chez moi c'est manger ! »

Il est indéniable que manger permet de réguler ses émotions, mais lorsque la seule réponse aux émotions est la nourriture, on parle d'alimentation émotionnelle non fonctionnelle. Le but avant tout est de travailler sur la gestion des émotions et de faire la paix avec ces dernières.

Fuir ses émotions est contre-productif puisque le phénomène est amplifié. Répondre immédiatement aux émotions par cet anxiolytique rend les émotions de plus en plus intolérables. Ainsi, une toute petite émotion qui serait passée inaperçue va devenir intolérable et pousser à manger directement.

La première chose à faire est de prendre conscience que vous avez le droit de manger pour réguler vos émotions. Pour cela, comme nous l'avons évoqué précédemment, prenez avec vous un aliment réconfortant et dégustez-le en pleine conscience, puis attendez le retour de la faim pour manger à nouveau.

Observez dans un premier temps comment s'opère la régulation de l'émotion grâce à tout le travail effectué précédemment. Quand vous vous sentez prêt à explorer plus profondément, vous pouvez travailler d'autres axes.

Ainsi, avant d'aller vers l'aliment réconfortant, écrivez vos émotions, vos ressentis et vos pensées sur votre carnet. N'hésitez pas à prendre de grandes respirations également. Le fait d'écrire permet d'accueillir et de réduire l'inconfort.

Au début, peut-être aurez-vous besoin de manger quand même : observez si ce sont les mêmes quantités que d'habitude ou la même intensité. Il se peut aussi que vous ne sentiez pas le besoin d'aller vers l'aliment réconfortant.

Enfin, lorsque vous maîtrisez les étapes précédentes, je vous invite à pratiquer la **méthode RAIN** à l'écrit encore une fois, et surtout à tolérer la ou les émotions désagréables durant quelques minutes. Rappelez-vous que l'émotion s'apaise toujours. Le caractère intolérable et l'envie de manger s'en trouvent souvent réduits.

Dans un second temps, vous pouvez également, comme pour le sport, imaginer ce qui permettrait de gérer vos émotions. Je pourrais vous donner une liste toute faite : de la boxe pour la colère, de la danse pour la joie... mais nous sommes tous différents et il faut que ces activités aient du sens pour vous.

L'objectif sera de mettre en pratique une des activités la prochaine fois que l'émotion apparaît. En n'oubliant pas qu'il s'agit d'une idée qui peut fonctionner ou pas. Je pense que vous avez bien compris cette nécessité d'expérimenter.

Émotion	Ressentis corporels	Cognitifs	Ce qui la provoque	Ce que je pourrais faire dans ce cas
....	....	....	....	....
....	....	....	....	....
....	....	....	....	....
....	....	....	....	....
....	....	....	....	....
....	....	....	....	....
....	....	....	....	....
....	....	....	....	....
....	....	....	....	....
....	....	....	....	....
....	....	....	....	....
....	....	....	....	....
....	....	....	....	....
....	....	....	....	....
....	....	....	....	....
....	....	....	....	....

Le stress

Bien souvent, on râle contre le stress. Et si je vous disais que sans ce stress, vous ne seriez plus là depuis longtemps ? C'est le stress qui vous fait regarder à droite et à gauche avant de traverser la route notamment. Il s'agit d'un phénomène naturel et nécessaire pour s'adapter et survivre, qui n'est ni négatif ni positif. Ce qui est délétère, c'est sa fréquence et son intensité.

Petit zoom sur son fonctionnement

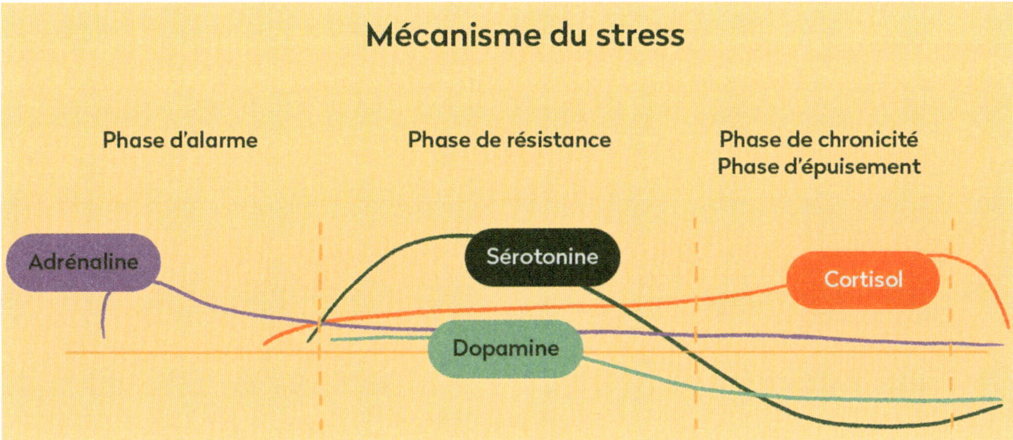

Il existe trois phases dans le stress.

La phase d'alarme

- Un élément déclencheur vous fait quitter votre zone de confort. Le corps se met en action pour survivre avec trois possibilités : la fuite (courir face à un lion), la lutte (se confronter au lion) ou l'inhibition (rester caché dans les feuillages).
- Tout se mobilise en nous pour trouver une solution au problème. De l'adrénaline est sécrétée pour passer à l'action, notre cœur bat plus vite pour pomper plus d'oxygène, et du cortisol, l'hormone du stress, est libéré. Son effet anti-inflammatoire couplé aux autres mécanismes fait que nous serions capables de courir même avec une cheville cassée.
- Mais prenons un exemple plus courant ! Lucie est en BTS diététique. Elle a de nombreux partiels à son retour de stage. Tout va bien, elle travaille régulièrement. Mais en fin de journée, elle reçoit deux e-mails. Son maître de stage lui demande un compte-rendu Excel des consultations de la semaine et sa prof de biochimie ajoute un devoir. Son corps va se mettre alors en action et ses sens, son attention, sa concentration vont être décuplés pour s'organiser, travailler efficacement et trouver une solution à ces tâches qui s'ajoutent dans son planning déjà bien chargé.

La phase de résistance

- Si le corps ne trouve pas de solution au problème, il continue de mobiliser tout ce qu'il a pour résister. Il continue à sécréter des hormones de stress jusqu'à épuisement. Cela entraîne souvent une baisse de l'immunité puisque le cortisol diminue la réponse immunitaire.

- Les changements d'humeur, l'irritabilité, les difficultés de concentration, de mémorisation sont des signes. On peut les retrouver dans une surcharge constante de travail par exemple.
- Lors de cette phase, Lucie a du mal à maîtriser Excel et elle perd du temps qu'elle ne peut réinvestir dans ses révisions. Elle peut encore réussir à rendre son travail et à sauver la moyenne en allant se coucher plus tard. Elle n'a pas le choix, car elle a du mal à réviser et à retenir ses cours ces derniers temps.

La phase d'épuisement

- Le corps n'a plus les ressources pour répondre et c'est de pire en pire physiquement et émotionnellement puisque le cortisol s'épuise. L'anxiété, la fatigue physique et nerveuse sont présentes. Plus cette phase dure et plus les risques pour la santé sont importants.
- Lucie est épuisée, elle n'a plus les ressources pour surmonter tout cela, et là c'est la chute.
- Une quatrième phase peut alors arriver : l'épuisement psychique et physique. En d'autres termes le **burn-out**, dont on parle de plus en plus, étant donné l'exigence et le rythme que nous impose souvent la société, ainsi que toutes les informations anxiogènes que l'on reçoit et qui sont parfois difficile à trier. Un état souvent pris à la légère – « Je ne suis pas encore en burn-out, ça va ! » – mais qui peut mettre des mois à être réparé.
- Pour éviter les problèmes, le stress doit être géré avant la phase d'épuisement. Mais attention également à la fréquence du stress. Que se passe-t-il pour Lucie si on ajoute une compétition de natation, une dispute avec son copain et la perte de son porte-monnaie ? Le stress s'accumule et toutes les informations à traiter conduisent à la phase d'épuisement encore plus rapidement !

Le cortisol

Le cortisol est une des hormones du stress. Elle est sécrétée à partir du cholestérol par les glandes surrénales suivant un cycle bien particulier. Elle est maximale entre 7 h et 10 h du matin, ce qui permet l'éveil et la mise en action en nous donnant de l'énergie, puis diminue progressivement jusqu'à une concentration minimale vers minuit, permettant ainsi de relâcher sa garde et dormir.

Le cortisol est impliqué dans la gestion du poids. En effet, il est hyperglycémiant, c'est-à-dire qu'il augmente le taux de sucre dans le sang, et nous avons vu que le pancréas sécrète alors de l'insuline pour stocker le sucre en excès sous forme de graisses. Il faut également savoir que l'on ne peut pas déstocker des graisses quand l'insuline est sécrétée. La prise de poids est donc facilitée.

L'augmentation du cortisol stimule également la ghréline, l'hormone de la faim, et ouvre donc l'appétit, ce qui explique nos envies de manger en cas de stress. Vous l'aurez compris : les symptômes d'un cortisol trop élevé sont la prise de poids, les envies de manger (surtout des produits sucrés, et gras), un sommeil perturbé et par conséquent de la fatigue chronique.

Pour contrôler son taux de cortisol, il est nécessaire de doser le cortisol libre urinaire (sur 24 heures) plutôt que le cortisol sanguin (que l'on prélève toujours tôt le matin). Pour prévenir l'épuisement des surrénales, et donc le burn-out, il faut :

- Faire attention à son stress et à son sommeil.
- Adopter une alimentation équilibrée et saine (#flexibilité).
- Éviter les aliments ultra-transformés, l'alcool, ainsi que la caféine.
- Apporter du magnésium *via* son alimentation, et en supplémentation si nécessaire.
- Miser sur des plantes adaptogènes qui modulent le stress, comme l'ashwagandha ou la rhodiole, que l'on peut trouver sous différentes formes en pharmacie. N'hésitez pas à demander conseil à votre pharmacien si vous avez besoin d'entamer une cure.

Le stress induit des pensées et des émotions. Revenons à Lucie, elle doit maintenant présenter le rapport qu'elle a réussi à terminer devant le personnel hospitalier. Elle se dit alors qu'elle n'y arrivera pas, que les médecins vont la critiquer, qu'elle n'est pas légitime. Pensées qui génèrent des émotions : de la peur, de la honte.

On va alors retrouver une Lucie, écarlate et tremblante, et finalement elle aura deux solutions :

- Se confronter à l'épreuve et présenter son bilan.
- Fuir et se faire porter pâle.

Ces choix auront des conséquences sur la gestion des futurs événements. Rappelez-vous notre papa qui ne voulait pas aller aux bébés nageurs. De la même façon, Lucie va se sentir nulle. Son estime de soi ne lui permettra pas, ou bien alors avec beaucoup plus de difficultés, de réessayer une prochaine fois. On entre dans un cercle vicieux et toujours plus de stress !

A contrario, si Lucie décide d'affronter la situation, elle agit sur son comportement et se donne l'occasion de voir que ce n'était pas si affreux et qu'elle est capable, contrairement à ce que lui racontaient ses pensées ! On part sur une belle remontée de l'estime et de la confiance en soi, dessinant un cercle plus vertueux !

Les solutions pour atténuer son stress

Travailler sur ses pensées

C'est l'occasion de retravailler sur les pensées alternatives et la défusion cognitive !
« Je ne vais jamais y arriver »
« J'ai la pensée que je ne vais pas y arriver mais j'ai les capacités. En plus, je suis encore étudiante, je fais de mon mieux et surtout je suis là pour apprendre ! »

Se relaxer

S'il existe de multiples méthodes pour se relaxer, elles ne conviendront pas à tout le monde. Quand certains seront dans une bulle de sérénité avec la méditation, d'autres seront en pleine ébullition, voire agacés de ne pas bouger. Se défouler sera alors leur solution.

Méditer

J'ai mis longtemps à m'y mettre jusqu'à un burn-out où je n'avais plus d'autre choix que de prendre le temps.

La méditation, très étudiée par les scientifiques, révèle d'étonnants bienfaits, comme la diminution du stress, de l'anxiété et des symptômes dépressifs, mais également de la douleur, et elle permet d'augmenter la concentration et l'attention !

Méditer, c'est faire le point sur soi, dans le présent, c'est une façon de voir son état d'esprit en étant attentif et en s'entraînant à ramener l'esprit ici et maintenant quand il se met à vagabonder ailleurs.

La sophrologie

Il s'agit d'une technique psychocorporelle qui utilise la respiration mais également la détente musculaire et le soin par la parole. Elle nous invite à la connexion et à la perception de notre propre corps mais également du monde qui nous entoure.

En plus de son effet bénéfique sur le stress, la sophrologie permet d'apprendre à accueillir ses émotions et de prendre conscience de son corps toujours dans le moment présent.

Mention spéciale pour la cohérence cardiaque !

La réflexologie plantaire

Vous allez me dire : « Mais quel rapport entre mes pieds et le stress ?! » Foncez chez un réflexologue, vous verrez !

En plus d'induire une relaxation par le massage, le réflexologue stimule des points réflexes de la voûte plantaire et des doigts de pieds correspondant à des organes ou des zones du corps bien précises. Ainsi, le praticien peut agir sur le diaphragme pour débloquer la respiration, sur l'intestin, notre deuxième cerveau, mais aussi sur l'hypothalamus pour faciliter la gestion le stress.

À ces différentes techniques, n'oublions pas d'ajouter l'alimentation et le sport (dont le yoga !), ainsi que le sommeil !

Chapitre 18

Le sommeil

Une activité que l'on pratique de moins en moins souvent puisqu'elle consiste à ne rien faire... Une « honte » dans notre société où il faut être actif H24. J'ai l'impression qu'aujourd'hui, si on n'est pas CEO de trois sociétés, que l'on ne va pas au yoga, et que l'on ne pratique pas le développement personnel en faisant du *batch cooking*, on a raté sa vie...

Dans un monde idéal, un humain devrait dormir un tiers de sa vie. C'est un besoin vital ! (Tout comme manger quand on a faim, toutes les occasions sont bonnes pour le rappeler !)

Il y a encore peu de temps, je me disais : « Je dormirai quand je serai mort. » Résultat : 7 kg de plus au compteur, un burn-out et une fatigue chronique dont j'ai eu du mal à me séparer ! Dormir me paraissait futile. Mais s'il y a une chose à retenir, c'est que **tout ce qui vous paraît futile est utile !**

Le sommeil est indispensable à la récupération physique mais aussi psychique. Il est indispensable au bon fonctionnement du système nerveux central et des neurones. Ainsi, il participe aux processus de mémorisation et d'apprentissage. Les adultes ont besoin en moyenne de 8 heures de sommeil tandis que les adolescents ont besoin de 10 à 12 heures, d'où les grasses mat' !

Un manque de sommeil peut entraîner de la fatigue et favoriser la sédentarité. Il contribue tout particulièrement à la prise de poids, car la sédentarité induit une fonte musculaire qui abaisse le métabolisme de base et il a également des conséquences sur le stockage des graisses mais aussi sur l'appétit et nos comportements alimentaires. De plus, qui dit manque de sommeil dit stress, manque de concentration et difficultés à réaliser ses tâches. Une occasion d'entacher l'estime de soi.

Le manque de sommeil joue enfin un rôle dans l'inflammation de bas grade qui, rappelons-le, fait le lit des maladies chroniques comme le diabète ou encore l'obésité. Par conséquent, dormir paraît bien moins futile.

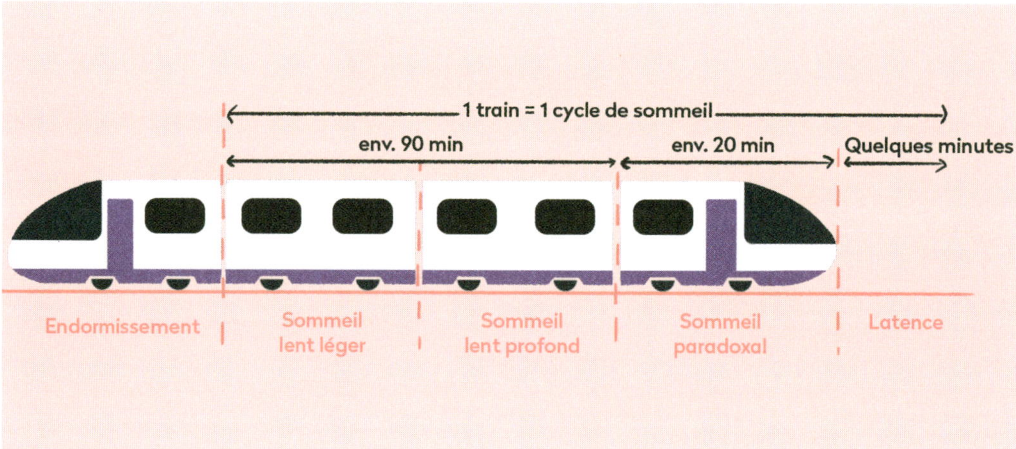

Le sommeil se compose de plusieurs cycles de 90 à 110 minutes qui s'enchaînent, et chaque cycle comporte deux phases :

- **Le sommeil paradoxal** : ce moment très agréable pour vous, car vous rêvez, mais très flippant pour votre partenaire quand il vous regarde dormir et voit bouger vos yeux dans tous les sens ! Il occupe en moyenne 25 % de notre nuit.
- **Le sommeil lent, lui-même divisé en plusieurs stades, du sommeil léger au sommeil profond**. Il occupe 75 % de la nuit et c'est la phase la plus importante puisque c'est au cours de celle-ci que le corps récupère et sauvegarde nos données !

Le sommeil est dans l'assiette !

Figurez-vous que la mélatonine, l'hormone du sommeil, est synthétisée à partir de la sérotonine. Si l'une manque, l'autre sera absente également. On veillera donc à consommer des sources de tryptophane, précurseur de la sérotonine. Mais également des sources de vitamines du groupe B, de magnésium et de zinc, et des oméga-3 de bonne qualité.

Vous aurez également besoin de glucides ! Oui ! Des glucides le soir ! Ils sont indispensables dans la transformation et le passage des neurotransmetteurs vers le cerveau !

Si on revient à la notion d'index glycémique, on peut très bien consommer des aliments à IG élevé pour favoriser le passage rapide de la sérotonine dans la circulation et bénéficier du possible effet coup de barre pour rejoindre

Morphée plus rapidement. En revanche, on évitera le café, l'alcool, et les sodas contenant de la caféine, ainsi que les repas trop gras, bien trop longs à digérer, surtout s'ils sont accompagnés de protéines d'origine animale.

Il n'est donc pas question de supprimer une famille d'aliments au dîner, mais plutôt de réduire les quantités ou de choisir des aliments les plus digestes possible.

Un point sur la procrastination du coucher

> *Ma semaine de rentrée a été très chargée !*
>
> *9 h-22 h quasi tous les jours pour essayer de tout boucler et ne pas prendre de retard.*
>
> *Résultat : J'ai scrollé les réseaux jusqu'à 2 ou 3 h devant une chaîne d'infos anxiogène puis devant trois ou quatre épisodes de* Gossip Girl, *vus et revus, malgré la fatigue.*
>
> *Puis le cercle vicieux s'est installé. HS le matin, donc peu concentré, mes tâches m'ont pris plus de temps malgré un planning plus léger.*
>
> *Résultat : Toujours pas de temps pour moi et cette manie de repousser l'heure du coucher persistante.*

Voilà la procrastination du coucher. Toutes les stratégies « bonnes » à prendre pour gagner du temps à soi en fin de journée. Les parents se reconnaîtront aussi : « Ah, les enfants sont enfin au lit... »

Vous le devinez : en cause, cette journée surchargée qui ne laisse aucun moyen de respirer, de prendre du temps pour soi. Dès lors on tente de le rattraper le soir avec toutes les conséquences : une dette de sommeil, la dérégulation des hormones de faim, de satiété, de stress... qui nous font souvent vriller le lendemain.

S'aménager une pause dans la journée

Le conseil le plus évident serait de mettre une alarme pour aller au lit plus tôt. Oui mais on peut aussi s'attaquer à la base du problème : le déroulement de sa journée. En inscrivant une pause obligatoire : 5-10, 15 minutes rien que pour vous. Pour respirer, prendre le temps de manger (sans les e-mails), de créer, etc.

Bien souvent aussi, vous avez l'impression de ne pas avoir le temps. Pas à moi ! Le temps se prend. (Agaçant je sais.) Défi de la semaine : prendre une pause dans la journée, juste pour essayer. Observer les bénéfices.

« ET, DURANT CE TEMPS, JE PEUX FAIRE UNE SIESTE OU PAS ? »

Il y a sieste et sieste ! Il est démontré que la microsieste, celle n'excédant pas 20 minutes, est excellente pour la santé. Dans l'idéal, 15 minutes suffisent. Elle permet de se régénérer et de booster sa créativité, sa productivité ainsi que sa mémoire. Elle permet également de diminuer la pression artérielle. Cependant une sieste plus longue, et une entrée en sommeil profond, nuit au sommeil et serait responsable de diabète de type 2.

Comment faire cette sieste ? Trouvez un endroit calme, installez-vous en position couchée ou semi-assise, et respirez calmement en détendant vos muscles. Vous pouvez vous aider avec la cohérence cardiaque et/ou de la musique relaxante.

Et bien d'autres solutions !

Gérer le stress sur la journée est indispensable. En effet, le cortisol est antagoniste à la mélatonine. Un taux trop élevé ne facilitera pas l'endormissement.

Pratiquez une activité physique pour réguler le stress, en veillant à choisir les bons horaires. Une activité dynamique favorisera la sécrétion d'adrénaline, empêchant le sommeil. Veillez donc à la placer en début de journée et choisissez une activité bien plus douce et relaxante en fin de journée.

En plus de son rôle dans la synthèse de vitamine D, l'exposition à la lumière est indispensable pour dormir. Le sommeil suit le rythme circadien (jour/nuit). L'exposition à la lumière du jour est donc indispensable pour favoriser la phase d'éveil et ne pas nuire au sommeil, tout comme le manque de sommeil pourrait nuire à la phase d'éveil.

A contrario, quand vient l'heure du coucher, favorisez une ambiance tamisée et tranquille. Un film d'action ou un thriller n'aideront pas à trouver le repos. Un livre et de la musique douce, si. Je pousse peut-être le bouchon un peu loin, mais dans l'idéal, il faudrait arrêter tous les écrans deux heures avant d'aller dormir. La lumière bleue de nos écrans retarde la sécrétion de mélatonine.

Une fois au lit, il est indispensable de dormir dans l'obscurité complète et dans le calme en privilégiant une température ne dépassant pas les 20 °C.

Enfin, au moment du réveil, et même si cela est extrêmement dur, ne le repoussez pas plus de deux fois ! Rappelez-vous, je vous ai parlé du changement de physiologie avec la position du superhéros (dans la partie 1, chapitre 5). Nous suivons ici le même principe : le comportement influence notre énergie. En repoussant le réveil constamment, vous dites à votre corps qu'il peut se rendormir. La phase d'éveil est altérée.

Petit conseil : dès la sonnerie, respirez un grand coup parce que c'est dur, puis mettez-vous en mouvement, pourquoi pas sur de la musique entraînante !

Ce conseil est valable aussi pour la fin de journée pour changer à nouveau de physiologie en rentrant du travail. Associez donc une tasse de thé, un plaid, un bain, un soin du visage ou encore les patounes du chien ou les ronrons du chat à de la musique douce.

Enfin, essayez d'adopter une routine avec des heures de coucher et lever régulières. Vous pouvez programmer un petit rappel 30 minutes avant le coucher pour vous préparer à dormir !

Playlist pour le réveil

Respire encore, Clara Luciani

Don't Stop Me Now, Queen

Girls on Fire, Alicia Keys

Respect, Aretha Franklin

J'irai où tu iras, Céline Dion

Roar, Katy Perry

Bad Habits, Ed Sheeran

Delilah, Florence and the Machine

Green Light, Lorde

Crazy in Love, Beyoncé

Unstoppable, Sia

Playlist pour le coucher

Agnes Obel (toutes les chansons !)

What a Wonderful World, Louis Armstrong

Angels, Dark Sky

Little Bird, Angus and Julia Stone

Agape, Nicholas Britell

Red Roses, Anderson Rivers

Mais aussi les sons de la nature et le bruit des vagues !

Ne pas s'oublier

Savez-vous pourquoi la majorité des personnes procrastinent l'heure du coucher ?

Le fait de ne pas prendre de temps pour soi est frustrant. Ainsi, on repousse la fin de ce moment agréable et si rare, que l'on n'a pas eu la journée. Mais le cercle vicieux du manque de sommeil s'installe et c'est de plus en plus compliqué. L'objectif est alors de prendre des moments pour soi dans la journée.

VOUS AVEZ LE DROIT !
VOUS AVEZ VOTRE PLACE !

Chapitre 19

Vous êtes au centre de votre vie !

L'affirmation de soi

Nous approchons de la fin de ce livre, en espérant que vous êtes toujours là ! Il y a un point crucial à ne pas négliger pour mettre en place les quelques conseils que je vous ai distillés : VOUS.

Prendre le temps pour soi est une chose bien difficile lorsque l'on a du mal à s'affirmer. Comment prendre de la place au milieu d'une journée de travail ? Au sein de la famille ? Comment dire que ce petit déj, pourtant servi avec amour, vous dessert, et que vous préféreriez prendre un repas qui vous convient mieux ?

Nous sommes fin novembre 2021. Pour ce dernier chapitre, j'ai dû faire le point sur moi-même. Et je suis fier de me rendre compte à quel point j'ai changé. Enfant, j'étais incapable de verbaliser mes besoins, mais pas plus tard que le mois dernier, j'ai réussi à m'affirmer auprès d'une journaliste de *Libération* pour réorienter mon intervention. Un choix qui a payé puisque, au lieu d'intervenir en tant qu'expert sur un sujet de nutrition, j'ai fini interviewé en page de droite de ce grand quotidien !

Ce qui m'a aidé à le faire, ce sont tous les outils que j'ai mis en place pour booster mon estime de soi et ma confiance en soi. Noter chaque victoire, chaque connaissance et chaque compétence que j'ai acquises. Noter chaque moment où j'ai su m'adapter à une situation. Me féliciter à chaque fois pour pouvoir me dire que j'avais le droit d'être moi et enfin pouvoir m'affirmer.

À la différence de l'estime et de la confiance en soi, l'affirmation de soi est un outil de communication. Un outil qui permet de garder sa place. Une place qui devrait être centrale dans notre vie. Un outil qui manque parfois à mes patients. Et on en repère vite les conséquences :

> *Audrey : "J'ai mangé comme quatre au repas tellement j'étais énervée et fatiguée, je suis tellement nulle."*
>
> *Jérôme : "J'ai dû traiter mes e-mails en mangeant, du coup j'ai fini mon plat encore une fois."*
>
> *Marta : "J'ai encore fini par commander sur Deliveroo, je suis rentrée tard et je n'ai pas eu de jour de repos cette semaine pour préparer mes repas à l'avance."*

Vous allez me dire : « Mais quel rapport avec l'affirmation de soi ? »

- Audrey n'ose pas dire à sa maman d'appeler à un autre moment. L'appel perturbe alors le repas de ses deux enfants en bas âge.
- Jérôme accepte constamment de nouveaux dossiers, car il n'ose pas dire non à son patron, alors qu'il a trois autres collègues qualifiés.
- Marta n'ose pas dire non à sa collègue. Elle la remplace donc régulièrement au travail.

Quand vous dites oui avec la tête mais que votre cœur dit non, non seulement de la frustration et de la fatigue peuvent survenir, mais c'est aussi l'estime de soi qui diminue. Ne parlons même pas du temps très souvent sacrifié.

L'affirmation de soi est également très importante dans l'expression de ses besoins. Si nous sommes passifs et ne disons pas ce dont nous avons besoin, les autres ne peuvent pas le deviner et peuvent alors faire ou décider quelque chose qui ne nous convient pas, générant des émotions désagréables, et possiblement des envies de manger émotionnelles.

Le but va donc être d'apprendre à s'affirmer et de faire des choix éclairés. Il ne s'agit évidemment pas d'être agressif, pour ne pas dégrader nos relations à plus ou moins long terme. Il ne faut pas croire non plus que l'on obtient ce que l'on veut à chaque fois en s'affirmant. Parfois, l'effet est nul. Cependant, on obtient quand même souvent ce dont on a besoin quand on en a besoin, et surtout, les relations sont préservées puisque l'on exprime ses besoins en laissant de la place à l'interlocuteur pour qu'il exprime les siens. Le rapport est alors d'égal à égal.

Et là, dans tous les cas on gagne. Puisque dans ce rapport, qui n'est plus un rapport de force, vous êtes respecté-e. Un beau boost de confiance de soi pour s'affirmer encore et encore.

Alors, comment faire ? Depuis que nous sommes tout petits, on nous apprend à être passifs. Obéissance et soumission à l'autorité ne favorisent pas l'expression de ses besoins et l'affirmation de soi.

Apprendre à dire non

Reprenons l'exemple d'Audrey et de sa maman qui perturbe le repas. Le but de l'affirmation de soi n'est pas d'entrer en conflit ni d'envoyer son interlocuteur sur les roses. Cependant, on peut exprimer ses émotions, ou les montrer. Rappelez-vous, elles permettent à notre interlocuteur de s'adapter à nous. Cela donnerait :

> *Maman, j'aime que l'on s'appelle et cela m'embête de te demander cela mais quand tu m'appelles à l'heure du dîner, les enfants n'en font qu'à leur tête et il est difficile pour moi d'être sereine ensuite.*
>
> *Je ne souhaite pas que l'on arrête de s'appeler, mais j'aimerais que l'on trouve, ensemble, un autre horaire dans la journée qui me permettrait d'être plus sereine.*

Voilà une première option : s'affirmer et proposer une alternative. Facile !

Prenons maintenant un exemple un peu plus corsé : Marta et sa collègue Clémence qui abuse un peu pour les remplacements !

> *Clémence : « Dis, Marta, je suis désolé de te demander ça à nouveau mais est-ce que tu pourrais faire mon samedi ? Je dois me rendre à un dîner dans la Drôme et ça m'embêterait de le rater. »*
>
> *Marta : « Clémence, je comprends que ce repas soit important pour toi, je suis moi-même proche de ma famille, mais je dois te dire non, j'ai prévu d'aller courir avec une amie. »*
>
> *Clémence : « Est-ce que tu ne peux pas aller courir à un autre moment du week-end ? Mon repas est vraiment important. »*

Marta a commis une petite erreur. Elle a bien fait de valider les émotions de Clémence. Elle a verbalisé le non. Mais elle s'est justifiée ! Une jolie porte ouverte à la négociation, dont Clémence profite pour lui dire d'aller courir à un autre moment.

Plus vous vous justifiez et communiquez des informations, et plus vous donnez à l'interlocuteur de quoi trouver d'autres arguments. Le but est donc de verbaliser le non, en ne donnant pas de justification mais en proposant éventuellement une alternative, comme l'heure de l'appel dans le premier exemple.

Et si la personne insiste ? Je pense que nous l'avons tous vécu ce « Allllezzz silteplaiiiiiit » accompagné d'une mimique triste. (On retrouve d'ailleurs le rôle de l'émotion de tristesse sur le visage pour faire naître de la compassion chez la partie adverse !) On peut alors tenter la technique du disque rayé, c'est-à-dire répéter sous différentes formes le refus : « Vraiment, je comprends que ça t'embête, mais ce n'est pas possible. »

Pour les demandes à formuler, c'est un peu le même principe : être clair, direct et concis ! Le jour où j'ai tenté de demander une augmentation à mon boss, j'ai exposé toutes les raisons pour lesquelles il devrait faire un geste. L'occasion pour lui de démonter point par point mon argumentaire ! Encore une fois, plus vous donnez d'éléments et plus on peut s'en servir contre vous !

Prendre soin de soi et des autres

Une fois que vous arriverez à vous affirmer, vous aurez bien plus de place. De la place pour honorer vos valeurs, prendre soin de vous, avec bienveillance et amour. Un amour inconditionnel. Vous pourrez d'autant plus respecter et estimer votre corps.

Je vous donne un ultime exercice que j'ai appris au cours de mes formations avec Florian Saffer, diététicien et formateur en ACT, pour vous entraîner à faire des choses pour vous :

Le but du jeu est de mettre en place une action qui fera augmenter le score de la semaine dernière !

Prendre soin de soi et être au centre de sa vie n'empêche pas de donner aux autres. Quand un avion traverse de violentes turbulences, l'hôtesse ou le steward vous demande de mettre votre masque avant d'aider votre voisin.

Prendre soin de vous vous permettra d'accorder encore plus d'attention à votre ami dans le besoin, d'être plus apaisé-e et ne pas crier sur les enfants qui vous réclament, etc.

Le but n'est pas d'arrêter de prendre soin des autres, si c'est important pour vous. Le but, c'est de prendre soin de vous pour honorer au mieux cette belle valeur.

LES SPHÈRES DE LA BIENVEILLANCE

1- Classez les sphères de la plus importante à la moins importante pour vous (dans votre cheminement)

- 1. ....
- 2. ....
- 3. ....
- 4. ....
- 5. ....

2- La semaine dernière, avez-vous honoré une de vos deux sphères importantes ?
Vous pouvez également noter de 0 à 10, l'attention portée à chaque sphère.

Quelle place ai-je laissé à :

Que puis-je améliorer la semaine prochaine ?

3- Pour la semaine prochaine :
Que puis-je faire pour honorer une de mes sphères :
(Objectif réalisable et à court terme)

- N'oubliez pas de vous féliciter et de noter le bien que cela vous fait !

4- Faites de même chaque semaine en balayant toutes les sphères, c'est votre moment, à votre juste place.

Le mot de la fin

Voilà c'est fini.

Je suis censé écrire une conclusion mais je bloque depuis deux jours. Peut-être parce que je ne réalise pas encore que j'écris un livre. Je ne sais pas. Alors je vais finir comme j'ai commencé.

Vous voyez ce garçon, il a 32 ans. Il sourit, il se tient droit. Tellement de choses se sont envolées au cours de ces dernières années. Tant d'émotions longuement refoulées et que j'ai négligées pour pouvoir avancer. Ce corps, que j'ai enfin accepté, tout entier. Un corps que je chéris chaque jour depuis que j'ai compris qu'on était ensemble jusqu'à la fin, après des années passées à essayer vainement de le changer.

Peut-être vous sentirez-vous frustré-e de ne pas avoir été pleinement guidé-e. La vérité est que ce genre de livre, aucun auteur ne pourra jamais vous le donner. Nous sommes tous tellement uniques qu'il n'y aura jamais de formules pour, d'un claquement de doigts, tout changer.

J'ai écrit ce livre comme j'aurais aimé le trouver avant de vivre toutes ces tentatives ratées. Pas si ratées, puisque ce passé m'a permis d'écrire, d'avancer, de me former, et d'accompagner mes patients comme je le fais depuis maintenant quelques années.

Souvenez-vous des petites graines, je n'ai aucun doute sur le fait d'en avoir planté. C'est ce que je souhaitais faire avec ce livre, semer. C'est ce que j'aime profondément dans mon métier.

Il y a une décision que vous pouvez, là, tout de suite, prendre : continuer à vous imposer des régimes, à tenter de modeler votre corps, à attendre d'avoir perdu du poids pour vivre, ou alors accepter et faire la paix pour marcher main dans la main avec votre corps jusqu'à la fin.

Combien de temps avez-vous passé à lutter, à vous cacher, à rater des moments de joie ? Souhaitez-vous perdre les 25 prochaines années ? Rappelez-vous, le passé n'existe plus et le futur n'existe pas encore. Ce qui existe, c'est cet instant !

Alors terminons comme nous l'avons commencé, en musique. Je penche pour *All dressed in love* de Jennifer Hudson ! Poussez les meubles, fermez les yeux et laissez s'inviter le bonheur, l'amour de soi et cette libération dont je vous parlais en début d'ouvrage.

Je vous ai donné un peu d'encre, à vous d'écrire maintenant.

Ressources utiles

Des comptes Instagram positifs

@Lalaamisaki Mannequin grande taille et designer pour 5 collections capsules avec GEMO.

@Stephaniezwicky Blogueuse et entrepreneuse, et ancienne chroniqueuse TV.

@Gaelleprudencio, blogueuse anti-grossophobie, autrice de *Fière d'être moi-même* (Leduc, 2021) et créatrice de la ligne mode grande taille en Wax Ibilola.

@Taniamakeuplus et @Thegingerchloe, créatrice de contenu body positive.

@Danaemercer, journaliste et ambassadrice du *self-love* la plus suivie sur les réseaux sociaux.

@Bonjourmoncorps, créatrice de contenu sur Instagram, de son podcast du même nom et du programme Bodylove.

Quelques chaînes et vidéos YouTube

Les vidéos « Cher corps » de Léa Bordier.

Les vidéos de Ben Névert, qui abordent différentes thématiques liées à l'humain.

La vidéo « Mon corps – ce héros » de Marion Seclin.

Les « Chroniques d'un mangeur libéré » de Menthe Banane (ben quoi… ?).

Quelques podcasts

« Dans la poire ! » de Charles Brumauld qui aborde les thématiques de nutrition et du comportement alimentaire avec finesse.

« Sois sage et parle fort » de Marie Arnoult qui aborde diverses thématiques avec un regard affûté.

« Les maux bleus », qui aborde la santé mentale avec des témoignages, notamment sur les troubles alimentaires.

« Change ma vie » de Chloé Dusoulier, master coach certifiée en développement personnel qui donne des outils concrets pour tendre vers le bien-être.

Des applications et outils pour se détendre

« Respirelax », une application de cohérence cardiaque (indisponible sur l'Apple Store).

« Petit Bambou » ou « Meditopia », qui proposent de la cohérence cardiaque et des méditations.

« Morphée », l'outil de méditation sans écran et nomade, qui propose des méditations de relaxation et d'endormissement.

Quelques lectures

Votre meilleur ami, c'est vous ! de Claire Mizzi et Céline Tran (J'ai lu, 2019), qui aborde la bienveillance et l'amour de soi avec différents exercices pratiques.

Manger en pleine conscience de Jan Chozen Bays (Les Arènes, 2019) pour poursuivre son chemin vers l'alimentation consciente !

Zak a dit : Joie dans ta vie de Zak Khchai (Tana Éditions, 2021), LE livre self-love positif avec des projets créatifs à faire soi-même, des DIY, de la méditation, du yoga. Le livre idéal pour prendre du temps pour soi et briller !

T'es bonne bébé ! de Juliette Katz aka Coucoulesgirls sur les réseaux sociaux (First, 2019), un ouvrage intimiste sur l'amour de soi.

Émotions : enquête et mode d'emploi (Pourpenser, 2020), une bande dessinée en trois tomes pour comprendre les émotions en théorie et en pratique de Art-mella, qui intéressera les adultes et les enfants !

Pour les plus petits : *La Couleur des émotions* de Anna Llenas (Quatre Fleuves, 2014) pour découvrir les émotions à travers un livre animé.

Les Conseils pharma de Léa de Léa Wauquier (Marabout, 2021), pharmacienne spécialisée en micronutrition, LA bible à avoir chez soi ! Une mine d'informations qui balaie toutes les problématiques de santé, ainsi que des conseils avisés !

Quelques ressources psy

Annuaire des psys formés en TCC : https://www.aftcc.org/carte_membres

« Psynergy », application de psychologie en ligne disponible sur l'Apple Store et Google Play

Et son compte Instagram : @psynergy_delphinepy

Des formations et séminaires pour les professionnels de santé

Diplôme universitaire (DU) « Psychologie et pédagogie du comportement alimentaire : éducation du patient pour un changement durable » de l'université de Bourgogne.

DU « Troubles du comportement alimentaire » de l'université de Paris.

Formations « Image corporelle » et « Diététique psycho-comportementale » de Florian Saffer (https://www.dietetiquecomportementale.com/).

DU « Micronutrition, alimentation prévention et santé » de l'université de Paris.

Les formations de Oreka, notamment la formation en micronutrition.

Les recettes

Dans cette annexe, je vous ai sélectionné mes meilleures recettes pour travailler sur les sensations alimentaires et s'entraîner à la pleine conscience ! C'est coloré, texturé et plein de saveurs ! Cela peut être aussi l'occasion de renouer avec des saveurs ou des aliments que vous pensez ne pas aimer. Effectivement, bien souvent, on n'aime pas un souvenir. Les papilles gustatives et le goût évoluent avec l'âge, il se peut que ce que vous n'aimiez pas enfant devienne une passion aujourd'hui ! Soyez curieux ou curieuse !

Petit déjeuner

- Omelette à la feta
- Porridge salé à la ricotta
- Club sandwich petit déj
- Tofu brouillé aux champignons
- *Avocado toast* complet
- Pudding de chia mangue coco
- Omelette sucrée aux fruits rouges
- Smoothie complet
- *Granola bowl*
- Tartines banane et *peanut butter*

Collations et desserts

- *Nice Cream*
- *Energy balls*
- Brownie à la patate douce
- Riz au lait à la tonka
- Crumble framboise et citron vert
- *Cookie Dough* choco-pécan

Légumes

- Carpaccio de fenouil acidulé
- Légumes d'automne rôtis
- Ratatouille au four
- Carottes rôties au cumin

Féculents

- Frites de patate douce
- Pâtes au pesto de fanes de carottes
- Polenta crémeuse au comté
- Risotto aux petits pois et chorizo
- *One pot pasta*

Protéines

- Brochette de poulet épicé
- Steak de haricots rouges
- Dahl de lentilles corail
- Saumon en croûte de sésame

Autres

- Quiche printanière (+ pâte brisée)
- Pizza d'été (+ pâte à pizza)
- Crumble de potiron noisette et parmesan

Omelette à la feta

10 min

5 min

Ingrédients :
2 œufs
40 g de feta
1 poignée de pousses d'épinard
1 pointe de coriandre moulue
1 c. à café d'huile d'olive
Sel, poivre

1. Dans un bol, battez les œufs et ajoutez les feuilles d'épinard. Vous pouvez aussi les garder en garniture, crues.

2. Coupez la feta en dés et ajoutez-la dans le bol.

3. Assaisonnez avec le sel, le poivre et la coriandre moulue.

4. Dans une poêle, chauffez l'huile puis faites cuire l'omelette quelques minutes, selon la texture désirée.

L'idéal est une omelette encore baveuse.

EN TERMES DE MICRONUTRITION, CE PETIT DÉJEUNER EST PARFAIT POUR APPORTER LES PRÉCURSEURS DE DOPAMINE ET DE SÉROTONINE QUI PARTICIPENT À NOTRE ÉQUILIBRE ÉMOTIONNEL.

Porridge salé au bacon

10 min
7 min

Ingrédients :

50 g de flocons d'avoine

2 grosses poignées de pousses d'épinard

100 ml de lait d'avoine sans sucre ajouté

100 ml d'eau

1 c. à café de bouillon de légumes bio ou de miso blanc

1 c. à soupe de ricotta

Sel, poivre

1. Dans une casserole, mélangez l'eau et le lait. Délayez le bouillon de légumes. Portez le tout à ébullition.

2. Abaissez à feu moyen, puis ajoutez les pousses d'épinard et les flocons en pluie et laissez gonfler à couvert pendant 7 minutes. Surveillez de temps en temps pour éviter que la préparation accroche. Ajoutez du lait au besoin.

3. Au dernier moment, ajoutez la ricotta, mélangez et assaisonnez avec le poivre et le sel.

LE MISO EST UN ALIMENT FERMENTÉ.
IL EST DONC RICHE EN PROBIOTIQUES
ET PARTICIPE À LA SANTÉ DU MICROBIOTE !

Club sandwich petit déj

10 min

Ingrédients :

2 tranches de pain d'épeautre ou de pain au levain ou un muffin complet

1/2 avocat

1 c. à soupe de houmous

1 poignée de pousses d'épinard

1 filet d'huile d'olive

Sel, poivre

1. Toastez les tranches de pain. Coupez l'avocat en tranches.

2. Superposez le houmous, l'avocat et les pousses d'épinard. Assaisonnez avec un filet d'huile, le sel et le poivre.

3. Refermez le sandwich.

Si c'est un petit déjeuner à emporter, vous pouvez arroser l'avocat de jus de citron, les antioxydants qu'il contient permettront à l'avocat de ne pas s'oxyder (noircir).

COMMENCER LA JOURNÉE AVEC UN PETIT DÉJEUNER RICHE EN FIBRES PERMET D'ÊTRE RASSASIÉ PLUS LONGTEMPS, DE FAÇON MÉCANIQUE, MAIS LES FIBRES PERMETTENT SURTOUT DE LIMITER L'IMPACT DU PAIN SUR LA GLYCÉMIE ET D'ÉVITER LES FRINGALES SUCRÉES DANS LA MATINÉE. LES GRAISSES, QUANT À ELLES, RALENTISSENT LA DIGESTION ET RETARDENT LE PHÉNOMÈNE D'HYPERGLYCÉMIE.

Tartines banane peanut butter

10 min

Ingrédients :

1 tranche de pain d'épeautre

1/2 banane

1 c. à soupe de beurre de cacahuète (ou d'amande)

1 c. à café de cacao ou de coco râpé

1 pincée de cannelle

1. Épluchez la banane et coupez-la en tranches.

2. Toastez la tranche de pain.

3. Tartinez les toasts avec le beurre de cacahuète. Disposez des tranches de banane et saupoudrez de cacao râpé et de cannelle.

CES TARTINES PEUVENT FAIRE OFFICE D'UNE COLLATION EN FIN DE JOURNÉE POUR LIMITER LES ENVIES DE MANGER QUI SERAIENT DUES À UN DÉFICIT EN SÉROTONINE ! LA CANNELLE AIDE ÉGALEMENT À GÉRER LA GLYCÉMIE !

Tofu brouillé aux champignons

10 min 20 min

Ingrédients :

100 g de tofu soyeux
1 c. à café de curcuma
1/2 c. à café de coriandre moulue
1 poignée de champignons shiitaké
1 c. à soupe d'huile d'olive
1 c. à soupe de ciboulette ciselée
Sel, poivre

1. Dans un bol, battez le tofu soyeux. Ajoutez la ciboulette et les épices. Assaisonnez avec le sel et le poivre.

2. Laissez infuser les arômes quelques minutes. (Vous pouvez préparer l'appareil la veille si c'est plus pratique.)

3. Pendant ce temps, dans une poêle, faites revenir les lamelles de champignons dans l'huile d'olive, une quinzaine de minutes, jusqu'à évaporation de l'eau. Ajoutez la préparation et laissez cuire 3-5 minutes en mélangeant bien.

4. Servez sur du pain d'épeautre toasté.

LE SHIITAKÉ EST UN SUPER CHAMPIGNON. PLUTÔT CONNU POUR SA RICHESSE EN VITAMINE D, IL EST ÉGALEMENT RICHE EN FIBRES ET CONTIENT HUIT ACIDES AMINÉS ESSENTIELS. IL PEUT ÊTRE UN TRÈS BON ALLIÉ DES VÉGÉTARIENS/VÉGÉTALIENS POUR ASSURER LA BONNE ASSIMILATION DES PROTÉINES.

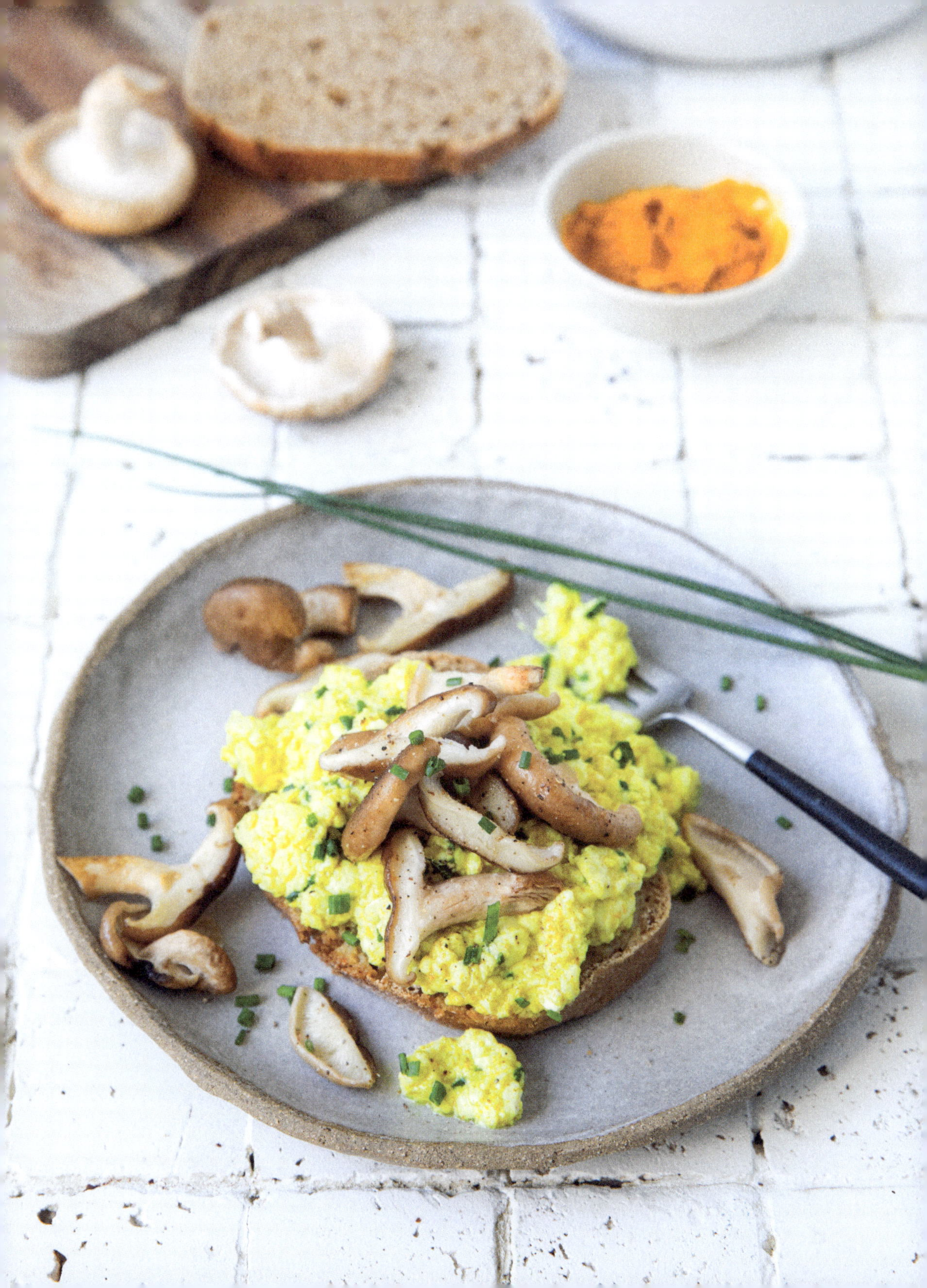

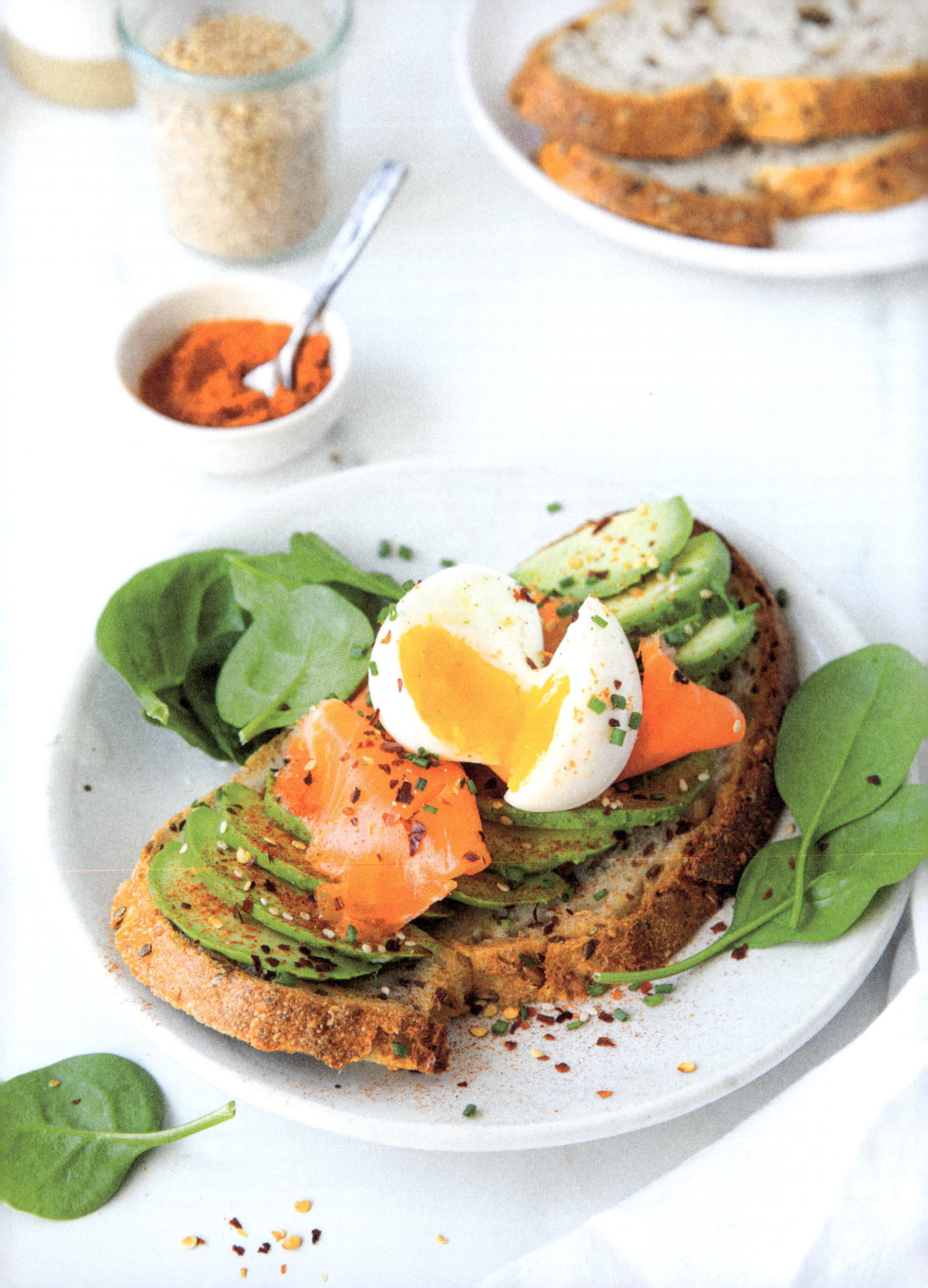

Avocado toast complet

10 min 6 min

Ingrédients :

1/2 avocat

1 grande tranche de pain (épeautre, sarrasin, complet au levain)

1 œuf bio

1 tranche de saumon ou de truite fumée

1 c. à café de graines de sésame doré

1/2 c. à café de paprika fumé

Sel, poivre

1. Dans une casserole, faites bouillir de l'eau et plongez l'œuf pendant 5-6 minutes pour obtenir un œuf mollet. Transférez l'œuf immédiatement dans l'eau froide pour arrêter la cuisson, puis écaillez-le.

2. Récupérez la chair de l'avocat et découpez-la en tranches fines. Assaisonnez avec le paprika et le sel.

3. Ajoutez la tranche de saumon puis l'œuf coupé en deux sur le dessus.

4. Parsemez de graines de sésame et de poivre.

Pour encore plus de peps et de texture, j'utilise des chili flakes.

CE PETIT DÉJEUNER EST UNE MINE DE FIBRES ET D'OMÉGA-3 QUI EN FONT UN REPAS ANTI-INFLAMMATOIRE PARFAIT !

Pudding de chia mangue coco

12 h

Ingrédients :

200 g de yaourt coco

50 g de lait de coco

2 c. à soupe de graines de chia

1/2 mangue bien mûre ou un autre fruit de saison

1 c. à café de poudre ou d'arôme liquide de vanille

1. Épluchez et dénoyautez la mangue, coupez-la en cubes.

2. Dans un bol, mélangez le yaourt et le lait de coco, et la vanille. Ajoutez les graines de chia et la mangue coupée en cubes.

3. Mélangez pour disperser les graines et réservez une vingtaine de minutes au réfrigérateur.

4. Mélangez une seconde fois, puis laissez reposer toute la nuit.

LES GRAINES DE CHIA SONT D'EXCELLENTES SOURCES D'OMÉGA-3 ET D'ANTIOXYDANTS. ELLES PARTICIPENT À LA LUTTE CONTRE LE STRESS OXYDANT ET L'INFLAMMATION.

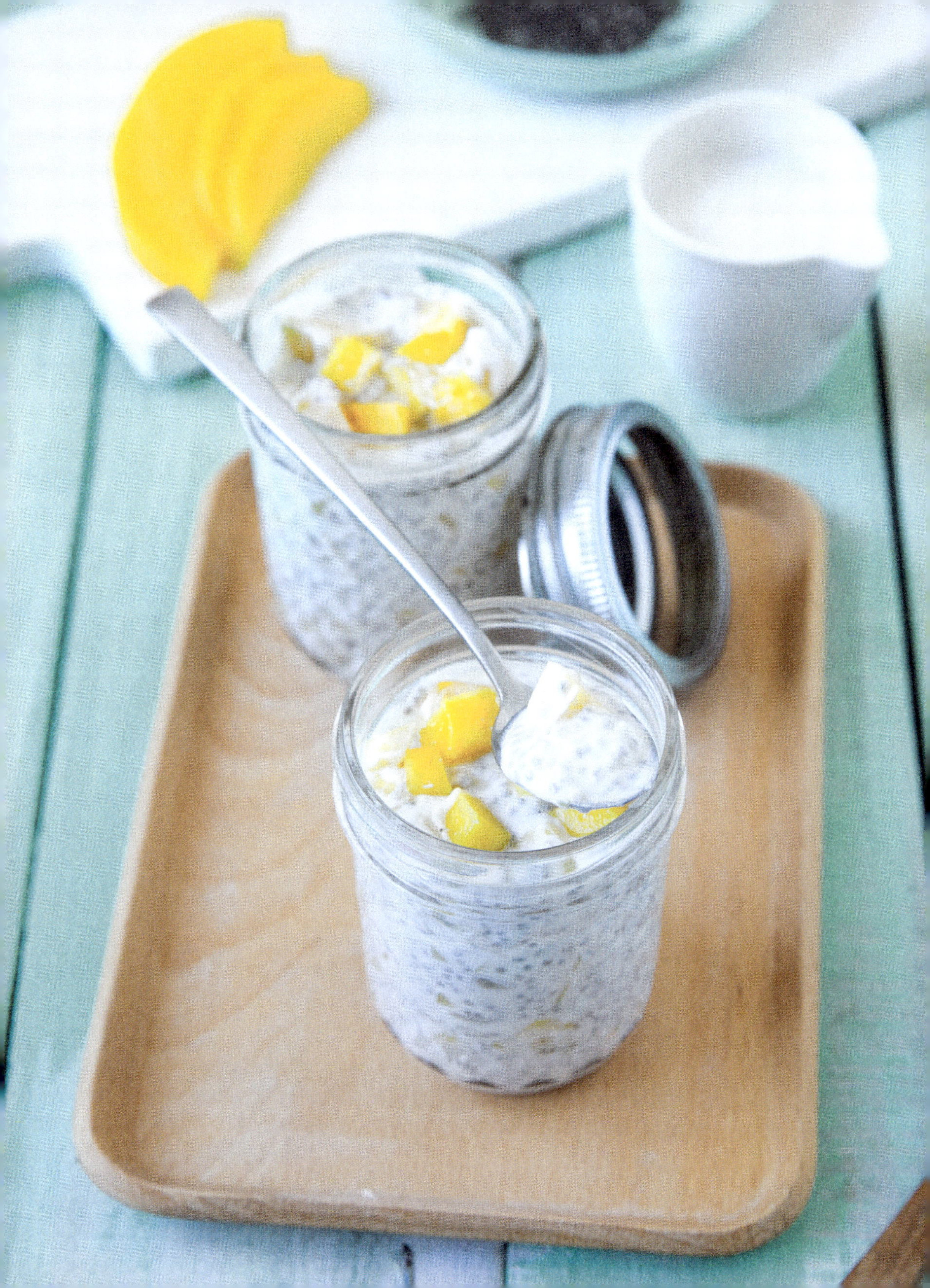

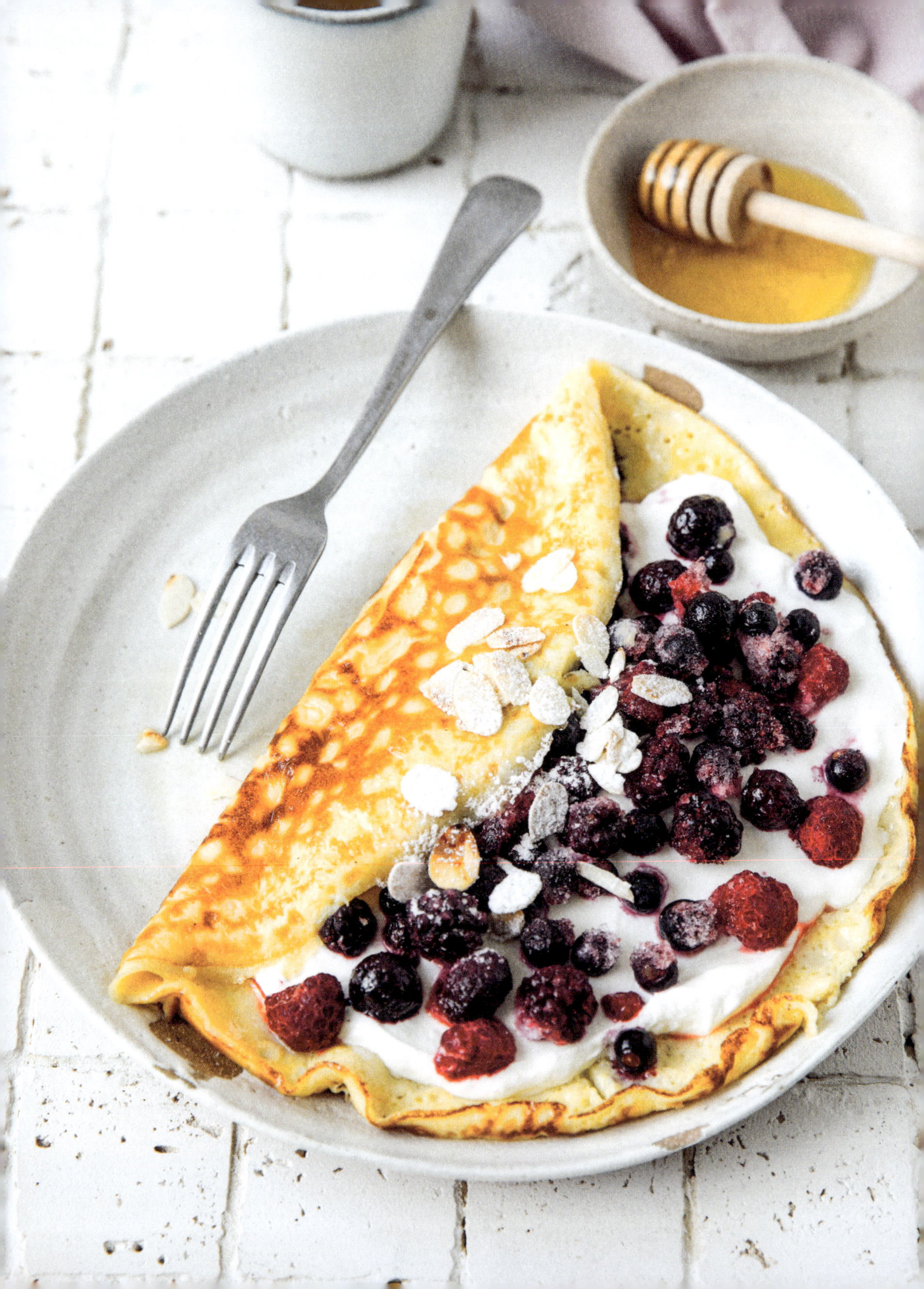

Omelette sucrée aux fruits rouges

10 min 5 min

Ingrédients :

2 œufs bio

150 g de myrtilles ou de fruits rouges surgelés ou 1 banane

1 c. à soupe de yaourt au lait de coco ou de yaourt grec

2 c. à soupe de lait de coco

1 c. à café de miel

1 c. à café d'huile de coco

1. Dans un bol, battez les œufs avec le lait de coco et le miel.

2. Dans une crêpière antiadhésive, versez l'huile de coco. Quand la poêle est bien chaude, versez la préparation pour former une omelette très fine.

3. Garnissez l'omelette avec le yaourt et les fruits.

PETIT EXERCICE :

ESSAYEZ LA VERSION AVEC LA BANANE ET CELLE AVEC LES FRUITS ROUGES. LAQUELLE EST VISUELLEMENT LA PLUS ATTRAYANTE ?

SOUVENT LES PLATS AVEC UNE SEULE COULEUR APPORTENT MOINS DE PLAISIR, CAR ILS SONT TOUT SIMPLEMENT MOINS STIMULANTS POUR LES CINQ SENS.

Smoothie complet

10 min

Ingrédients :

1/2 mangue

1/2 banane

1 c. à soupe de beurre de cacahuète (ou d'un autre oléagineux)

150 g de pousses d'épinard

50 g de flocons d'avoine

Lait végétal sans sucre ajouté

1. Épluchez la mangue et la banane. Lavez et triez les feuilles d'épinard.

2. Dans un blender, mixez tous les ingrédients.

3. Ajoutez du lait végétal selon la texture désirée.

CE SMOOTHIE EST TRÈS COMPLET ET PERMET D'ÉVITER DES HYPOGLYCÉMIES RÉACTIONNELLES DUES AUX FRUITS MIXÉS SEULS PUISQUE LES FIBRES ET LE BEURRE D'OLÉAGINEUX DIMINUENT L'INTENSITÉ DE L'HYPERGLYCÉMIE.

LE CONSOMMER UNE HEURE AVANT LE SPORT PEUT ÊTRE UNE BONNE IDÉE POUR AVOIR DE L'ÉNERGIE SANS TROP S'ALOURDIR, LA FORME DÉJÀ LIQUIDE ACCÉLÉRANT LA DIGESTION.

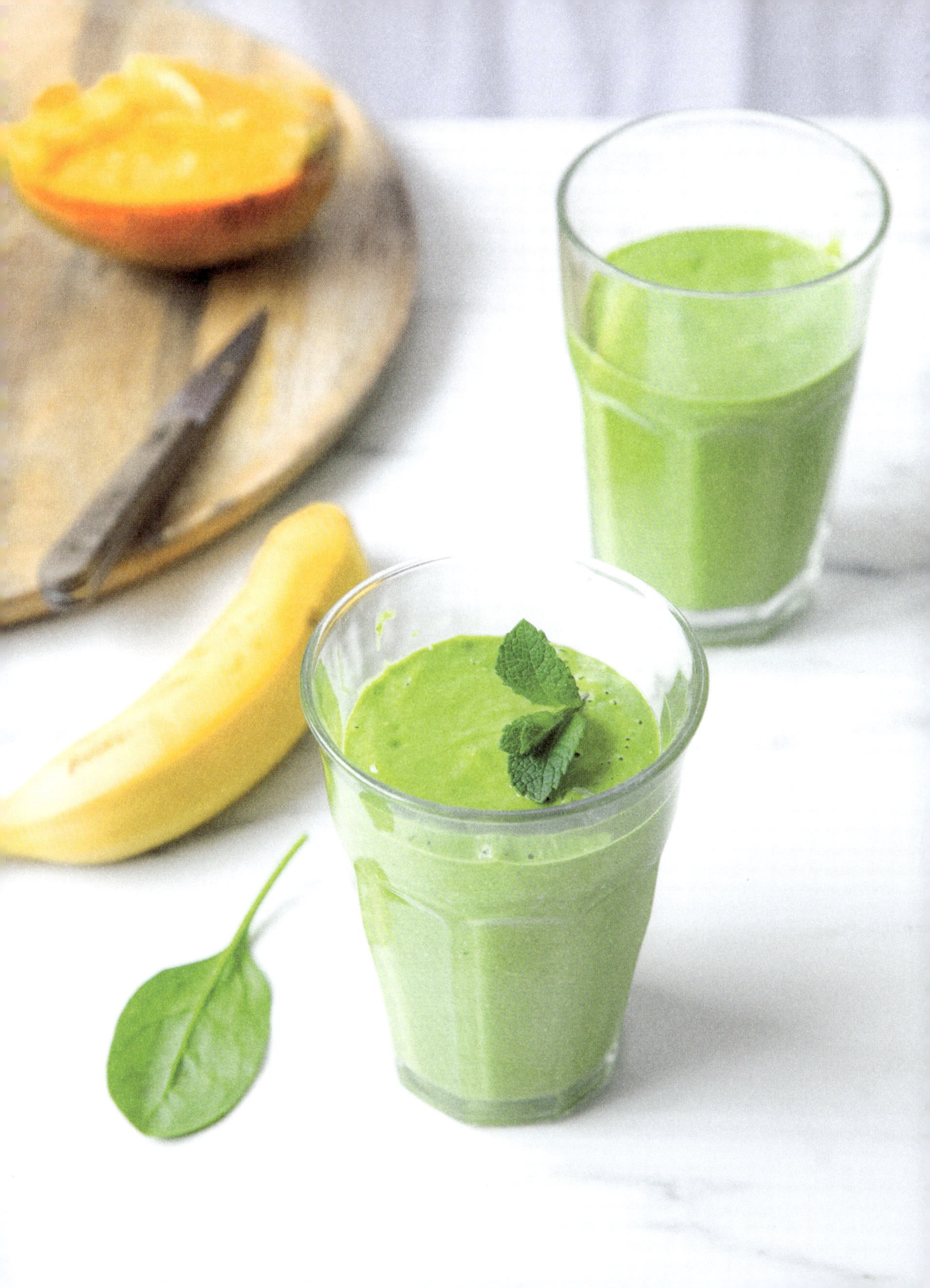

Granola bowl

10 min 20-30 min

Ingrédients :

150-180 g d'oléagineux (pistaches, amandes, pécans, etc.)

150 g de flocons (sarrasin, quinoa, riz, etc.)

50 g de graines (tournesol, courge, chia, lin, etc.)

1 blanc d'œuf (ou 1 œuf de chia)

50 g de chocolat noir (80 %)

40 g de sirop d'érable

50 g d'huile de coco

1 c. à café d'arôme vanille

1. Préchauffez le four à 180 °C.

2. Dans un pot refermable type Parfait, mettez tous les ingrédients sauf le chocolat en commençant par les liquides. Fermez-le bien et agitez énergiquement pour mélanger tous les ingrédients. Versez la préparation sur une plaque recouverte de papier sulfurisé. Enfournez pour 20 à 30 minutes en remuant délicatement toutes les 10 minutes.

3. Parsemez le chocolat en pépites sur le granola encore chaud et laissez-le complètement refroidir sur la plaque.

CONSERVEZ LE TOUT DANS UN POT BIEN AU SEC. POUR UN *GRANOLA BOWL*, CHOISISSEZ UN LAITAGE, UN FRUIT COMME LA BANANE RICHE EN TRYPTOPHANE ET SAUPOUDREZ DE GRANOLA (ENVIRON 30-40 G). BONNE HUMEUR ASSURÉE !

Nice cream

10 min 1

Ingrédients :

1 banane tranchée surgelée

1 autre fruit au choix surgelé

1 c. à café de beurre d'oléagineux ou 1 poignée d'oléagineux entiers

2 carreaux de chocolat noir 80 %

1. Mixez les fruits surgelés pour obtenir un sorbet minute.

2. Garnissez avec du chocolat râpé et des oléagineux concassés.

L'ASSOCIATION FRUIT, OLÉAGINEUX ET CHOCOLAT NOIR EST LA COLLATION IDÉALE POUR CRÉER UN SHOOT DE SÉROTONINE. SOUS FORME DE GLACE, C'EST ENCORE MIEUX !

Riz au lait vanille tonka

10 min | 1 h | 4

Ingrédients :
1 l de lait entier
100 g de riz arborio
1 gousse de vanille
1 fève de tonka
50 g de raisins secs
50 g de sucre de canne complet

1. Dans une casserole, versez le lait et ajoutez la fève de tonka ainsi que la gousse de vanille fendue en deux.

2. Portez à petite ébullition, puis ajoutez le riz, le sucre et les raisins secs. Remuez une première fois.

3. Laissez cuire à feu doux pendant 1 heure.

4. Remuez une seconde fois et transvasez dans des ramequins avant de laisser refroidir.

IL S'AGIT DE MA RECETTE SUCRÉE PRÉFÉRÉE POUR PRATIQUER LA PLEINE CONSCIENCE !

QUAND VOUS LA DÉGUSTEREZ, NOMMEZ LA SAVEUR QUE VOUS PERCEVEZ EN PREMIER. PUIS ESSAYEZ DE PERCEVOIR LES AUTRES. QUELLE EST CELLE QUI RESTE LE PLUS EN BOUCHE ENTRE LA VANILLE ET LA TONKA ? OBSERVEZ LES TEXTURES EN BOUCHE ENTRE MOELLEUX DU RAISIN, CRAQUANT DES GRAINS DE VANILLE...

VOUS POUVEZ ÉGALEMENT OBSERVER L'EFFET DE CETTE COLLATION SUR LA SUITE DE LA JOURNÉE. C'EST UNE RECETTE QUI POSSÈDE UN INDEX GLYCÉMIQUE ASSEZ ÉLEVÉ PAR RAPPORT AUX AUTRES. EST-CE QU'ELLE VOUS RASSASIE POUR LONGTEMPS ? LES ENVIES DE SUCRE SE FONT-ELLES SENTIR PLUS VITE QUE D'HABITUDE ?

Energy balls

10 min

2 h

Ingrédients :
6 dattes Medjool
100 g de pistaches
1 c. à soupe de purée d'amandes
1 c. à café d'arôme vanille

1. Dénoyautez les dattes.

2. Dans un robot, mixez les dattes avec la purée d'oléagineux et la vanille pour obtenir une pâte lisse. Ajoutez les pistaches et remixez brièvement pour garder un maximum de texture.

3. Formez des boules à l'aide d'une cuillère à dessert.

4. Laissez durcir 1 à 2 heures au frais.

Pour des boules d'énergie moins sucrées, vous pouvez utiliser des abricots secs.

LA PISTACHE EST UN SUPER OLÉAGINEUX QUI CONTIENT DE LA MÉLATONINE ! ELLE FACILITE DONC LE SOMMEIL ! LA RECETTE A MILLE VARIANTES, IL SUFFIT DE VARIER LES OLÉAGINEUX ET LES FRUITS SÉCHÉS !

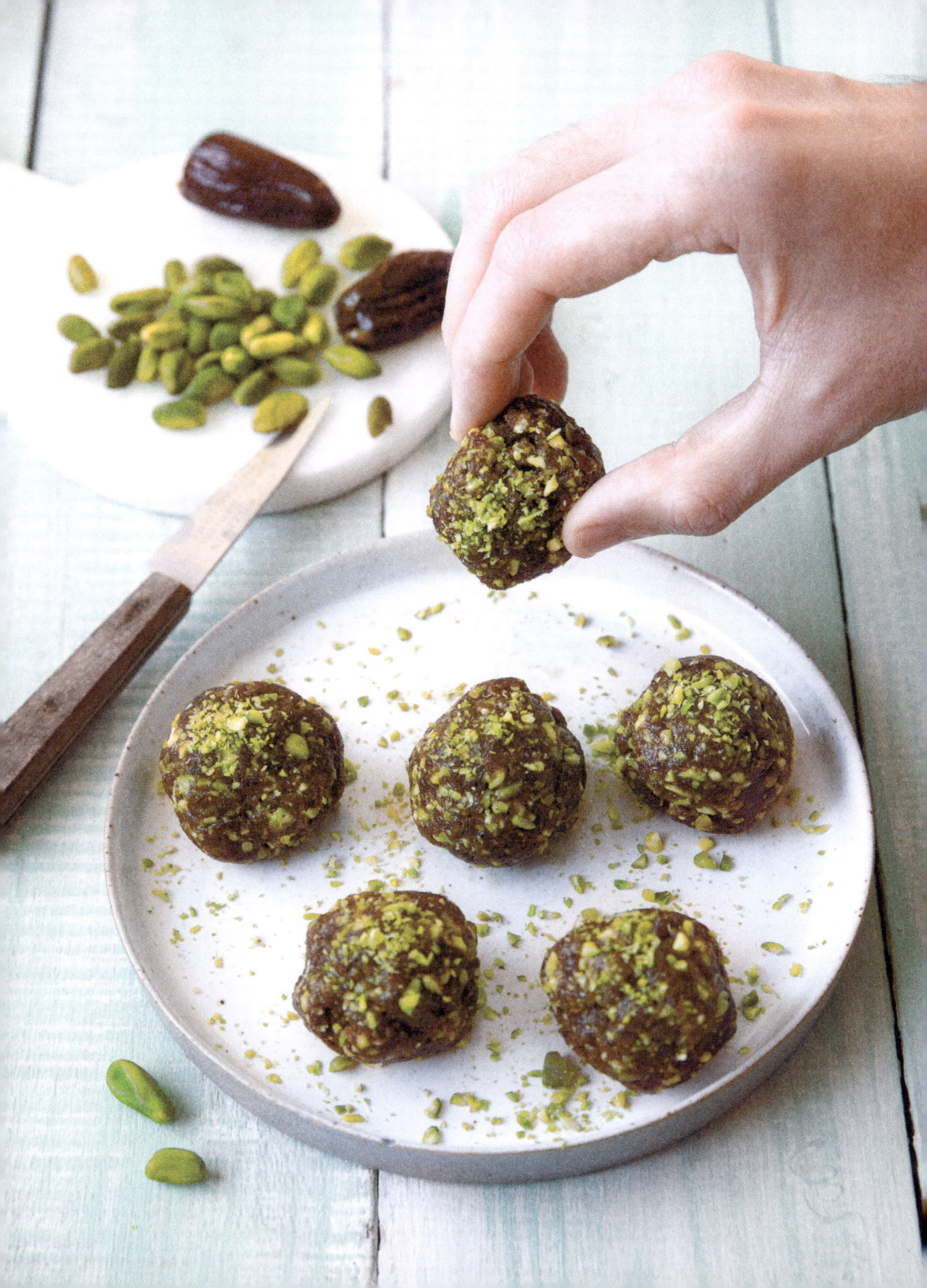

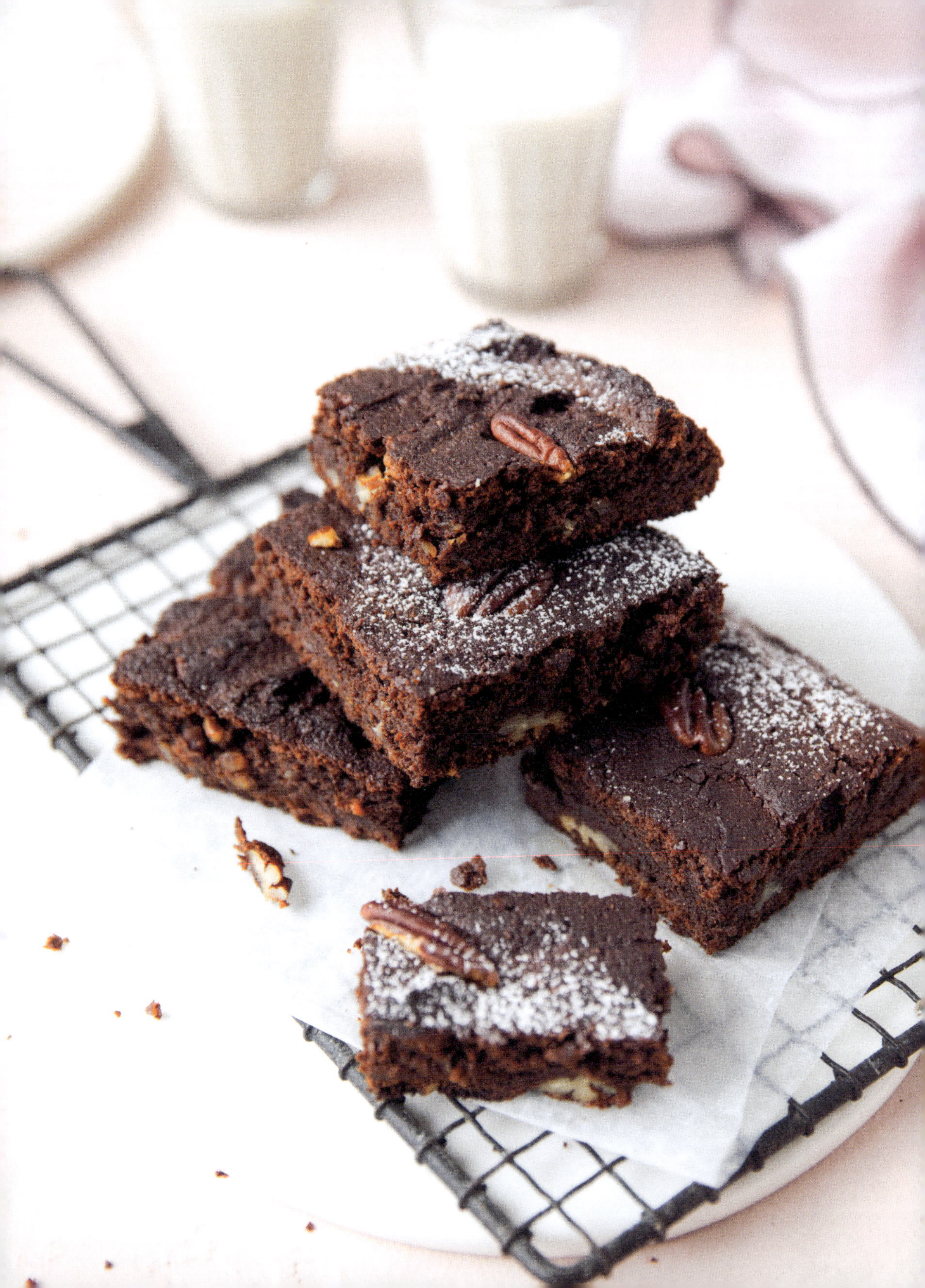

Brownie à la patate douce

10 min

30 min

Ingrédients :

250 g de patates douces cuites au four

200 g de chocolat noir pâtissier

50 g de farine d'épeautre

50 g de farine de riz

60 g de poudre d'amande

40 g d'huile de coco

40 g de sirop d'érable

50 g de noix de pécan

1 c. à café de bicarbonate

1. Préchauffez le four à 180 °C.

2. Dans un bol, écrasez les patates douces préalablement cuites au four. Mélangez avec la poudre d'amande, l'huile de coco à température ambiante, le sirop d'érable et le chocolat préalablement fondu au bain-marie.

3. Ajoutez les farines et le bicarbonate.

4. Concassez les noix de pécan grossièrement et ajoutez-les au mélange.

5. Chemisez un moule et répartissez la pâte. Enfournez pour 30 minutes.

LA FARINE DE RIZ EST TRÈS INTÉRESSANTE EN CUISINE POUR AJOUTER DU CROUSTILLANT ! ELLE EST ÉGALEMENT EXEMPTE DE GLUTEN.

Crumble framboise citron vert

10 20 2

Ingrédients :
250 g de framboises
1/2 petit citron vert bio
1 c. à soupe de sucre de canne
50 g de farine
30 g de poudre de noisette
50 g de sucre
50 g de beurre

1. Préchauffez le four à 200 °C.

2. Lavez et triez les framboises.

3. Pressez le citron et zestez-le.

4. Dans un saladier, disposez les framboises et arrosez-les du jus de citron vert. Ajoutez les zestes et le sucre. Remuez délicatement pour ne pas abîmer les framboises.

5. Dans un autre bol, mélangez la farine, le sucre, le beurre et la poudre de noisette et mélangez du bout des doigts pour obtenir une pâte friable.

6. Dans un plat beurré, disposez les framboises et parsemez de pâte à crumble. Enfournez pour 20 minutes à 200 °C.

7. Dégustez une fois le crumble refroidi.

TOUT COMME LE RIZ AU LAIT, CETTE RECETTE EST IDÉALE POUR TRAVAILLER LA PLEINE CONSCIENCE.

OBSERVEZ LES DIFFÉRENCES ENTRE LES DEUX COUCHES. ESSAYEZ D'OBSERVER CE QU'IL SE PASSE QUAND ON DÉGUSTE LES DEUX EN MÊME TEMPS. QU'APPORTE LE ZESTE DE CITRON ?

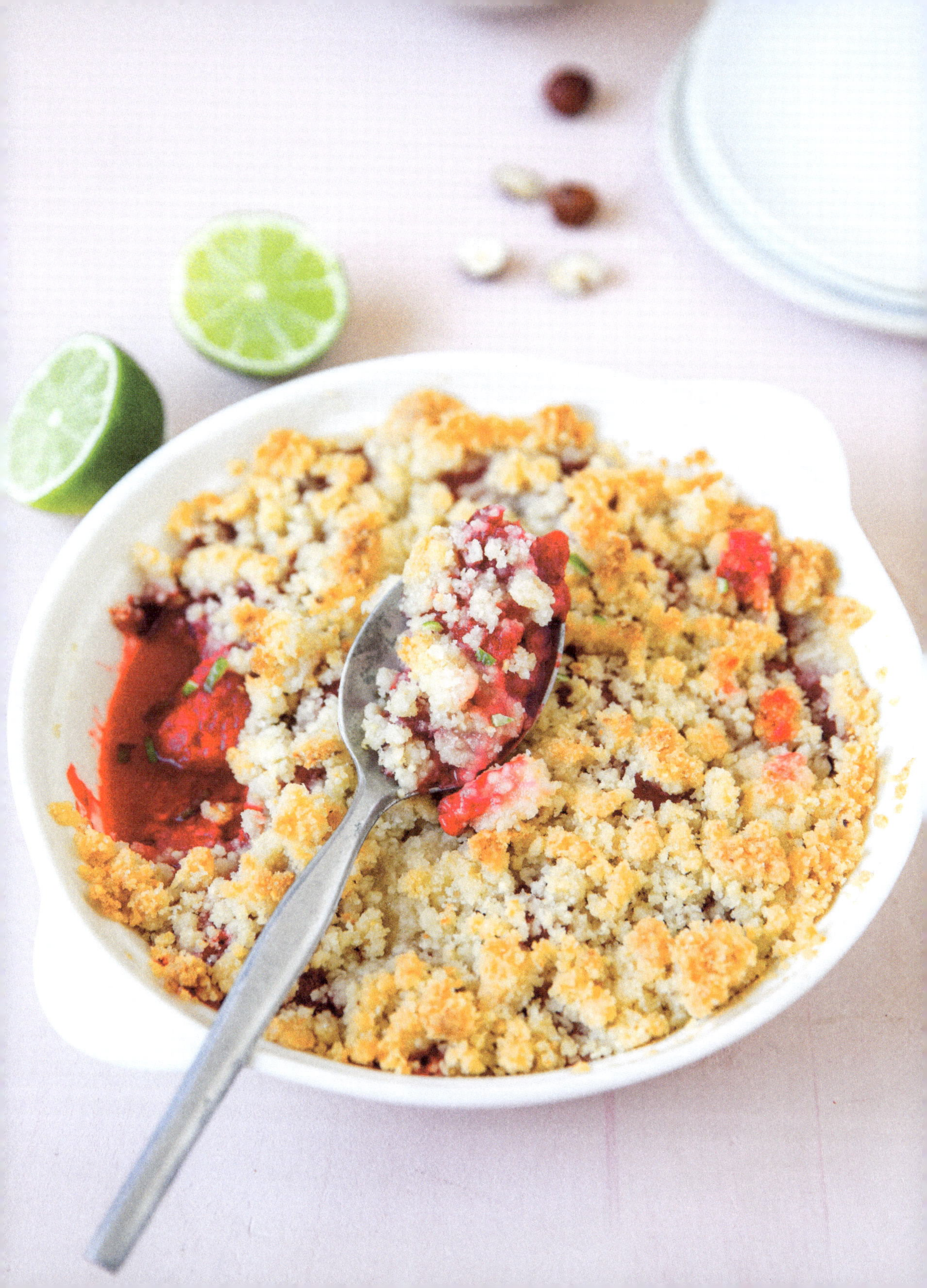

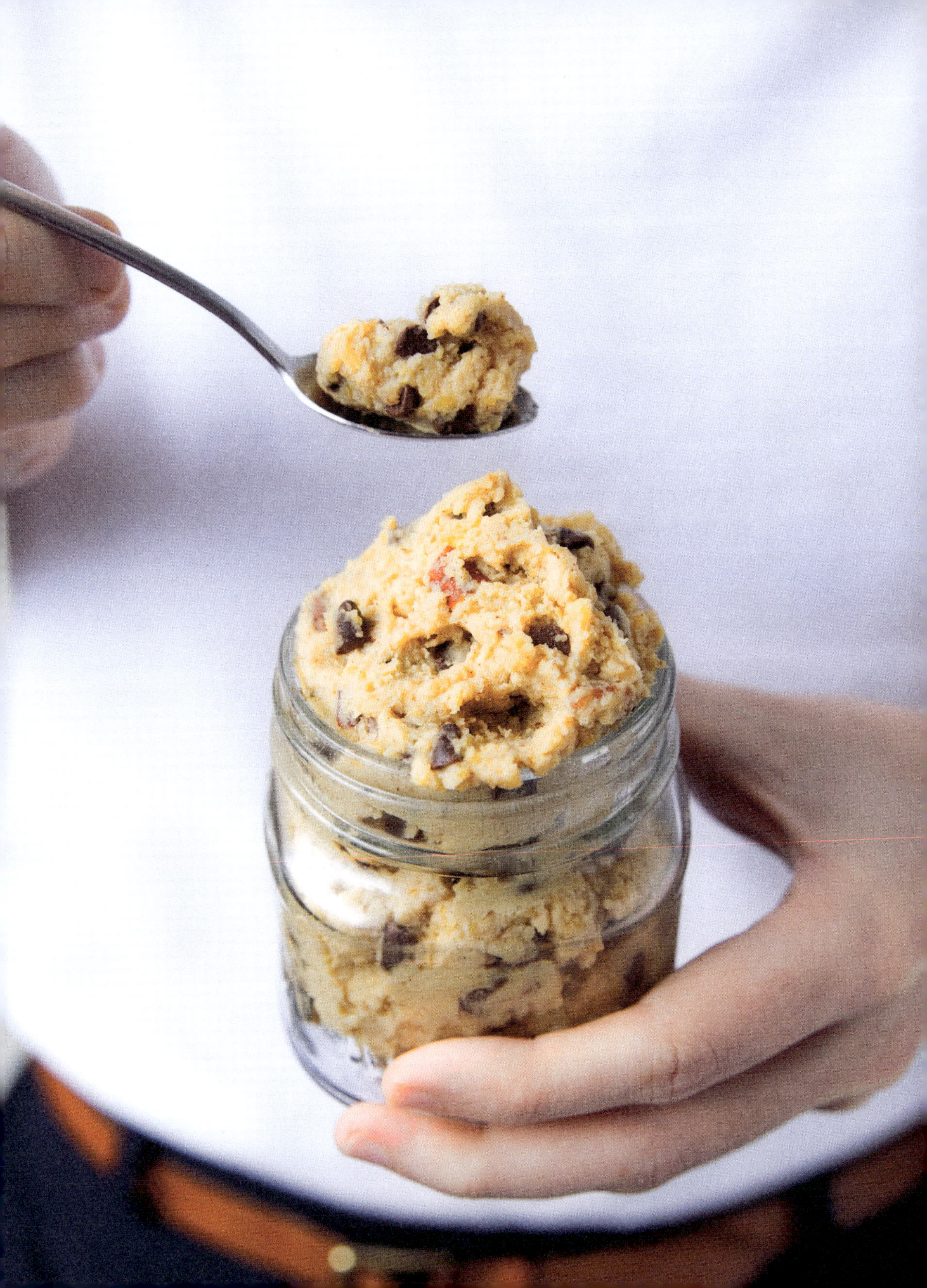

Cookie dough choco-pécan

10

Ingrédients :

250 g de pois chiches cuits
60 g de pépites de chocolat
30 g de purée de noisette
2 c. à soupe de sirop d'agave ou d'érable
1 poignée de noix de pécan
1 c. à soupe de sucre cassonade
1 pincée de sel de Guérande

1. Placez les pois chiches, la purée et le sirop d'agave dans la cuve du robot. Mixez le tout afin de former la pâte à cookie. Transvasez dans un bol.

2. Concassez grossièrement les noix de pécan.

3. Ajoutez les pépites de chocolat, les noix, le sel et le sucre cassonade et mélangez avec une spatule.

AVANT DE GOÛTER, RÉALISEZ L'EXERCICE DE LA BANDE-ANNONCE. RIEN QU'EN OBSERVANT LA PÂTE À COOKIE, QU'IMAGINEZ-VOUS COMME TEXTURE, SAVEURS, ETC. ? EST-CE LA MÊME CHOSE LORS DE LA DÉGUSTATION ?

Ratatouille et feta rôtie

20 | 1 h 30 | 4-6

Ingrédients :

1 poivron vert
1 poivron rouge
1 poivron jaune
1 aubergine
2 courgettes
400 g de pulpe de tomate
4 c. à soupe d'huile d'olive
1-2 c. à soupe d'herbes de Provence
1 c. à café de miel
1 tête d'ail
1 feta
Sel, poivre

1. Préchauffez le four à 180 °C.
2. Lavez et coupez tous les légumes en morceaux de taille moyenne.
3. Disposez-les dans un grand saladier et ajoutez la pulpe de tomate.
4. Dans un bol, mélangez le miel, l'huile, le sel et le poivre.
5. Ajoutez la préparation aux légumes et mélangez.
6. Séparez chaque gousse de la tête d'ail et gardez la peau.
7. Disposez les gousses d'ail dans le fond d'un plat allant au four et recouvrez des légumes.
8. Enfournez pour 1 heure 30 à 180 °C. Couvrez si les légumes grillent au-dessus. Remuez de temps en temps.
9. Au bout de 1 heure, remuez, et placez le bloc de feta au centre du plat.

PETIT CONSEIL GOURMAND : RÉCUPÉREZ LA CHAIR DE L'AIL CONFIT, MÉLANGEZ-LA AVEC DU BEURRE DEMI-SEL ET TARTINEZ SUR DU PAIN. VOUS M'EN DIREZ DES NOUVELLES !

PRÉPARER LES LÉGUMES EN GROSSES QUANTITÉS PERMET DE NE JAMAIS EN MANQUER ET DE LES AJOUTER À UN REPAS QUI NE SERAIT PAS FORCÉMENT ÉQUILIBRÉ.

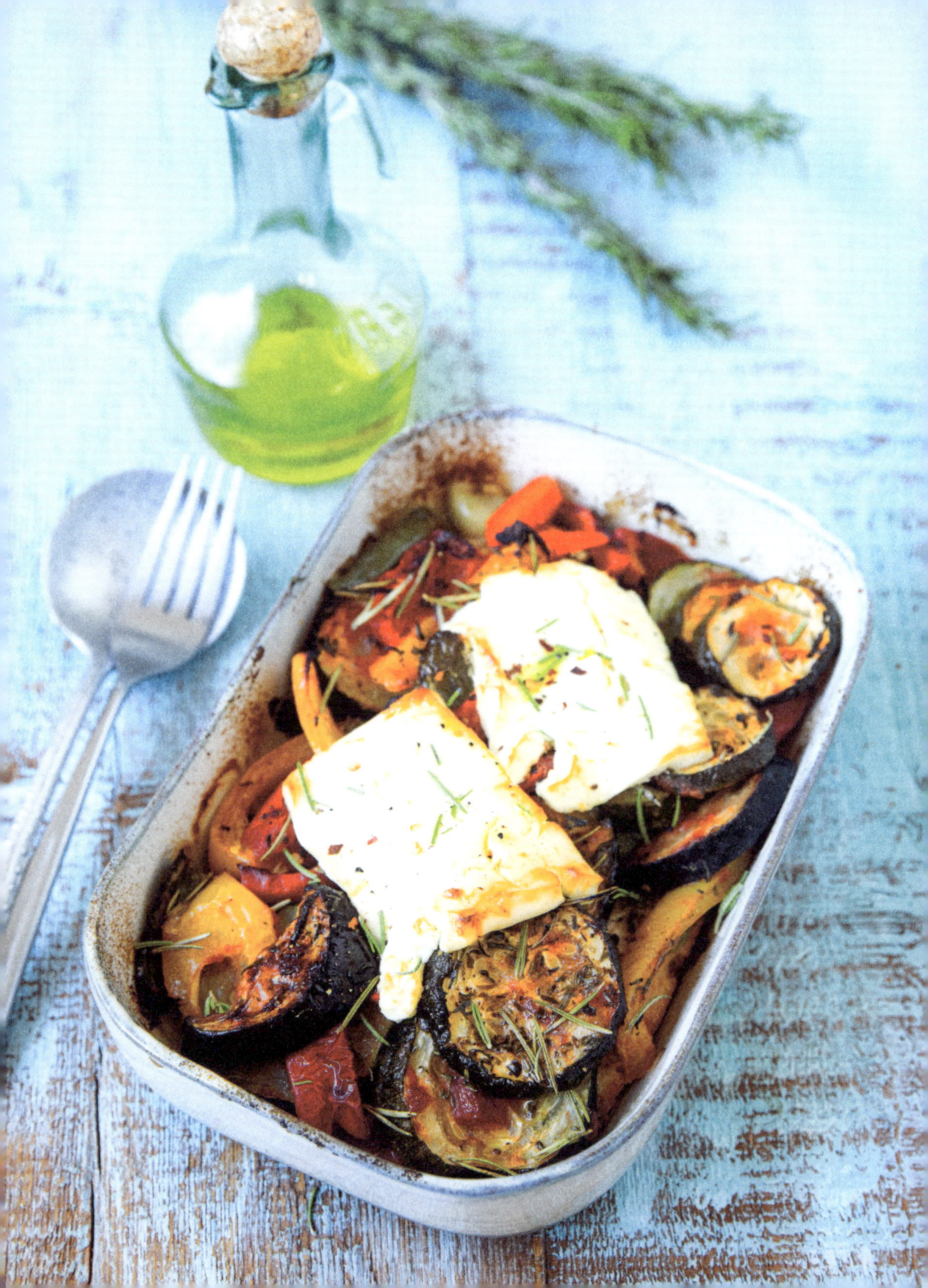

Carpaccio de fenouil

15 | 1h | 1

Ingrédients :
1 bulbe de fenouil
1 fruit de la passion
30 g de feta
1 c. à soupe d'huile d'olive
1 c. à café de sauce soja
1 c. à café de câpres
1 pointe de curry vert
Sel, poivre

1. Séparez les branches du bulbe du fenouil et conservez l'aneth. Coupez les branches et le bulbe en tranches fines avec une mandoline.

2. Dans un bol, faites une marinade avec le fruit de la passion, l'huile d'olive, la sauce soja, les câpres, l'aneth ciselé et les épices.

3. Laissez mariner pendant 1 heure au frais à couvert.

4. Dressez sur une assiette et émiettez la feta.

CE PLAT A TENDANCE À BEAUCOUP RASSASIER. CEPENDANT, IL EST PEU CALORIQUE. LE RASSASIEMENT EST SURTOUT MÉCANIQUE. OBSERVEZ QUAND LA FAIM REVIENT LORSQUE VOUS MANGEZ SURTOUT DES LÉGUMES. ET COMPAREZ LE DÉLAI DE RÉAPPARITION LORSQUE VOUS AJOUTEZ DES FÉCULENTS ET PLUS DE PROTÉINES !

Velouté de brocoli

15 min 20 min 4

Ingrédients :

500 g de fleurettes de brocoli surgelées

350 ml d'eau

2 c. à café de bouillon de volaille bio

1 c. à soupe d'huile d'olive

100 ml de crème légère épaisse

2 c. à soupe de ricotta

1 oignon jaune

1 gousse d'ail

1 petite poignée de noisettes

2 grosses c. à soupe de pignons de pin

Poivre du moulin

1. Faites cuire les fleurettes à la vapeur selon le temps indiqué sur l'emballage, puis immergez-les dans de l'eau froide pour qu'elles conservent une jolie couleur verte.

2. Épluchez et hachez l'ail et l'oignon.

3. Dans une casserole, faites revenir l'ail et l'oignon dans l'huile d'olive 10 minutes à feu doux.

4. Dans un mug, faites chauffer l'eau pour y délayer le bouillon de volaille.

5. Dans la casserole, ajoutez les brocolis, le bouillon et la crème, et laissez mijoter 10 minutes à feu doux.

6. Pendant ce temps, concassez les noisettes et toastez-les dans une poêle bien chaude avec les pignons de pin.

7. Enfin, ajoutez la ricotta au dernier moment et mixez la soupe.

8. Dressez dans un bol, décorez avec une quenelle de ricotta et saupoudrez de noisettes et de pignons. Terminez avec un tour de moulin à poivre.

CE VELOUTÉ EST ENRICHI PAR RAPPORT À UN VELOUTÉ OU UNE SOUPE DE LÉGUMES CLASSIQUE. BIEN SOUVENT LE PIÈGE, C'EST DE SE SENTIR CALÉ. LE RASSASIEMENT EST SURTOUT MÉCANIQUE. OBSERVEZ LE TEMPS NÉCESSAIRE AU RETOUR DE LA FAIM ENTRE CE VELOUTÉ ET UNE SOUPE PLUS « LIGHT » !

Carottes rôties au cumin

10 min | 45 min | 2

Ingrédients :
250 g de carottes fanes
2 cas d'huile d'olive
1 c. à café de cumin
Sel, poivre

1. Préchauffez le four à 180 °C.

2. Lavez et épluchez les carottes. Conservez les fanes pour le pesto de fanes.

3. Coupez les carottes dans la longueur.

4. Faites-les cuire 10 minutes dans de l'eau salée et égouttez-les.

5. Dans un saladier, mélangez l'huile et les épices, puis ajoutez les carottes.

6. Sur une plaque recouverte de papier cuisson, disposez les carottes et enfournez pour 45 minutes à 180 °C.

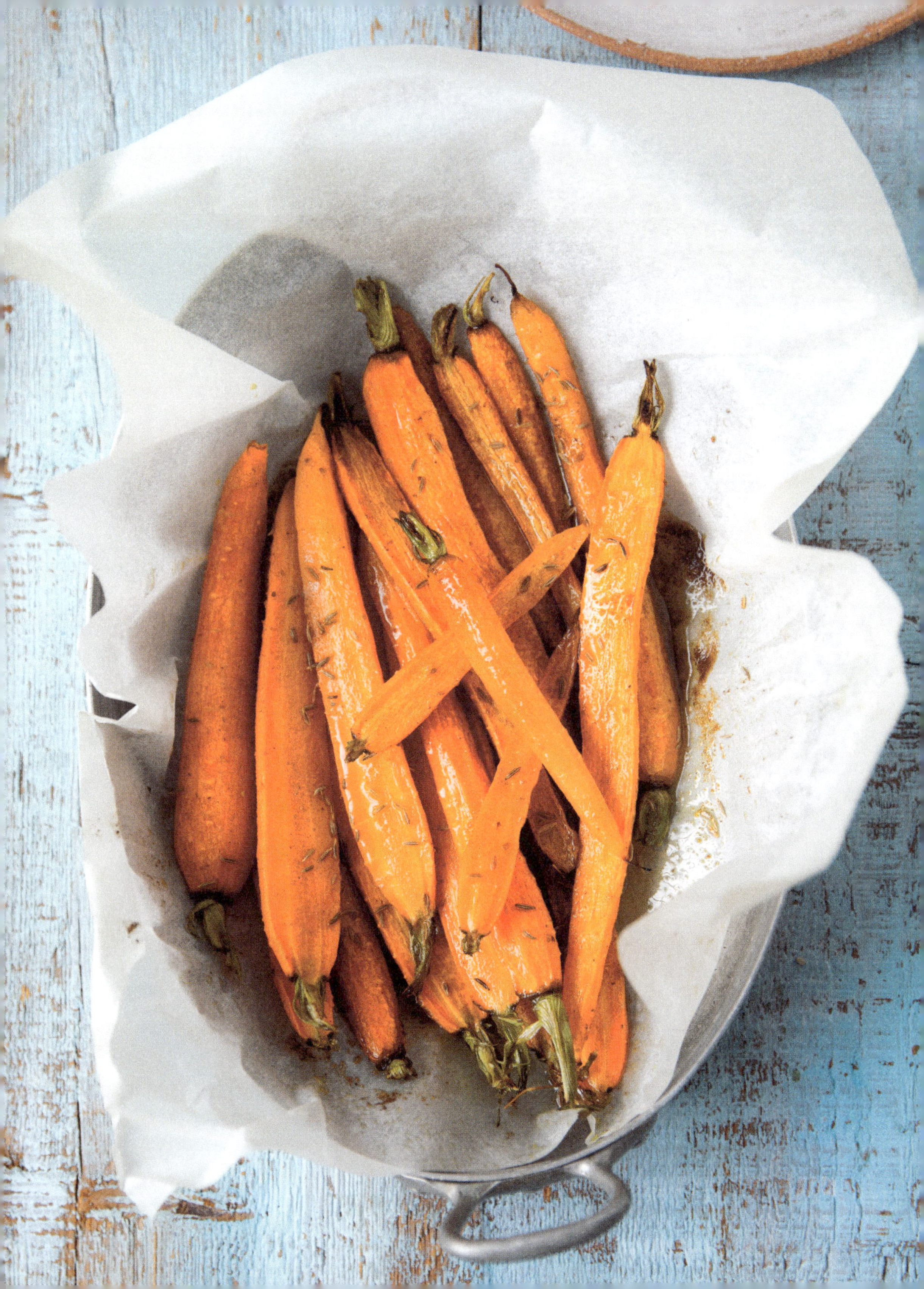

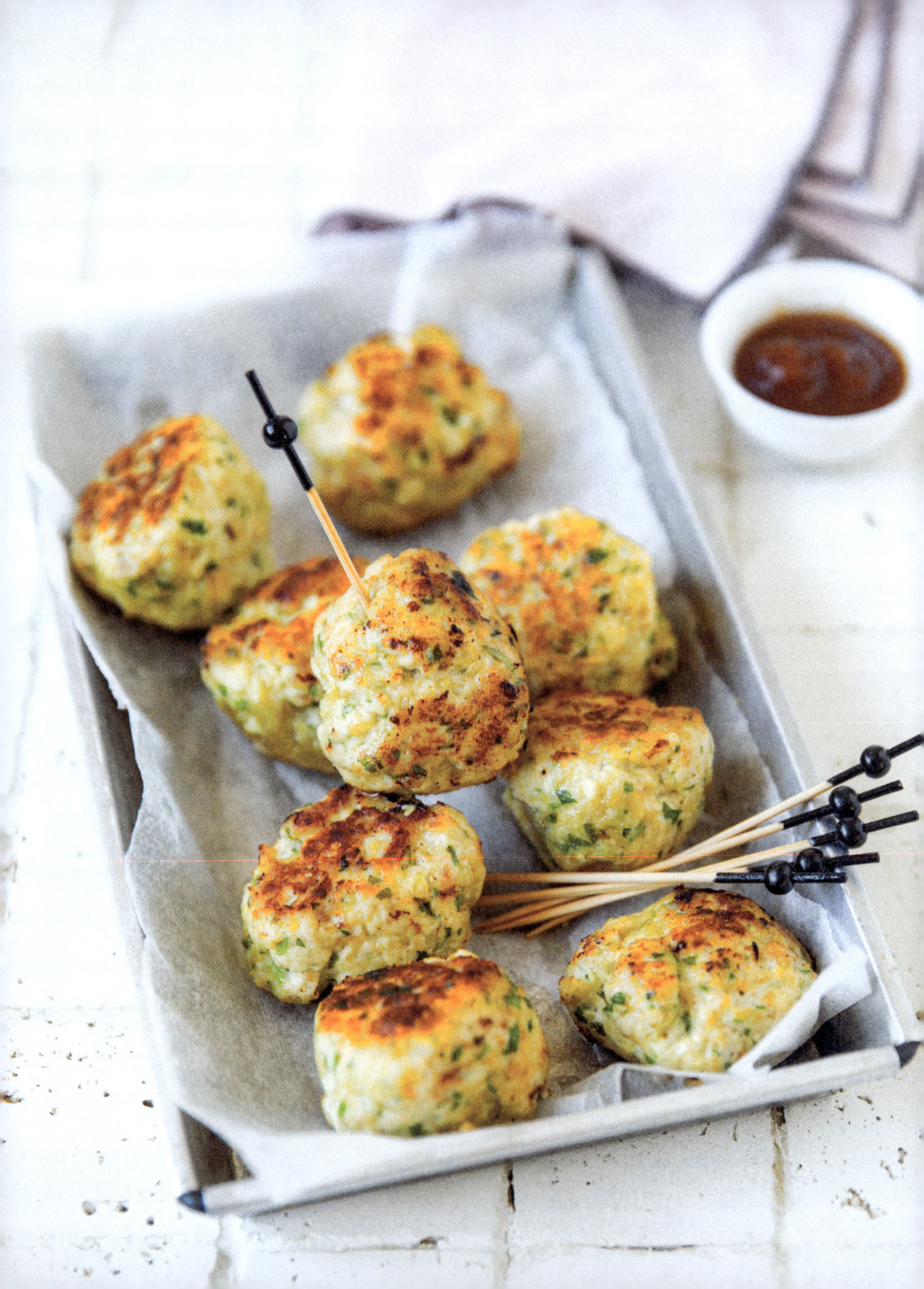

Brochettes de poulets épicés

20 min | 8 min | 2

Ingrédients :

250 g de filet ou de blanc de poulet

1 œuf

30 g de chapelure de pain

1 c. à café bombée de curry vert

1 petite gousse d'ail

1/2 oignon

1-2 c. à soupe de persil surgelée

1 c. à soupe d'huile de sésame

1 c. à soupe de sauce soja

Poivre

1. Placez tous les ingrédients dans un robot et mixez par intermittence pour obtenir une préparation plus ou moins homogène.

2. À l'aide d'une cuillère à soupe, prélevez de la chair et formez des boulettes.

3. Faites chauffer l'huile dans une poêle, et faites cuire les boulettes 4 minutes de chaque côté dans de l'huile d'olive bien chaude !

VOUS POUVEZ ACCOMPAGNER CES BROCHETTES D'UNE PETITE SAUCE AU YAOURT FAITE MAISON.

LES SAUCES PLUS INDUSTRIELLES SONT AUSSI AUTORISÉES ! ON VEILLERA CEPENDANT À AVOIR LE MOINS D'INGRÉDIENTS POSSIBLES. LORSQUE VOUS ACHETEZ UNE PRÉPARATION, POSEZ-VOUS TOUJOURS LA QUESTION : QU'EST-CE QUE J'AURAIS MIS DEDANS ? SI LA LISTE PRÉSENTE LE DOUBLE D'INGRÉDIENTS, PASSEZ VOTRE CHEMIN.

Steak de haricots rouges

20 min | 8 min | 2-3

Ingrédients :

250 g de haricots rouges en conserve

1/2 oignon rouge

2 c. à soupe de chapelure

2 c. à soupe de persil surgelé

1 c. à soupe de farine d'épeautre

1 c. à soupe de tamari

1 c. à café de cumin, d'ail semoule et de paprika fumé

1 c. à soupe d'huile d'olive

Poivre

1. Rincez et essorez les haricots rouges.

2. Coupez l'oignon en quatre.

3. Placez tous les ingrédients, sauf l'huile d'olive, dans la cuve d'un robot, puis mixez par intermittence pour obtenir une pâte consistante avec quelques morceaux.

4. Façonnez trois steaks. Vous pouvez les placer quelques heures au réfrigérateur pour qu'ils se tiennent mieux à la cuisson.

5. Dans une poêle bien chaude, faites chauffer l'huile et faites cuire les steaks 4 minutes de chaque côté à feu moyen.

ON PEUT CONGELER LES STEAKS POUR UNE PROCHAINE FOIS ! N'HÉSITEZ PAS À CUISINER EN PLUS GROSSES QUANTITÉS POUR TOUJOURS AVOIR QUELQUE CHOSE DE FAIT MAISON AU CAS OÙ !

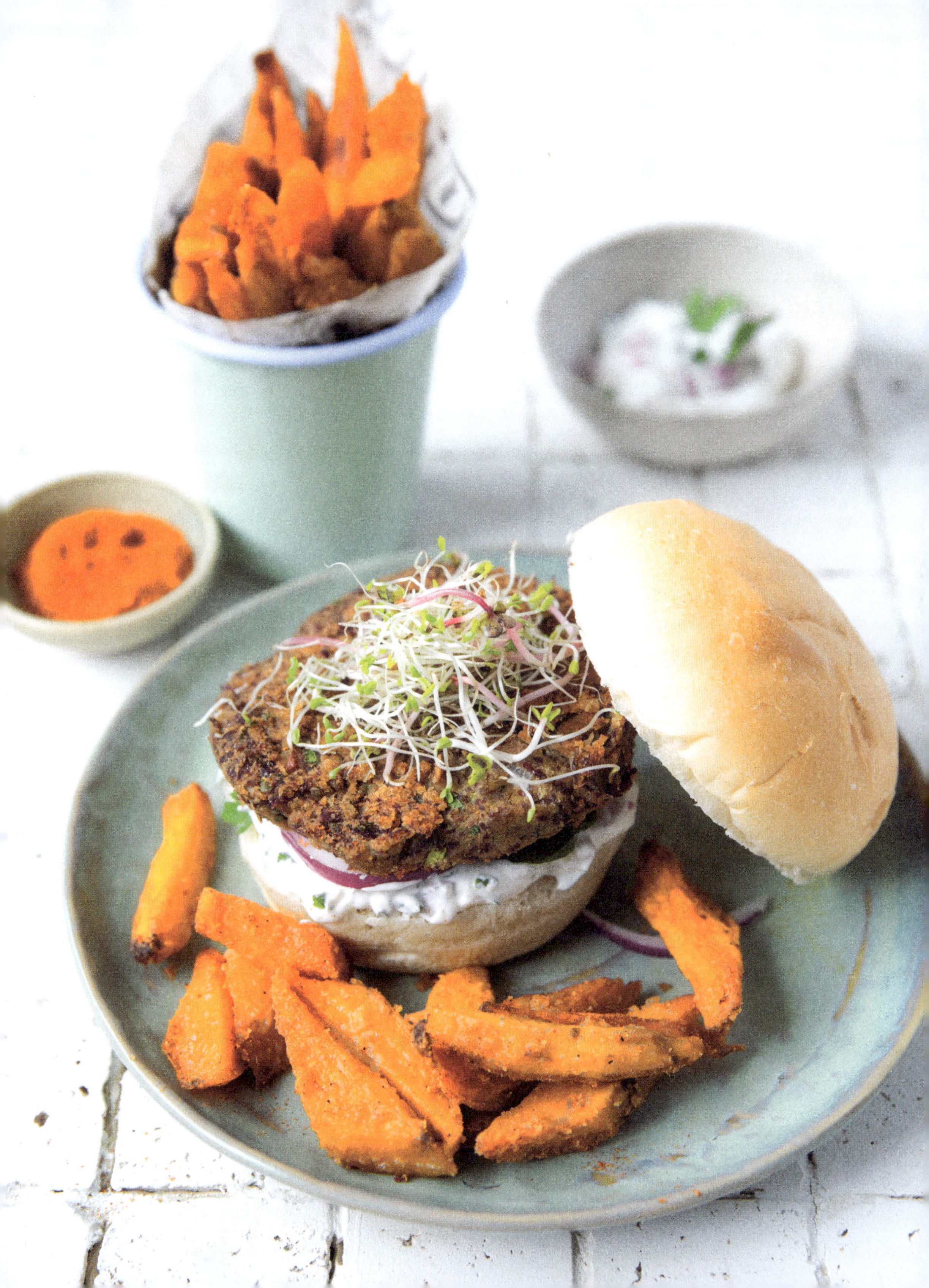

Frites de patates douces

10 min | 40 min | 1-2

Ingrédients :
150-200 g de patates douces
1-2 c. à soupe d'huile d'olive
Paprika fumé
Ail semoule
Sel, poivre

1. Préchauffez le four à 200 °C.

2. Lavez la patate douce et détaille-la en frites.

3. Dans un sac de congélation, disposez les épices, l'huile d'olive, le sel et le poivre. Ajoutez les frites et mélangez énergiquement.

4. Disposez un papier cuisson sur une plaque et disposez les frites.

5. Enfournez pour 30-40 minutes à 180 °C.

POUR ENCORE PLUS DE CROUSTILLANT, AJOUTER 1 CUILLÈRE À SOUPE DE FARINE DE RIZ À LA PRÉPARATION. UN GRAND MERCI À SANDRA, LA PHOTOGRAPHE DU LIVRE, POUR CE TIP !

Dahl de lentilles corail

15 min 15 min 2

Ingrédients :

200 g de carottes rôties au cumin
150 g de lentilles corail cuites
200 g de pulpe de tomate en dés
10 cl de lait de coco (+ eau s'il est trop compact)
1/2 oignon • 1/2 gousse d'ail
1 c. à soupe d'huile d'olive
10 noix de cajou
1 c. à café de curry
1 c. à café de cumin
Sel, poivre

1. Dans une casserole, toastez les noix de cajou sans huile. Réservez.

2. Coupez l'oignon en tranches fines. Dégermez l'ail et hachez-le finement.

3. Faites chauffer l'huile et faites revenir les lamelles fines d'oignon et l'ail à feu doux pendant 5 minutes. Ajoutez la pulpe de tomate et le lait de coco.

4. Ajoutez les épices et assaisonnez avec le sel et le poivre.

5. Laissez mijoter pendant 5 minutes à feu doux.

6. Ajoutez les carottes et les lentilles cuites. Laissez mijoter encore 5 minutes.

7. Servez et ajoutez dessus les noix de cajou toastées.

VOUS L'AUREZ COMPRIS, L'ORGANISATION FAIT DES MERVEILLES ! IL EST TOUT À FAIT POSSIBLE DE CUISINER À L'AVANCE DES ALIMENTS BRUTS COMME LES CAROTTES RÔTIES OU DES FÉCULENTS ET LÉGUMINEUSES EN GROSSES QUANTITÉS ET DE LES ASSOCIER POUR CRÉER D'AUTRES RECETTES SUR LE POUCE PLUS TARD DANS LA SEMAINE !

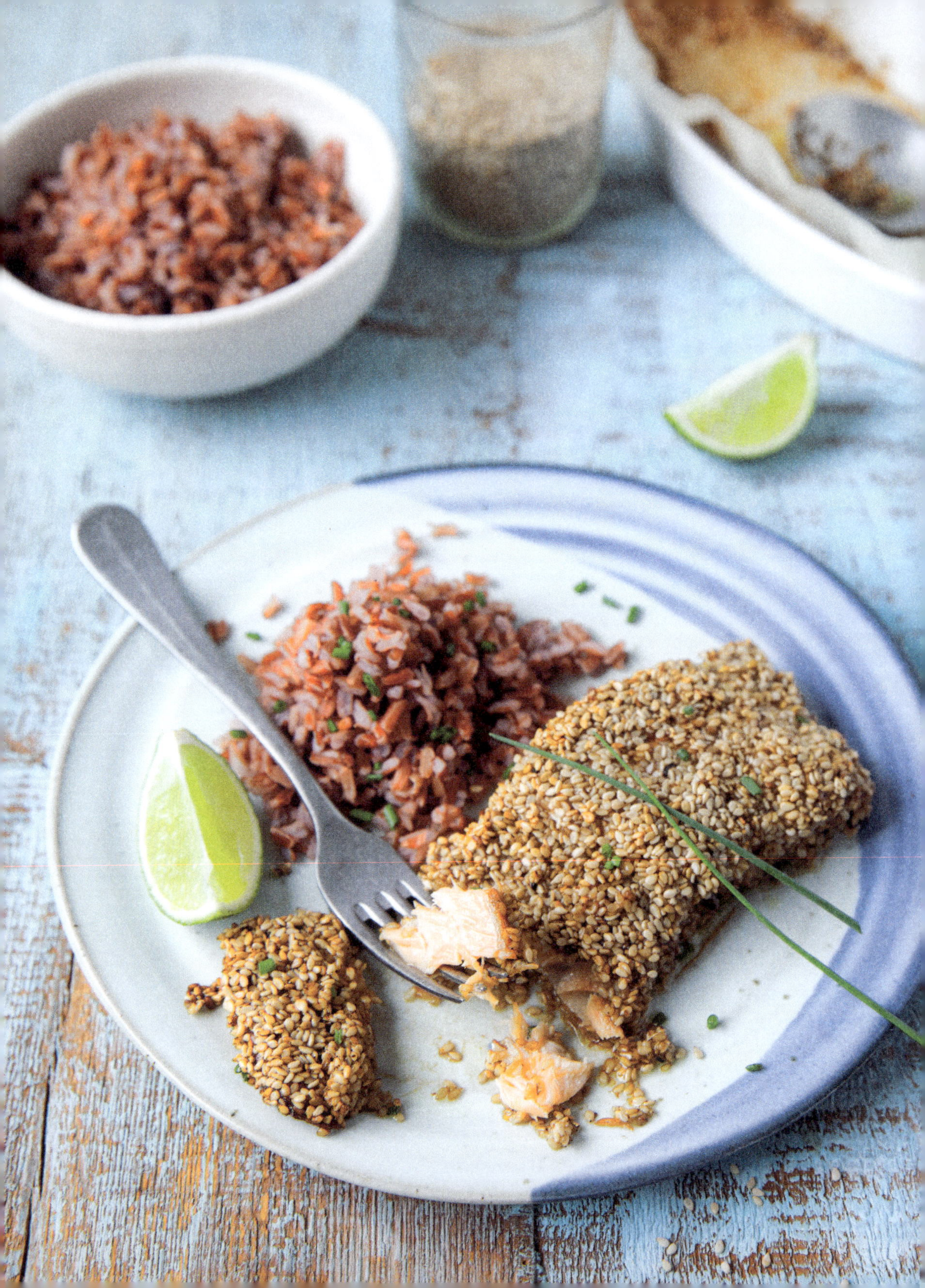

Saumon en croûte de sésame

10 min | 15 min | 1

Ingrédients :
1 pavé de saumon
3 c. à soupe de sésame doré
1 c. à soupe de tamari
1 c. à soupe d'huile d'olive
Poivre

1. Préchauffez le four à 180 °C.

2. Dans un bol, mélangez l'huile, le tamari, le poivre et le sésame.

3. Disposez le pavé de saumon avec la peau dans un plat à gratin.

4. Recouvrez de la préparation pour habiller le saumon.

5. Enfournez pour 12-15 minutes. Servez avec du riz par exemple.

DURANT LE REPAS, OBSERVEZ LA DIFFÉRENCE DE TEXTURE ENTRE LE SAUMON FONDANT ET LES GRAINES CROUSTILLANTES.

Polenta crémeuse au comté

15 min | 15 min | 2

Ingrédients :

125 g de polenta

100 g de comté AOP

100 ml de crème épaisse légère

500 ml de lait d'avoine (sans sucre ajouté) ou de lait demi-écrémé

1 petite gousse d'ail

Sel, poivre

Muscade

Pour la poêlée :

200 g de girolles

20 g de beurre

Persil

Sel, poivre

1. Nettoyez et triez les girolles.

2. Faites fondre le beurre sans le faire noircir et faites revenir les champignons à feu doux jusqu'à évaporation de l'eau.

3. Pendant ce temps, râpez le comté et la muscade. Hachez finement l'ail après l'avoir dégermé.

4. Dans une casserole, mélangez la crème et le lait d'avoine et assaisonnez avec le sel, le poivre et la muscade. Ajoutez l'ail.

6. Portez à petite ébullition et versez la polenta en pluie ainsi que le comté. Remuez rapidement sans arrêt pendant 2-3 minutes. La texture doit être crémeuse.

7. Dressez la polenta et garnissez avec les champignons et des feuilles de persil ciselées.

LA PRÉPARATION EST À CONSOMMER IMMÉDIATEMENT POUR NE PAS LAISSER LA POLENTA SE FIGER EN REFROIDISSANT.

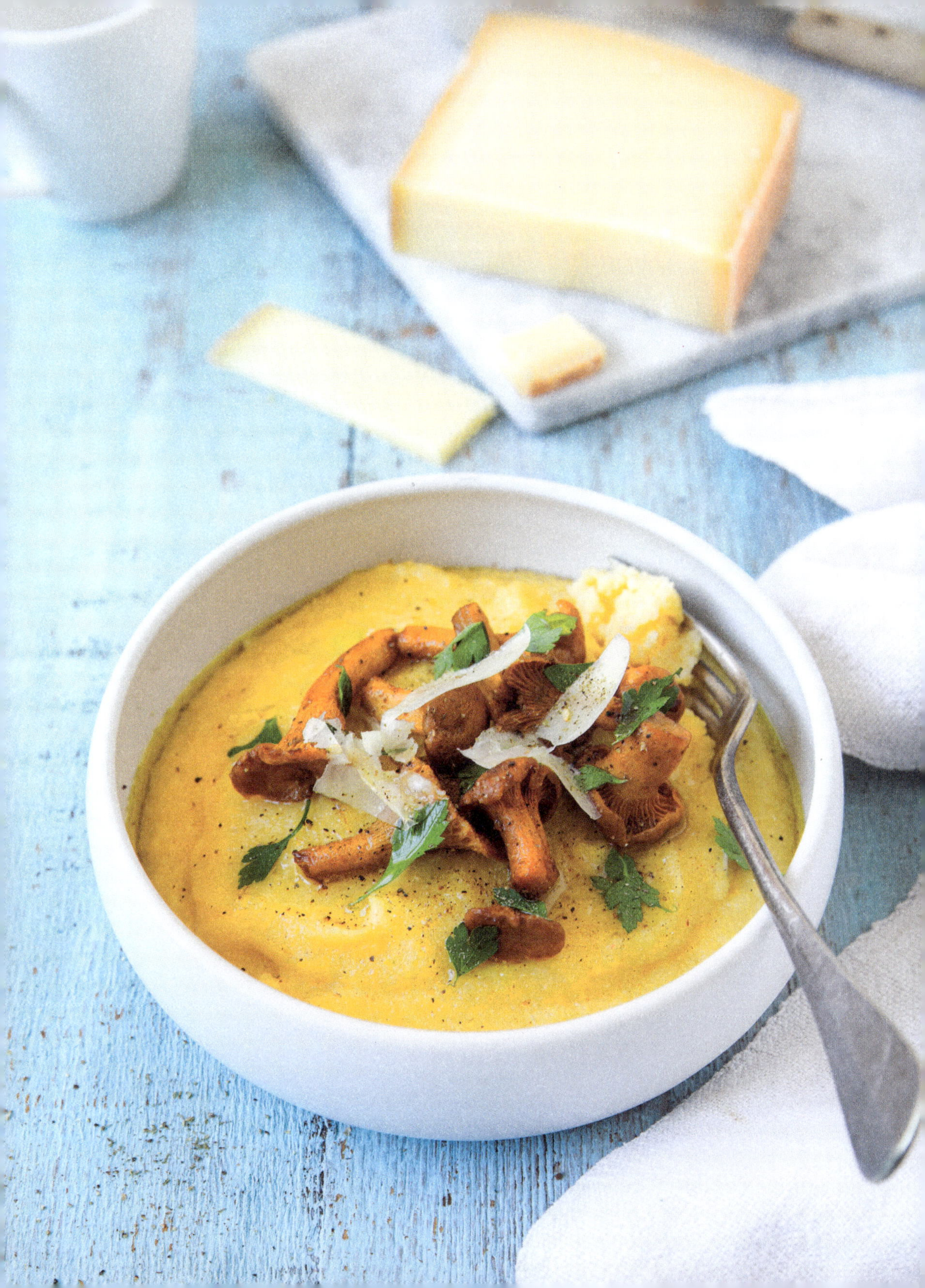

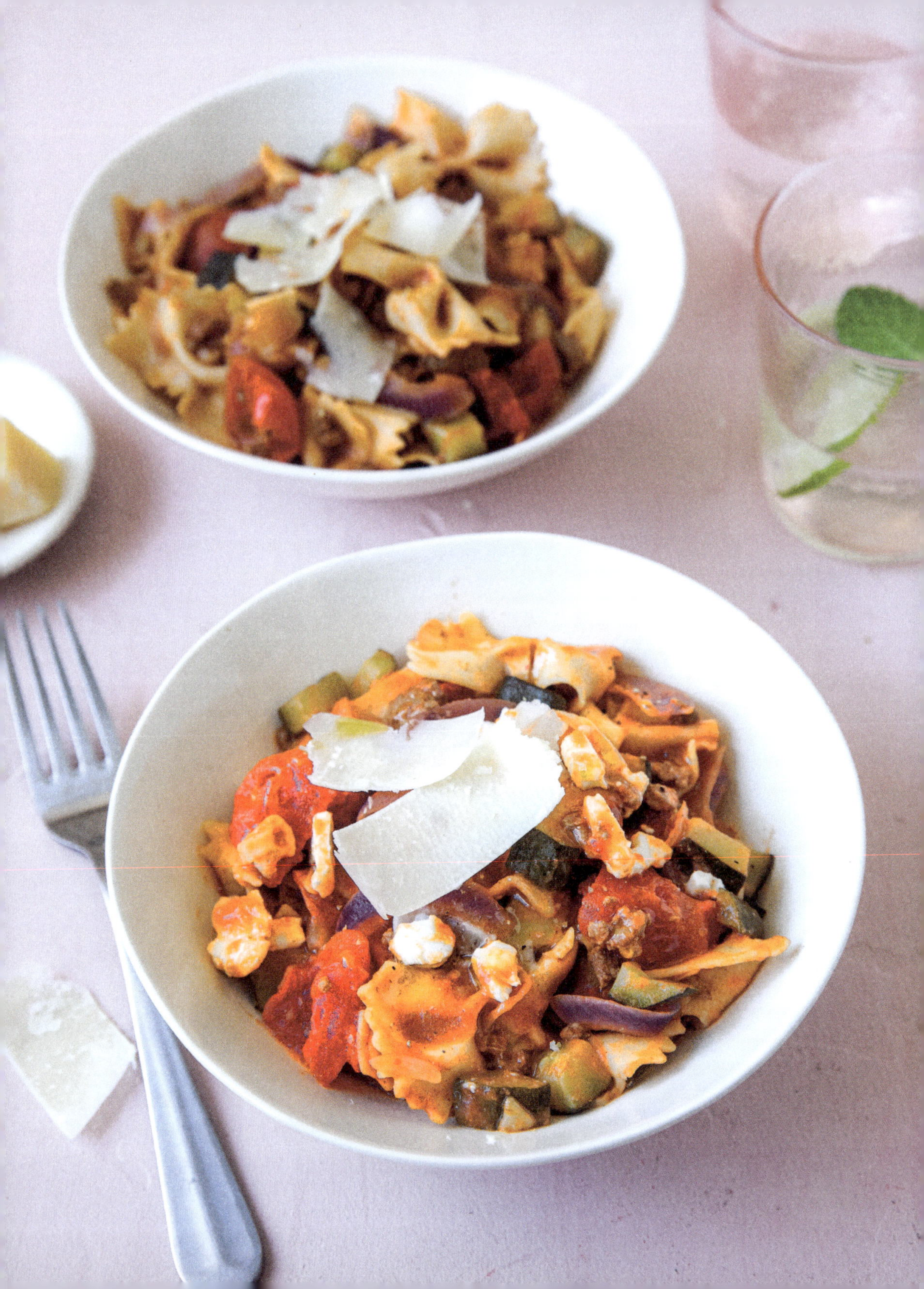

One pot pasta

5 min | 20 min | 2

Ingrédients :

150 g de pâtes crues (pas de cuisson express)

200 g de courgettes

200 g de bœuf haché 5 %

1 conserve de tomates pelées

1 oignon rouge

1 gousse d'ail

Quelques tomates cerises

50 g de feta

2 c. à soupe d'huile d'olive

1 c. à soupe de sauce soja salée

1 c. à café de miel

Curry vert

Poivre

1. Dans une grande casserole, versez l'huile d'olive.

2. Ajoutez les légumes et la viande. Placez les pâtes. Recouvrez avec la pulpe de tomates et 1 verre d'eau (200 ml).

3. Assaisonnez avec la sauce soja, le miel et les épices.

4. Faites cuire à feu moyen pendant 20 minutes, en remuant une fois ou deux pour que les pâtes ne collent pas.

4. Dressez. Vous pouvez recouvrir de feta émiettée.

ATTENTION, AVEC LE *ONE POT PASTA*, LE TEMPS DE CUISSON DÉPEND DE CELUI DES PÂTES MAIS AUSSI DE LA MÉTHODE DE FABRICATION : LES PÂTES INDUSTRIELLES CUISENT MOINS VITE QUE LES PÂTES PLUS ARTISANALES.

Pâtes au pesto de fanes de carottes

15 min

2

Ingrédients :

Fanes de la botte de carottes (environ 80 g)

1/2 gousse d'ail

40 g de graines de tournesol (ou de pignon de pin)

30 g de parmesan

4 c. à soupe d'huile d'olive

4 c. à soupe d'eau

Sel, poivre

1. Lavez les fanes de carottes en ôtant les plus grosses tiges. Essorez-les.

2. Dans une poêle, toastez les graines de tournesol pendant 2-3 minutes à feu vif en surveillant qu'elles ne brûlent pas.

3. Passez ensuite tous les ingrédients au mixeur.

4. Servez sur des pâtes complètes.

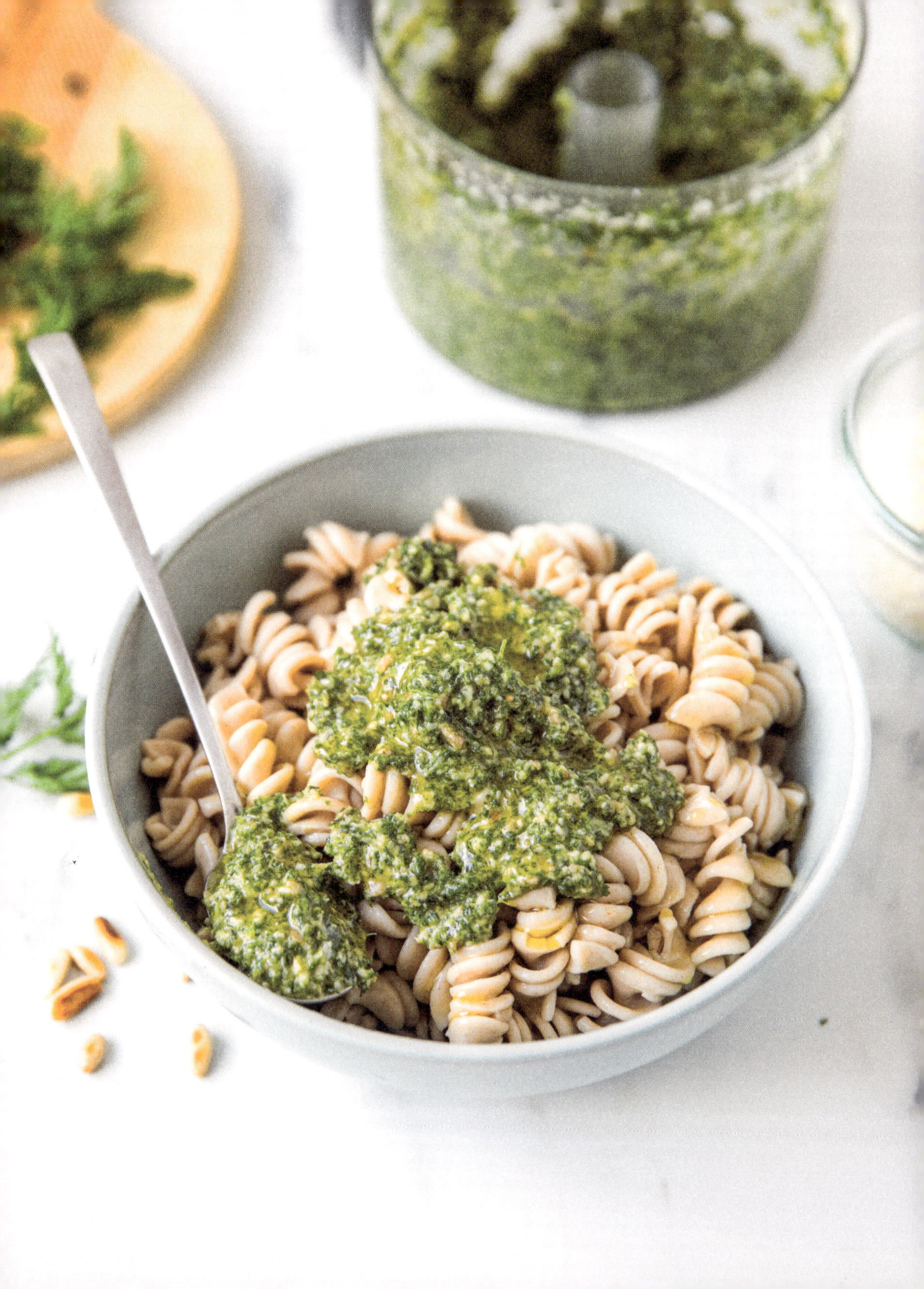

Pâte à pizza

10 min | 1 h | 1

Ingrédients :

200 g de farine d'épeautre

2 c. à soupe d'huile

100 ml d'eau

6 g de levure de boulanger fraîche

4 g de sel

1. Dans un saladier, versez la farine et creusez un puits.

2. Ajoutez l'huile et le sel.

3. Dans un bol, délayez la levure dans l'eau tiède. Ajoutez-la dans le saladier.

4. Malaxez pour obtenir une pâte homogène qui se détache des parois facilement.

5. Réservez la pâte dans le saladier recouvert d'un torchon humide à température ambiante pendant au moins 1 heure.

6. Ensuite, malaxez à nouveau pour chasser le gaz.

7. Étalez la pâte sur un plan de travail fariné.

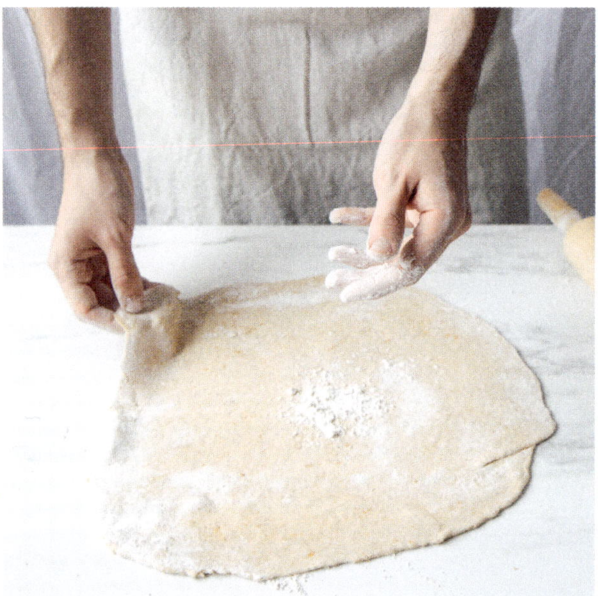

Pâte brisée au sésame

10 min 1

Ingrédients :
250 g de farine d'épeautre T80
100 ml d'eau
60 ml d'huile d'olive
1 c. à soupe de sésame doré
1 c. à soupe de graines de lin
1 c. à café de sel

1. Dans un saladier, mélangez la farine et le sel. Formez un puits.

2. Ajoutez l'eau, l'huile et les graines et pétrissez pour obtenir une pâte homogène élastique et qui ne colle pas aux parois.

3. Il ne vous reste plus qu'à l'étaler entre 2 feuilles de papier cuisson.

J'AI TENU À PARTAGER DES RECETTES DE PÂTES PARCE QUE LE PLAISIR PASSE AUSSI PAR LA CUISINE, PAR LES MAINS. ON A TENDANCE À SENTIR ET À GOÛTER MAIS TRÈS SOUVENT ON OUBLIE D'ÉCOUTER, DE TOUCHER...

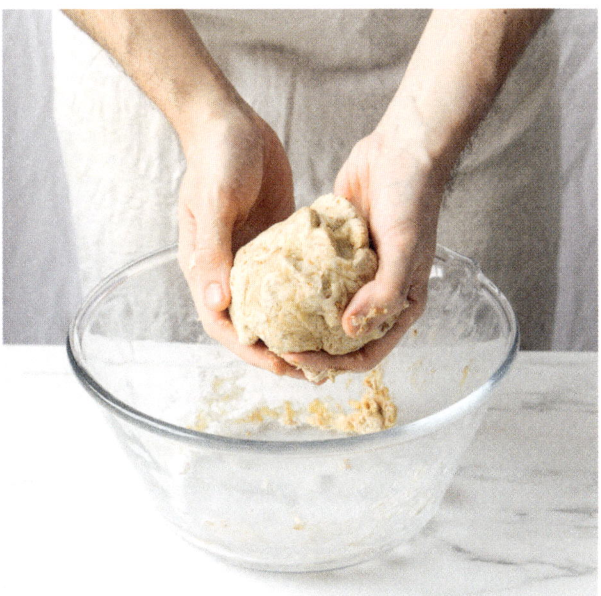

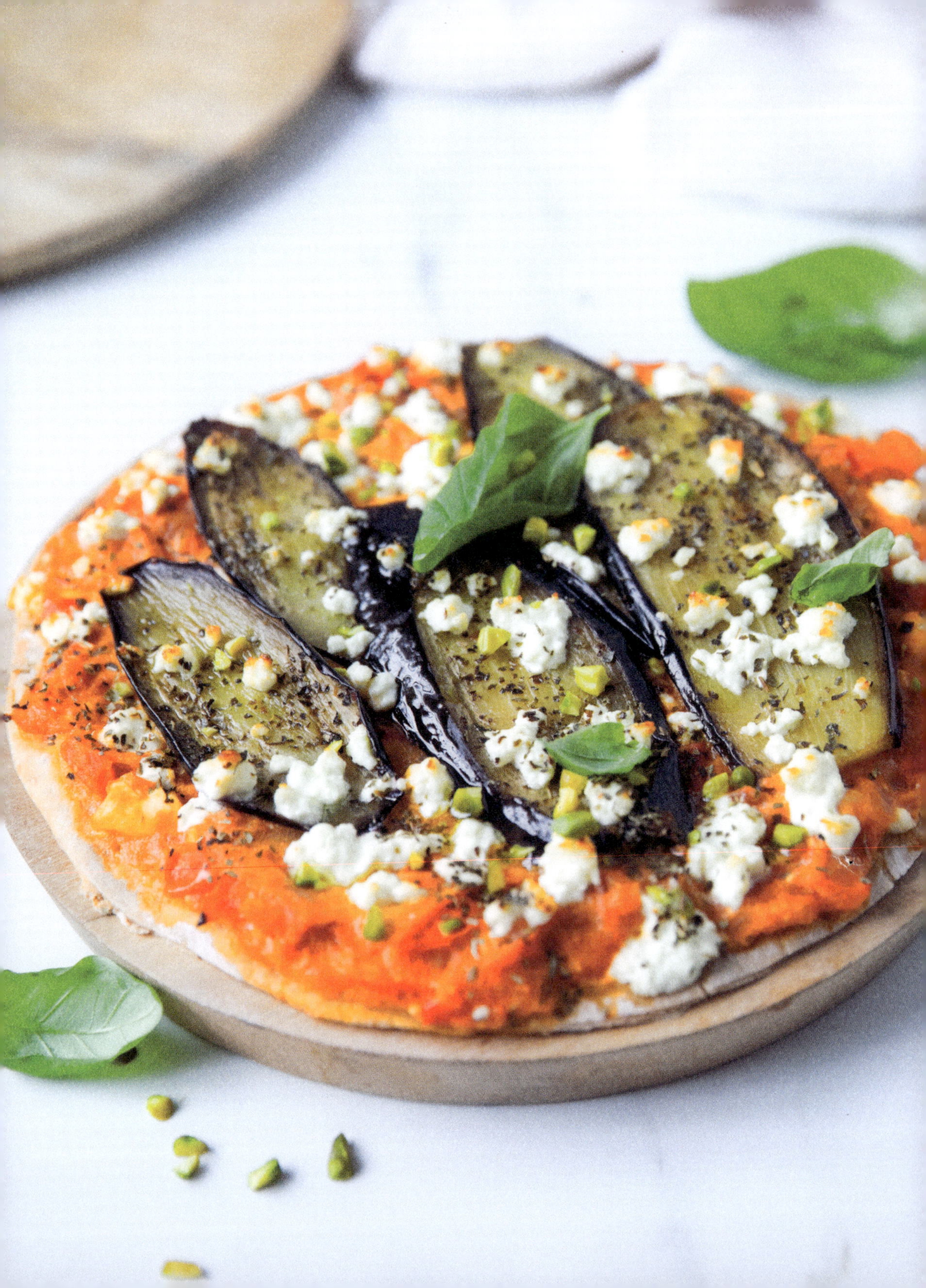

Pizza d'été

15 min 45 min

Ingrédients :
1 pâte à pizza
1 aubergine
3 tomates
2 c. à soupe d'oignons surgelés
1 c. à café de miel
1 c. à soupe de tamari
50 g de feta
2 c. à soupe d'huile d'olive
Sel, poivre

1. Préchauffez le four à 200 °C.

2. Lavez l'aubergine et détaillez-la en 4-5 tranches. Coupez la tomate en dés.

3. Faites cuire les tranches parsemées de romarin et d'une cuillère à soupe d'huile d'olive au four pendant 15-20 minutes.

4. Pendant ce temps, dans une casserole, faites chauffer la seconde cuillère à soupe d'huile d'olive. Faites revenir l'oignon sans le faire roussir. Ajoutez le miel et la sauce soja et plongez-y les dés de tomates.

5. Laissez mijoter 25-30 minutes à feu moyen. Ajoutez la feta au dernier moment quand l'eau des tomates s'est évaporée et mélangez quelques secondes.

6. Étalez la pâte à pizza (30 cm de diamètre), garnissez avec la sauce tomate et ajoutez les aubergines

7. Enfournez pour 12 minutes à 200 °C.

CETTE PIZZA PEUT ÊTRE IDÉALE POUR PRATIQUER L'EXERCICE DE LA PIZZA DIVISÉE EN SIX PARTS ET TRAVAILLER LE RASSASIEMENT ! N'HÉSITEZ PAS À LE RÉPÉTER AVEC UNE PIZZA PLUS INDUSTRIELLE POUR VOIR LA DIFFÉRENCE !

Quiche printanière

15 min | 40 min

Ingrédients :
1 pâte brisée
250 g de petits pois surgelés
1 botte d'asperges vertes
3 œufs
25 cl de crème de soja
10 cl de lait d'épeautre
100 g de fromage de chèvre frais
1/2 c. à café de muscade
Sel, poivre

1. Préchauffez le four à 200 °C.

2. Triez les asperges en ôtant les grosses fibres des tiges.

3. Dans une casserole, faites cuire les asperges et les petits pois pendant 7 minutes dans de l'eau salée portée à ébullition.

4. Pendant ce temps, mélangez les œufs, la crème et le lait. Assaisonnez avec les épices.

5. Dans un plat à tarte, disposez la pâte brisée. Piquez le fond de tarte et enfournez pour 10 minutes.

6. Essorez les asperges et coupez-les en tronçons. Vous pouvez en garder 2-3 entières pour la décoration.

7. Disposez les tronçons et les petits pois égouttés sur la pâte et recouvrez de l'appareil à quiche.

8. Émiettez le fromage de chèvre frais uniformément et enfournez pour 30-40 minutes à 200 °C.

BIEN SOUVENT, MES PATIENTS ONT PEUR DE TOUT CE QUI EST PIZZA, QUICHE OU CAKE SALÉ. « MAIS… C'EST ULTRA-CALORIQUE ! IL Y A BEAUCOUP DE FROMAGE ET DE GRAS ! » PRENONS DU RECUL. IL Y A 100 G DE FROMAGE DANS UNE QUICHE. COMBIEN EN RESTE-T-IL DANS UNE PART ?

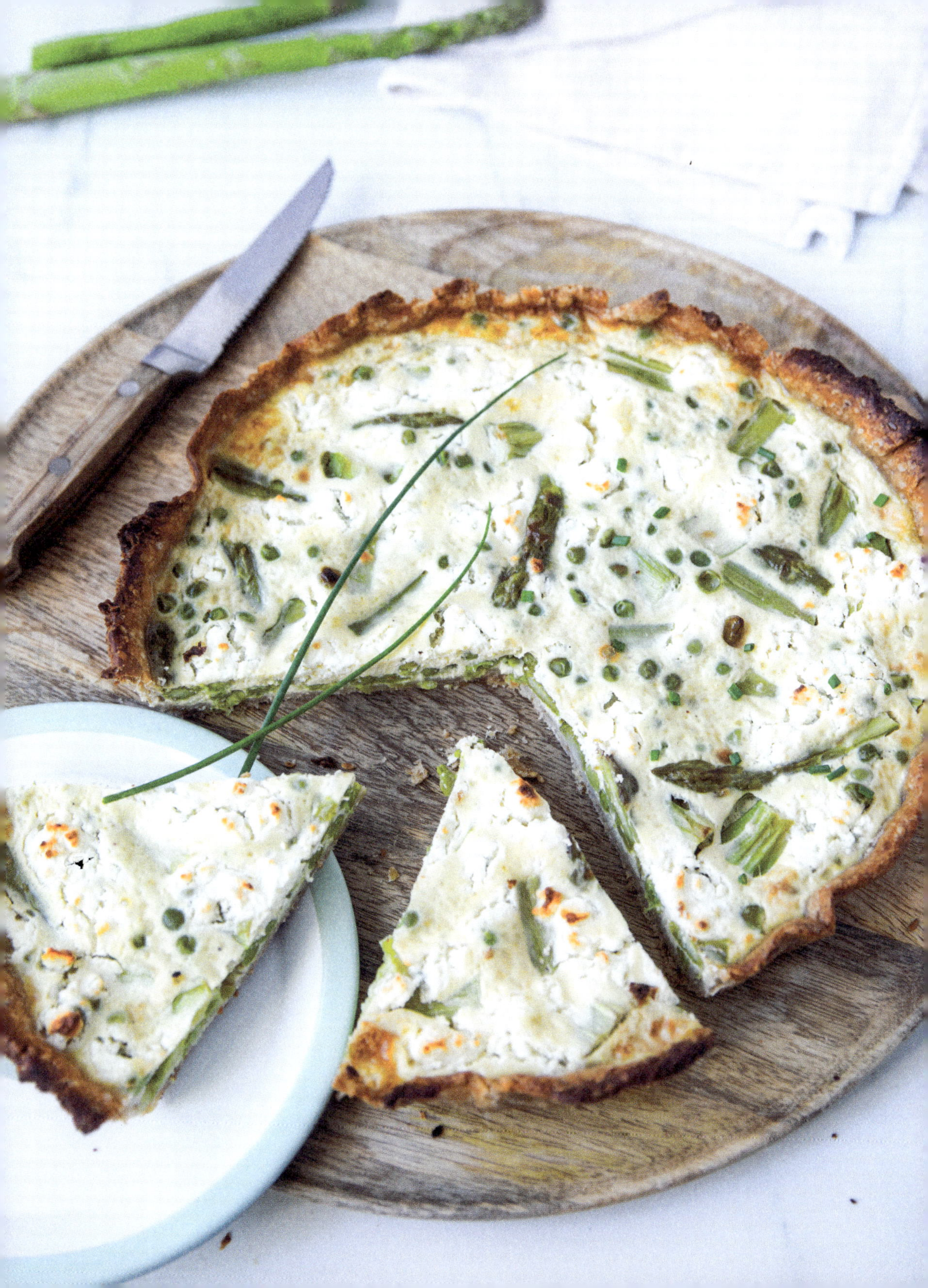

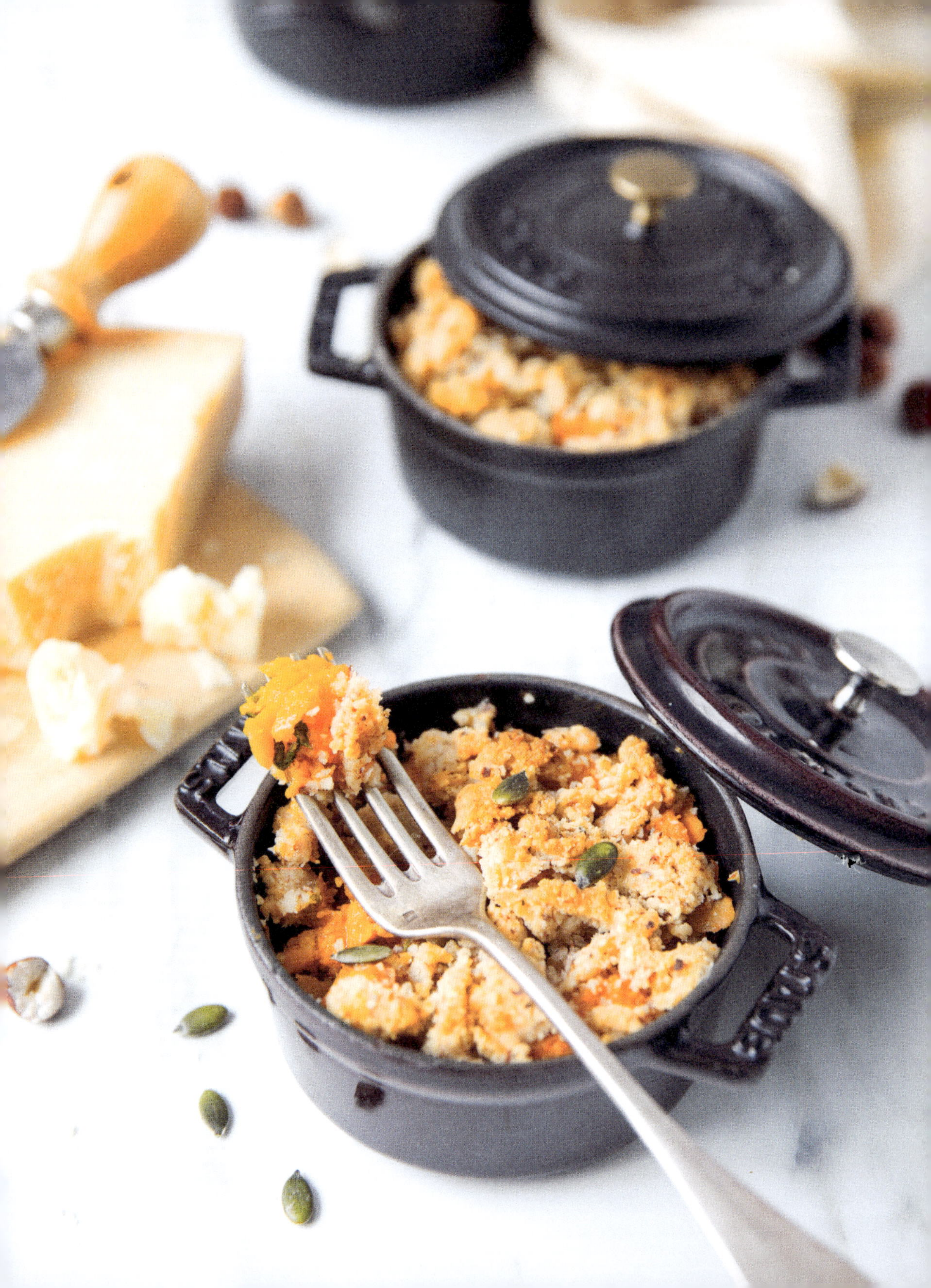

Crumble de potiron

40 min | 40 min | 4

Ingrédients :

350 g de viande de bœuf hachée 5 %

700 g de courge

1 oignon jaune

1 petite gousse d'ail

2 c. à soupe de persil surgelé

1 c. à soupe de sauce soja salé

2 c. à soupe d'huile d'olive

Sel, poivre

Pour le crumble :

50 g de parmesan frais râpé

50 g de poudre de noisette

50 g de beurre bien froid

50 g de farine de blé

Poignée de noisettes concassées

Poivre

1. Préchauffez le four à 180 °C.

2. Hachez l'ail dégermé et l'oignon et découpez la courge en dés.

3. Dans une poêle, faites chauffer l'huile et faites revenir l'ail et l'oignon quelques minutes à feu doux. Ajoutez le bœuf haché et déglacez avec la sauce soja.

4. Laissez dorer puis ajoutez les dés de courges et couvrez. Laissez mijoter 20 minutes à feu doux en remuant de temps en temps.

5. En fin de cuisson, hors du feu, ajoutez le persil et remuez.

Réalisez la pâte à crumble :

6. Dans un saladier, disposez tous les ingrédients et malaxez du bout des doigts pour obtenir une pâte friable.

7. Dans des ramequins ou un plat à gratin, disposez la préparation à la courge et recouvrez de pâte à crumble.

8. Enfournez pour 20 minutes en surveillant de temps en temps !

VOILÀ UNE PRÉPARATION PLUS LONGUE. JE VOUS INVITE À UTILISER TOUS VOS SENS EN LA RÉALISANT. NE RESSENTEZ-VOUS PAS QUE LES ODEURS ET LE TOUCHER FINISSENT PAR VOUS RASSASIER ?

Risotto aux petits pois et chorizo

10 min | 1 h | 2

Ingrédients :

100 g de riz pour risotto
100 g de chorizo
100 g de petits pois frais
40 g de parmesan
10 cl de vin blanc sec
1 oignon
1 petite gousse d'ail
2 c. à soupe d'huile d'olive
1 c. à café de bouillon de volaille bio
2 mugs d'eau

1. Lavez et triez les petits pois. Hachez l'ail et l'oignon. Découpez le chorizo en petits dés.

2. Dans une casserole, faites chauffer l'huile et faites cuire l'ail et l'oignon pendant 5 minutes. Ajoutez le riz et mélangez jusqu'à ce qu'il devienne translucide. Déglacez au vin blanc.

3. Dans une casserole, reconstituez le bouillon avec l'eau. Ajoutez le chorizo et les petits pois et recouvrez avec le bouillon. Laissez cuire durant 1 heure à feu doux.

4. Quand le riz est cuit et fondant, ajoutez le parmesan et remuez une dernière fois avant de servir.

LE RISOTTO FAIT PARTIE DES PLATS QUI ONT UN INDEX GLYCÉMIQUE ASSEZ ÉLEVÉ, CAR LE RIZ EST CUIT PLUS LONGTEMPS. C'EST L'OCCASION D'OBSERVER L'EFFET SUR VOTRE GLYCÉMIE. EST-CE QUE LA FAIM REVIENT PLUS VITE AVEC LE RISOTTO OU AVEC LES PÂTES AU PESTO DE FANES DE CAROTTES QUI CONTIENNENT BEAUCOUP DE FIBRES ?

Remerciements

À la seule et unique femme de ma vie, ma maman, que j'essaie de rendre fière chaque jour.

À June, mon assistante à 4 pattes qui m'a tenu compagnie pendant les longues sessions d'écriture.

À mes deux humains préférés, Kevin et Majdouline, qui sont d'un soutien sans faille.

À ma famille et mes proches qui m'encouragent toujours dans mes projets.

À Audrey, Corentin, Goulven et toute l'équipe Fraich'Touch qui m'accompagnent dans mes aventures.

À Aline Sibony et Marie-Anne Jost-Kotik qui ont eu la patience de m'attendre ainsi qu'à Lisa Marie, mon éditrice. Elles m'ont fait confiance et m'ont guidé avec bienveillance.

À Sandra Mahut qui a sublimé mes recettes avec son art.

À Elodie et Adeline qui m'ont poussé à quitter le salariat et à me lancer, pour moi.

À mes très chers patients qui m'inspirent et me poussent à m'améliorer chaque jour pour être le meilleur accompagnant possible.

À mes abonnés qui me permettent de vivre ces aventures depuis cinq ans !

À vous qui avez investi dans ma plus grande fierté.

Une pensée pour le petit Jeremy... Tu vois, on a gagné !